大学公共选修课程

第一目击者
现场急救教程

主　审◎祝益民
主　编◎刘晓亮　韩小彤
副主编◎陈　芳　田馨怡　熊选政
编　者◎祝益民　韩小彤　刘晓亮　陈　芳　田馨怡　熊选政
张兴文　张义雄　熊邦文　樊麦英　黄　婕　黄　莹
曹　彦　周玉成　靖颖霞　熊　涛　徐　静　侯　琨
李　想　夏志宇　张　帅

湖南科学技术出版社

《第一目击者现场急救教程》编写委员会

主　任◎祝益民

副主任◎向　华　石泽亚　邬梅芳

主　审◎祝益民

主　编◎刘晓亮　韩小彤

副主编◎陈　芳　田馨怡　熊选政

编　者◎祝益民　韩小彤　刘晓亮　陈　芳　田馨怡　熊选政
张兴文　张义雄　熊邦文　樊麦英　黄　婕　黄　莹
曹　彦　周玉成　靖颖霞　熊　涛　徐　静　侯　琨
李　想　夏志宇　张　帅

操作示教◎田馨怡　刘　艳　周小飞　徐芙蓉　李　合　何　勇
廖文张　张　奇　侯飞艳　刘慧卿　刘　欢　田珍珍
杨丽霞　杨　艳　王　娟　陈建明　冯　展　王承节
李　芸　杨　亚　刘运香　孙晓薇　肖慧英　任　翼
唐　煜　彭法胜　杨佳意

序

现场急救是指在伤、病突发的第一现场，由现场人员为挽救生命、减轻痛苦、减少伤残，在第一时间实施的紧急措施，包括了由第一目击者进行的现场救护和医疗专业人员进行的专业急救。“急救从现场开始”的观念已成为现代社会的共识。在发病、受伤的现场的最初几分钟、十几分钟万分宝贵，每推迟 1 分钟抢救，患者及伤者的死亡率就上升 3%。因此，抢救越早，成功率就越高，是抢救危重患者最关键的时段，医学上称之为“救命的黄金时刻”。多数情况下，急救专业人员很少在现场，“遇事依赖专业人员”是现今绝大多数人的习惯理念，将抢救的希望完全寄托于医护人员身上，等待 120 的到来，这种传统的现场救护观念，往往使患者丧失了救命的黄金时刻。

对意外伤害或突发性疾病，如果现场的“第一目击者”能够立即实施正确的、基本的紧急救护，争取到最初的宝贵抢救时间，就可以极大地降低院前病死率和伤残率。接受过急救知识与技能训练的第一目击者是现场救护不能替代的主角。第一目击者的现场急救能力是一个国家、一个地区、一个城市文明程度的重要标志。美国公众基本急救技术普及率达 89.95%；心肺复苏初步救生术的培训占总人口的比率，美国为 1/4，新加坡为 1/5。早在 20 世纪初，西方发达国家就借助大学校园平台开设灾难救援，自救互救培训课程，并辐射社会不同人群。在美国，50%以上学生学习了心肺复苏和自动体外除颤器的使用；挪威更是将心肺复苏作为学校的必修课程。

我国目前有现场急救能力的第一目击者的人口比率还很低，公众急救知识普及率也很低，广泛培训具有现场急救能力的“第一目击者”显得尤为重要。近年来各地各级人大代表、政协委员反复呼吁现场急救的推广与普及，尽快提升我国心脏骤停患者的现场救治成功率。2015 年国家卫生计生委办公厅发布了《中国公民健康素养——基本知识与技能》提出了现阶段我国城乡居民应该具备的基本健康知识和理念、健康生活方式与行为、健康基本技能。其中 11 条健康基本技能有 6 条是关于现场救护的基本技能，包括创伤止血、包扎和骨折现场正确搬动；心肺复苏；正确抢救触电者；火灾、地震正确逃生和自救互救。2017 年教育部印发《普通高等学校健康教育指导纲要》中明确规定“意外伤害的预防、自救与互救的基本原则和方法；休克、晕厥、骨折等急症的现场救护原则；心肺复苏、创伤救护等急救技能；动物抓伤、咬伤后的应急处置”是高校大学生健康教育的主要内容之一。中共中央国务院印发并实施的《健康中国2030规划纲要》也明确要求要预防和减少伤害，提高突发事件应急能力，加强全民安全意识教育，提高全民健康素养要从小抓起，普及健康科学知识，并通过各级各类媒体加大健康科学知识宣传力度。为顺应时代发展和社会进步的要求和需要，2020年7月30日湖南省第十三届人大常务委员会第十九次会议通过并颁布了《湖南省现场救护条例》，自2020年11月1日起施行，旨在增强公民自愿参与现场救护的意识和能力，鼓励和规范现场救护行为和保障公民身体健康和生命安全。

大学生将成为社会各行各业精英骨干，代表了国家的未来，是培养有现场救护能力的第一目击者重要群体。向大学生普及现场急救知识，通过他们带动全社会践行第一目击现场救护的新理念，推动整个社会全体公民急救知识普及率大幅提升，赶超国际先进水平具有积极的、深远的现实意义。调查发现，有54%的大学生坦言自己有遇到过需要急救的情况。遗憾的是，13.5%不具有任何一项安全防护与急救能力，能够进行心肺复苏的比率仅占23.4%。令人欣慰的是，高校大学生对于安全防护与急救处理知识的认知度较高，我国90%以上大学生渴望学习和了解心肺复苏相关知识与技能并希望学校开设相关的现场救护选修课程。

湖南省人民医院（湖南师范大学附属第一医院）于2013年11月发起“现场救护第一目击者行动”，创立了在第一现场、第一时间通过第一目击者紧急救护的三个“一”理念，将急救科普活动持续在全省广泛开展，并成为“湖南模式”。自2017年上学期以来在大学为非医学专业的大学生开设“第一目击者现场急救”公共选修课，以培养第一目击者现场急救能力为目标，融合知识、能力与情怀，在普及急救知识和技能的同时树立正确的人生价值观，把中华民族千年传承的见义勇为美德，在科学的指导下发扬光大。湖南师范大学共有130多个专业在校大学生报名参加学习，并于2020年下学期开设线上课程进入教育部全国共享平台对全国各高校开放，有来自全国各地的在校大学生报名学习。2021年此课程被湖南省教育厅评定为省级一流本科课程，为推动各大学广泛开展现场急救技能普及教育，促进我国民众急救技能普及率的提高作了很好的示范与引领。

祝益民

2021年3月

前 言

在发病、受伤的现场最初几分钟、十几分钟万分宝贵，每推迟 1 分钟抢救，患者及伤者的死亡率就上升 3%。因此，抢救越早，成功率就越高。危重患者发病或伤者受重伤后的几分钟、十几分钟是抢救最关键的时段，医学上称之为“救命的黄金时刻”。此时，多数情况下，急救专业人员很少在现场，而多有第一目击者，但“遇事依赖专业人员”成为当今的绝大多数人的理念，这种思维延伸到现场救护时使人们将抢救的希望完全寄托于医护人员身上，或是想方设法将患者尽快送到医院，或是全力呼唤医务人员到现场急救，这种传统的现场救护观念，往往使患者丧失了“救命的黄金时刻”。

现场急救是一切伤病急救的开始和基础，具有比专业救护更高的救治时效值；是抢救、救援链上独立的一个环节，是不能被专业救治替代的，是与专业救治同等甚至更重要的一个急救阶段。在伤病突然发作的第一现场，有现场急救能力的第一目击者在第一时间做出迅速正确的反应，实施有效的现场救护是挽救生命，控制病情恶化，减轻伤残和痛苦，提高急救成功率的关键。

我国目前有现场急救能力的第一目击者的人口比率还很低，广泛培养“第一目击者”的现场急救能力显得尤为重要。近年来，政府和社会各层面都越来越重视和投入急救现场“第一目击者”教育和培训工作。2020 年 7 月 30 日湖南省第十三届人大常务委员会第十九次会议通过《湖南省现场救护条例》，自 2020 年 11 月 1 日起施行，其中很重要的内容就是要在广大民众中广泛进行现场急救教育培训，并对高校的现场救护培训有专门的要求。

大学生将成为社会各行各业骨干，是培养有现场救护能力的第一目击者重要群体。为此，我们自 2017 年上学期以来在湖南师范大学为非医学专业的大学生开设“第一目击者现场急救”公共选修课，课程以培养第一目击者现场急救能力为目标，促进我校大学生现场救护急救技能普及率的提高，并以此作为示范推动各大学广泛开展现场救护急救技能普及教育，最终促进我国民众急救技能普及率的提高。

本书作为“第一目击者现场急救”公共选修课的教材，针对非医学专业学生的特点，从广大民众的视角着手精选课程内容，内容的确定依据了以下几方面：教育部印发《普通高等学校健康教育指导纲要》和《湖南省现场救护条例》有关现场救护的要求；急救专业长期的临床数据分析；近五年学科的专家共识、指南、综述、临床研究和学科进展的文献归纳；现场救护中最危急的、最常见迫切需要第一目击者在现场给予救护的突发伤病。教材打破临床教学中按系统分类的讲授模式，从现场突发场景的视角重构教学内容，把教学内容划分成5类28个场景模块，学习其中的一个场景就能使学生直达相应现场，尽快进入角色。培养非医学背景的学生能随时随地在伤病突发现场正确判断病情，并能迅速、正确采取救护措施。教材将现场紧急救护的知识和技能用图文并茂的形式，通俗易懂地分类介绍。书中配有38个操作示范视频二维码，进一步丰富了课程内容，加大了操作实践的教学力度。本书既是“第一目击者现场急救”公共选修课的配套教材，也适合各类人群自学和不同行业的员工培训。全书共分六章：

第一章　现场救护绪论　简要介绍救命黄金时刻、急救四环、第一目击者、急救“生命链”、现代救护三个“一”的理念等现场救护新概念，并简介了现场救护的基本内容和现场救护的目的、原则、步骤。

第二章　现场心肺复苏　简要介绍心肺复苏基本概念、呼吸心脏骤停常见原因、心脏骤停的现场表现和心肺复苏基本原理，并详细介绍了现场心肺复苏和气道异物梗阻的现场急救的方法。

第三章　意外伤害的现场救护　简要介绍意外伤害的基本概念和严重性，并具体介绍溺水、触电、烧伤、中暑、狗猫鼠咬伤、毒蛇虫咬蜇伤、食物中毒和一氧化碳中毒的现场表现和现场救护措施。

第四章　常见内科急症现场救护　具体介绍了猝死、脑卒中、意识障碍、休克、晕厥、发热、过敏、急性疼痛的现场表现和现场救护措施，简要地介绍了相关的发病原因和机制。

第五章　突发事件现场救护　简要地介绍了突发事件的定义、现场危险情况的特点和现场伤情分类，具体地介绍了交通事故、火灾、拥挤踩踏、洪灾、地震等常见突发事件的逃生和现场救护。

第六章　创伤现场救护　简要地介绍了创伤现场救护的基本概念，并具体介绍了现场止血、包扎、固定和搬运四大创伤现场救护技术以及具体几种外伤的现场救护。

现场急救的基础是急诊医学，涵盖了所有临床学科的急危重症，为了将涉及面广泛的专业知识深入浅出地向非医学专业的大学生讲授，本教材汇编了相关学科专家的共识、指南、综述、临床研究、学科进展和科普文献，在此特致以衷心的感谢。由于编者水平有限，书中难免存在不足之处，恳请广大同仁和读者批评指正。

主编

2021 年 2 月

目　　录

第一章　现场救护绪论

第一节　现场救护新理念

一、现代救护新理念

现代救护是立足现场的抢救，针对急、危、重症及意外伤害和公共突发事件，向公众普及现场急救知识和技能，让广大公众成为有现场救护能力的“第一目击者”，以便在伤病突发和公共突发事件的第一现场，在第一时间有效地开展自救与互救，然后在医疗救护下或运用现代救援服务系统将患者迅速送到就近的医疗机构继续进行救治，从而达到“挽救生命、减轻伤残”的目的，为人民的健康生活、安全生产、社会稳定提供必要的保障。救护不仅仅是救护生命的技术，还是一种人道主义行为，现场救护不仅是医务人员的专业能力，更是每个公民的生存能力。

“遇事依赖专业人员”成为当今的绝大多数人的理念，这种思维延伸到现场救护时使人们将抢救的希望完全寄托于医护人员身上，或是想方设法将患者尽快送到医院，或是全力呼唤医务人员到现场急救，这种传统的现场救护观念，往往使患者丧失了最佳的抢救时间。

只有广大公众树立新的现场救护观念，学习现场救护的知识和技能，在伤病突然发作的第一现场，第一目击者在第一时间作出迅速正确的反应，实施有效的初步紧急救护措施，为挽救生命，控制病情恶化，减轻伤残和痛苦，提高急救成功率争取时间，创造条件。

二、救命黄金时刻

在发病、受伤的现场（如家庭、道路、工作和娱乐休闲场所等）最初几分钟、十几分钟万分宝贵，每推迟 1 分钟抢救，患者及伤者的死亡率就上升 3%。因此，抢救越早，成功率就越高。最初的几分钟、十几分钟是抢救危重患者最关键的时段，医学上称“救命的黄金时刻”。现代救护立足于现场的抢救，依靠

“第一目击者”在这个“救命黄金时刻”对患者实施及时、正确的初步救护可挽救更多生命、减少伤残，控制伤病恶化，提高急救成功率，降低急救死亡率，是现代救护的新理念，而且现场急救技术确实是广大公众可知可学可用的。

三、急诊医疗服务体系

1. 急诊医学的“三环理论” 急诊医疗服务体系（emergency medical service system，EMSS）是当代医学发展起来的一种急诊急救医学模式。它主要由院前急救、医院急诊科急救和 ICU 或专科急救等 3 个部分组成，三者既有明确分工，又相互密切联系，共同构成一个有机整体（体系）。完善的 EMSS 能确保在现场为急危重伤患者提供快速的、合理的、有效的救治；并将患者安全地转送到医院，使其在医院内得到更有效的进一步救治，为急危重症患者铺设了一条生命救治的绿色通道。

2. 新的观点——急救四环（图 1-1-1） 我们十分强调院前急救，却忽视了现场救护这一问题，有时甚至错误地将院前急救和现场救护完全等同起来。

现场救护不完全等同于院前急救，因为伤病突然发生后十几分钟，绝大部分情况下专业人员无法到达，现场救护更多时候只能由第一目击者完成。由第一目击者抓住早期黄金救命时刻开始救护，是一切伤病急救的开始和基础，具有比专业救治更高的急救时效值；是抢救、救援链上独立的一个环节，是不能被专业救治替代的；是与专业救治同等，甚至更重要的一个急救阶段。

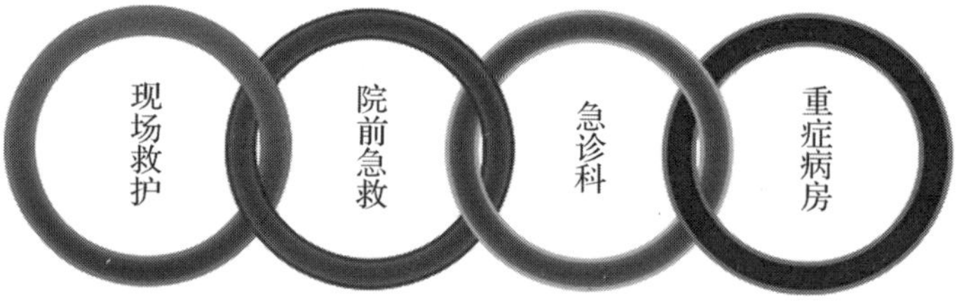

图 1-1-1 急救四环

四、第一目击者

第一目击者（FirstResponder）是最早发现患者、最短时间内就能接触到患者并有救护能力的现场人员。这个词起源于 20 世纪后 20 年代的西方欧美发达国家，它成为“志愿者”队伍中最重要的成员。主要是学习以救命为主的基本急救知识和技能，经过规范培训，通过考试后获得证书，就可以在现场对患者进行救护工作，成为社区民众开展“自救、互救与他救”的重要力量。任何一个社会人都可能成为第一目击者。

发达国家的社区急救服务，侧重于对第一目击者群体的培训。必须对警察、消防队员、教师和宾馆、旅游、民航、超市以及其他公共场所服务人员实施基础救护培训。定期进行基础救护知识、技能的培训与复训，尽可能地将急危重症、意外伤害对人类生命健康的危害减小到最低程度。

由于传统观念，我国目前大多数第一目击者现场不知如何有效地救护患者，导致大量患者错失抢救时机，而丧失宝贵的生命。90 年代，我国急救专家将第一目击者介绍到国内，大力推广现代救护中第一目击者理念，经过 20 年的实践已成为急诊急救界的共识。近年来，政府和社会已逐渐认识到第一目击者的重要意义。让普通人群通过救护培训，掌握初步的现场救护技术，从而在他们的参与下能够在黄金救命时刻内展开有效的初步救护，就能为医院的救治创造条件，争取时间，减少伤残的发生。

第一目击者是现场救护不能取代的主角，第一目击者的现场急救能力是一个国家、一个地区、一个城市文明程度的重要标志。

五、急救“生命链”

现场救护的基本内容概括来说主要是：生命基础支持技术；创伤现场救护技术；伤害因子的排除技术；病情缓解和稳定技术。核心内容是急救“生命链”又称“生存链”，是由美国心脏学会于 1992 年在关于心脏骤停急救中首次提出并不断完善，到 2020 年心肺复苏指南认为生命的抢救过程有六个相互关联的环节序列，即早期识别危险和通知急救系统；早期心肺复苏；早期心脏除颤；早期高级生命支持；综合的心脏骤停后处理和复苏后康复（图 1－1－2）。

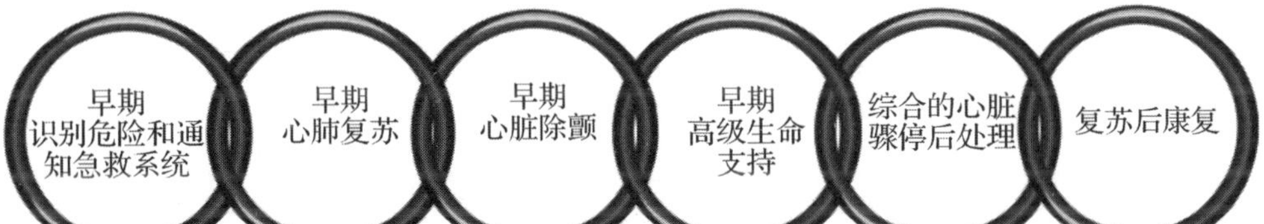

图 1－1－2　急救生命链

在这个延续生命的完整过程中以现场第一目击者为开始，至专业急救人员到达现场并转送医院所进行抢救的一系列措施而组成的“链”，生命链实施得越快、越广泛，患者获救的成功率就越高。该概念获得了全世界医务工作者的认可，并得到广泛普及，从狭义的心脏骤停急救扩展到整个现场救护及危重病急救医学的广大领域。在生命链的六个主要环节中，前三个环节多数情况下只能由非医务人员的第一目击者完成，这更加突出了全民参与急救的重要性。

六、现场救护的特点

1. 发生的突发性　意外伤害、突发事件，一般都发生在动荡不安全的现场，现场往往是在人们预料之外的突然发生中出现患者或伤者，有时是少数的，有时是成批的，有时是分散的，有时是集中的。

2. 病情的复杂性

（1）突发急症：主要是心脑血管疾病，如脑卒中、心肌梗死等。

（2）意外伤害：常见有触电、溺水、交通事故、中毒、动物咬伤、外伤等。

（3）灾害事故瞬间造成大量人员伤亡，而且伤情、疫情是随灾情的险恶变化而变化。

3. 救护人员的临时性　由于意外伤害、突发事件发生突然，最初在现场的人员即第一目击者绝大多数情况下不可能是专业救护人员，此时第一目击者救护意识和救护能力决定了救护结果。

4. 救护资源的局限性　现场救护常是在缺医少药的情况下进行的，常无齐备的抢救器材、药品和转动工具。因此，要机动灵活地在患者周围寻找代用品，否则，就会丢掉抢救时机，给患者造成更大灾难和不可挽救的恶果。

5. 处置的紧迫和关键性　在发病、受伤的现场最初几分钟、十几分钟万分宝贵，每推迟 1 分钟抢救，患者及伤者的死亡率就上升 3%。现场救护是一切伤病急救的开始和基础，具有比专业救护更高的救治时效值；是抢救、救援链上独立的一个环节，是不能被专业救治替代的；是与专业救治同等，甚至更重要的一个急救阶段。

6. 救护措施灵活性　现场救护经常面临是缺医少药，抢救器材、药品和转动工具多不齐备，而要求救护者要机动灵活，熟练、迅速在救护现场就地取材获得救护替代品，以免延误时机。

7. 救治的阶段性　无论现场救护的水平有多高也不可能完成对患者全部治疗，主要是挽救生命、稳定病情、创造条件，争取最短的时间将患者送往医院进行抢救。

七、现代救护三个“一”的理念

总结国际国内现代救护的新观念，将现代现场救护新观念概括为三个“一”的理念：在伤病突然发作的第一现场，第一目击者在第一时间作出迅速正确的反应（三个“一”），实施有效的初步紧急救护措施是挽救生命，控制病情恶化，减轻伤残和痛苦，提高急救成功率的极为关键、不可替代的首要环节。

1. 伤病突发的第一现场　80%以上心脏骤停发生在医院外；40%以上死于

发病后 15 分钟；抢救时间早 1 分钟，成功率将上升 10%。全球每年因交通事故致伤约 1500 万人，致死约 70 万人。在我国，每年各类伤害发生约 2 亿人次，占全年居民患病就诊总人次数的 4%，死亡人数逾百万，占死亡总人数的 9%左右，是继肿瘤、心脏病、脑血管病、呼吸系统疾病之后第五位重要死因，最为常见的伤害主要有交通运输伤害、自杀、溺水、中毒、跌落等，占全部伤害死亡的 70%左右，死亡及伤残人群 75%是青壮年，最主要的原因是交通伤。

2. 第一时间　伤病急性发作和意外伤害的发生情况各种各样，具体的最佳救治时效也各不相同，救治时效包含的意义也不同，有的是决定生死的时效，有的是决定治疗效果的时效。

（1）决定生死的时效：

1）40%以上猝死患者死于发病后 15 分钟，抢救时间早 1 分钟，成功率将上升 10%。

2）心跳呼吸骤停的黄金救命时间 4～6 分钟，心脏骤停 4 分钟内，抢救成功率约 50%；心脏骤停 6 分钟内，抢救成功率约 10%；超过 6 分钟后，成功率仅为 4%；超过 10 分钟以上，抢救成功率微乎其微。

3）严重创伤的铂金 10 分钟和黄金 1 小时，许多交通事故致死均发生在伤后 30 分钟内，因此，若能在伤后 10 分钟内给予救命性措施，伤后 30 分钟内给予医疗急救，则 18%～25%患者的生命可因此而得到挽救。

（2）决定治疗效果的时效：

1）脑卒中（通常称中风）抢救有段极其重要的黄金时间，就是脑卒中后的 3 小时，正常脑组织在缺血 3 小时后就可能出现不可逆的变化，如果脑梗死的患者在 3 小时内给予溶解血栓治疗，就可能在脑细胞还没有完全梗死之前，恢复氧气和血液供应，从而恢复部分功能。

2）心肌梗死患者在发病 3 小时内就诊，可选择放支架或溶栓进行再灌注治疗（溶栓的成功率为 70%，支架的成功率为 90%）。如果超过 3 小时就诊，再选择溶栓治疗，意义就不大了。如果发病超过 6 小时就诊，部分患者虽仍可选择支架，但效果就大大下降了。

3）早期大量补液已被证实是预防挤压综合征相关的急性肾衰竭（ARF）的最有效方法，如果补液不充分或延迟到受压 6 小时以后才开始补液，ARF 几乎不可避免。

4）眼外伤得到确定性治疗的时间≤24 小时的并发症较少，感染率较低；确定性治疗的时间最好在伤后 6～8 小时内进行，才有可能不失明。

5）食物中毒催吐第一时间为 1～2 小时内，洗胃的第一时间为 6 小时内。

6）毒蛇咬伤注射抗毒血清的时间是越早越好，有研究观察到中华眼镜蛇咬伤后 2 小时使用抗毒血清的结果与没有使用抗毒血清的结果无显著性差异。

7）狗、猫等咬伤后需要 24 小时之内进行狂犬疫苗的接种。如果表皮受损需要注射抗毒血清。

8）为避免感染，外伤伤口应在 6～8 小时内清创缝合。

3. 作出迅速正确的反应　疾病急性发作和意外伤害的突发现场环境各种各样、千差万别，绝大部分情况下都不具备急救的专业条件，给救护带来困难。因此，明确现场救护目的，迅速选择正确的救护方法，对患者实施科学、及时、先进、有效的初步救护，以免现场无所适从、不知所措、延缓抢救、减少无效救护，避免甚至是适得其反的“救护”。现场救护的目的用一句话来概括就是“挽救生命，减轻伤残，提高生命质量”。

切记一点：广大的第一目击者都是非医务人员，在现场不可能给予患者专业的救治，而是实施初步紧急救护措施，为专业的救治争取时间，创造条件。

第二节　现场救护诸要点

一、现场救护的基本内容

现场救护的基本内容主要是：生命基础支持技术；创伤现场救护技术；伤害因子的排除技术；病情缓解和稳定技术。

1. 生命基础支持技术　主要有心肺复苏；体外自动除颤仪（AED）；呼吸道通畅和开放。

2. 创伤现场救护技术　主要有止血、包扎、固定和搬运四大技术。

3. 伤害因子的排除技术　主要有呼吸道异物的排除；异物吞入（通过口）或塞入（通过肛门）体内的排除；对体表有损伤的热力、强酸强碱和有毒化学物质的清除；引起食物中毒的食物和其他物质的清除；动物蜇咬伤后毒素和致病病毒的清除。

4. 病情缓解和稳定技术　主要有适宜的体位；伤口止血包扎；骨折和伤肢的固定；异物刺入的固定；缓解疼痛；保温保暖；安慰患者，稳定情绪；烧烫伤创面降温；中暑和冻伤时解除恶劣气温等。

二、现场救护目的

1. 挽救生命　在危重患者发病及受伤害的现场，只有抓紧救命黄金时刻，正确抢救才有可能挽救生命。通过及时有效的急救措施，如对心跳呼吸停止的患者进行心肺复苏，以挽救生命。创伤患者由于心、脑、肺、肝、脾、肾及脊髓重要脏器损伤及大出血导致休克时，可出现呼吸、循环功能障碍。在循环骤停时，现场救护要立即实施心肺复苏。迅速判断致命伤。

2. 稳定病情，防止并发症及伤势恶化　在现场对患者进行救护支持，以使病情稳定，为下一步的抢救打下基础。严重创伤多有大出血，现场救护要迅速用一切可能的方法止血，防止休克；伤口要妥善包扎。预防和减少伤口污染，减少出血，保护深部组织免受进一步损伤，现场救护过程中要注意防止脊髓损伤、止血带过紧造成肢体缺血坏死、胸外按压用力过猛造成肋骨骨折以及骨折固定不当造成血管神经损伤及皮肤损伤等并发症。

3. 减少伤残　发生事故特别是重大或灾害事故时，不仅可能出现群体性中毒，往往还可能发生各类外伤，诱发潜在的疾病或使原来的某些疾病恶化，现场救护时正确地对患者进行生命基础支持、排除伤害因子、缓解和稳定病情以及止血、包扎、固定、搬运等相应处理可以大大降低伤残率。如固定骨折，现场救护要用最简便有效的方法对骨折部位进行固定，以减少骨折端对神经、血管等组织结构的损伤，同时缓解疼痛；颈椎骨折如予妥善固定，对防止搬运过程中脊髓的损伤具有重要意义。

4. 减轻痛苦　一切有生命威胁的刺激对人都能引起强烈的心理效应。突发的伤病给患者造成的肉体和精神痛苦是明显的，通过一般及特殊的救护安定患者情绪，减轻患者的痛苦。

5. 快速转运　现场经必要的止血、包扎、固定后，用最短的时间将患者安全地转运到就近医院。

三、现场救护原则

第一目击者对患者的救护原则必须十分明确清楚。现场救护总的原则是采取及时有效的急救措施和技术，最大限度地减少患者的疾苦，降低致残率，减少死亡率，为医院抢救打好基础。在具体操作中遵循以下几条主要原则。

1. 安全第一　救护现场环境多样，可能存在仍产生伤害的因素，在进行现场救护时，造成意外的原因可能会对参与救护人产生危险，所以，首先应确保自身安全。

施救者到现场后，首先要保持镇定，沉着大胆，细心观察，实地感受，眼睛观察、耳朵听声、鼻子闻味，科学判断，评估现场，确保自身与患者的安全。如对于触电者的现场救护，首先必须切断电源，然后才能采取救护措施。刺激性气体中毒或空气传播病原体的现场，第一目击者在现场救护中，尽可能佩戴个人防护用品，以阻止致病因素（病原体）进入自身体内。在尽可能的情况下，使用呼吸面罩或呼吸膜或纱布等实施人工呼吸，有条件时还应戴上医用手套、眼罩、口罩等个人防护用品。

2. 先抢后救　对于在现场环境比较危险的患者要先将患者脱离危险区再实施救护。在可能再次发生事故或引发其他事故的现场，尽快脱离事故现场，如失火可能引起爆炸的现场，应先抢后救，抢中有救，尽快脱离事故现场。

3. 先救命，后治伤　遇有心跳呼吸骤停又有创伤者，应首先进行心肺复苏，直到心跳呼吸恢复后，再进行创伤处置。如果有昏迷患者应注意维持呼吸道通畅。伤口处理一般应先止血，后包扎，再固定。

4. 先重后轻　在群发事件中，有多个患者时，就优先抢救危重者，后抢救较轻的患者。在事故的抢救工作中不要因忙乱而受到干扰，被轻患者喊叫所迷惑，使危重患者落在最后救护，而错失黄金救命时刻。

5. 急救与呼救并重　当伤病突发时，在实施急救之前，应当拨打 120，并陈述清楚简要的情况，当现场有成批患者时，又有多人在现场的情况下，应通知相关应急行政主管部门，及时启动政府应急机制。

6. 先止血，后包扎、固定和搬运　当出血时，首先立即用加压、填塞、止血带或药物等方法止血，有条件可用清水冲洗消毒伤口后进行包扎。优先包扎头部、胸部、腹部伤口以保护内脏，再包扎四肢伤口；先固定颈部、脊柱，再固定四肢。最后搬运。

7. 先处置，后转送　紧急情况发生时，发生人员死亡和受伤难以避免。及时运送患者到医疗技术条件较好的医院可减少伤亡。过去遇到患者，多数是先送后救，这样常耽误了抢救时机，致使不应死亡者丧失了性命。因此对情况严重者要先救后送。在送患者到医院途中，不要停止采取抢救措施，继续观察病伤变化，少颠簸，注意保暖，平安到达目的地。

8. 先分类，再运送　在有多个患者时，不管伤轻，还是伤重，如有大出血、严重撕裂伤、内脏损伤、颅脑损伤的患者，如果未经检查伤情和任何现场急救处置就急送医院，后果十分严重。因此，必须坚持先进行伤情分类，把患者集中到标志相同的救护区，有的患者需等待伤势稳定后方能运送。

9. 充分利用人力、物力　此时此刻一切以“挽救生命，减少伤残”为第一目的。用人时，只要其能出力就好，不问其职业和学历；用物时，只要有救护的功用就好，不问其是何产品。如木棍、树枝、雨伞都能作为骨折固定的用具。

四、现场救护的步骤

第一目击者及所有救护人员都应牢记：现场对生命垂危的患者救护的首要目的是“救命”。实施步骤如下：

1. 现场评估

（1）特别强调对环境安全的评估，注意是否还存在对救护者、患者或旁观者造成的伤害因素，决不要在危险环境下贸然施救。

（2）引起事故的原因，受伤人数，是否仍有导致生命危险的潜在因素。

（3）判断现场可以应用的资源（人力和物力）及需要何种支援，采取的救护行动。

（4）初步识别伤、病情，清除患者身上有碍急救的物品，如头盔、衣服等。

2. 判断意识　现场评估后，针对复杂现场，需首先处理威胁生命的情况，检查患者的意识。判断方法：轻拍重喊。即轻拍打患者的肩部，同时在患者耳边大声呼喊："喂！您怎么啦?"婴儿可拍击其足底或掐捏上臂。如患者对呼喊及拍打无反应，婴儿不能哭泣，可判断其无意识。

3. 立即呼救　当判断患者意识丧失，应该求助他人，在原地高声呼救："快来人！救命啊!"并拨打急救电话。如还有他人，可请他人帮助打急救电话或轮换对患者实施救护。

4. 救护体位

（1）对于意识不清者，取仰卧位或侧卧位，俯卧者一定要翻转为仰卧位（又称复苏体位，详见第四章第三节），放在坚硬的平面上。

（2）若患者没有意识，但有呼吸和循环，为了防止窒息，对患者应采用侧卧体位。

（3）体位应稳定，并易于患者翻转其他体位；保持便于观察和畅通的呼吸道体位。

（4）选择救护体位时不要随意移动，用力拖、拉患者，不要搬动和摇动已确定有头颈部外伤者。为有颈部外伤者翻身时，施救者应保持患者头颈部与身体在同一轴线翻转，并做好头颈部的固定。

（5）其他体位：

1）头部外伤者，则是水平仰卧，头部稍稍抬高；如面色发红，取头高脚低位；面色苍白，则取头低脚高位。

2）腹部外伤可见伤口时，伤口若是纵向的，患者应平直仰卧，双脚用褥垫或衣物稍微垫高。伤口若是横向的，患者仰卧后，膝部弯曲，头和肩部垫高。这两种卧式有助于伤口闭合。

5. 循环支持

（1）检查循环体征：判断心跳应选择大动脉（脉搏），触摸脉搏有无搏动。成人及儿童可触摸颈动脉，婴儿触摸肱动脉，在 5～10 秒内尽快判断患者有无心跳。

成人颈动脉搏动检查：中、示指（食指）横放颈部中央，向气管一侧轻按滑动 2～3 cm，时间<10 秒，力度适中。婴儿肱动脉脉搏检查法：中、示指于婴儿上臂中点内侧部位触摸检查肱动脉（详见第二章第二节）。

2020 年的国际心肺复苏新指南将非医务人员评估循环体征方法简化为判断有无意识和呼吸，如果患者没有意识和呼吸，或仅很不正常呼吸，应立即给予胸外心脏按压（详见第二章第二节）。

（2）人工循环：当判断患者已无脉搏搏动，或在危急中不能判明心跳是否停止，脉搏也摸不清，不要反复检查耽误时间，只要患者没有意识和呼吸就要在现场首先立即进行胸外心脏按压救护（详见第二章第二节）。

6. 打开气道　患者意识障碍或呼吸心跳停止后，全身肌肉松弛，口腔内的舌肌也松弛后坠而阻塞呼吸道。采用开放气道的方法，可使阻塞呼吸道的舌根上提，使呼吸道畅通。

用最短的时间，先将患者衣领口、领带、围巾等解开，戴上手套或用手绢包缠手指，用手指迅速清除患者口鼻内的污泥、土块、痰、呕吐物等异物，以利于呼吸道畅通。再将气道打开。打开气道方法：

（1）仰头举颏法：施救者用一只手的小鱼际部位置于患者的前额并稍加用力使其头后仰，另一只手的示指、中指置于下颏将下颌骨上提。注意：施救者手指不要深压颏下软组织，以免阻塞气道（见第二章图 2-2-15）。

（2）仰头抬颈法：施救者用一只手的小鱼际部位放在患者前额，向下稍加用力使其头后仰，另一只手置于颈部并将颈部上托。无颈部外伤可用此法（见第二章图 2-2-16）。

（3）双下颌上提法：施救者双手手指放在患者两侧下颌角，向上方提起下颌。头保持正中位，不能使其头后仰，不可左右扭动。适用于怀疑颈椎外伤的患者（见第二章图 2-2-17）。

7. 呼吸支持

（1）判断呼吸：检查呼吸，施救者将患者呼吸道打开，观察患者胸前壁，如果胸廓没有起伏，并且没有气体呼出，患者即不存在呼吸，这一评估过程不超过 10 秒。

（2）人工呼吸：经检查判断患者心跳、呼吸停止后，在现场胸外快速心脏按压 30 次后，即行人工呼吸 2 次。人工呼吸可酌情采用口对口、口对鼻、口对口鼻、口对呼吸面罩等方法进行救护（详见第二章第二节）。

8. 紧急止血　要注意检查患者有无严重出血的伤口，如有出血，还要立即采取紧急止血措施，避免因大出血造成休克而死亡（详见第六章创伤现场救护）。

9. 局部检查　注意首先要处理危及生命的全身症状，然后，再注意处理局部。要从头部、颈部、胸部、腹部、背部、骨盆、四肢各部位顺序进行检查。检查外伤出血的部位和程度，骨折部位和程度，有无脏器脱出、渗血、皮肤感觉丧失等（详见第六章创伤现场救护）。

参考文献

[1] 中国老年保健协会第一目击者现场救护专业委员会. 现场救护第一目击者行动专家共识 [J]. 中华急诊医学杂志，2019，28 (07)：810-823.

[2] 王海燕，李欣. “好人法”保护好心人 [J]. 人民周刊，2016，11 (01)：22-23.

[3] 张俊波，王冉，程琦，等. 非医学类高校急救知识课程开设必要性及教学方法探讨——以在线课程《关爱生命：急救与自救技能》为例 [J]. 教育教学论坛，2019 (38)：6-8.

[4] 陆洲，向英，胡永红，等. 我国公众现场急救现状研究 [J]. 医学与社会，2015，28 (10)：54-56.

[5] 岳茂兴. 现场急救新理念、新模式、新装备、新疗法 [J]. 临床急诊杂志，2010，11 (4)：193.

[6] 王立祥，孟庆义，余涛. 中国 CPR 共识与美国 CPR 指南 [J]. 中华危重病急救医学，2017，29 (10)：865-870.

[7] 魏捷，胡念丹.《2015 年美国心脏协会心肺复苏及心血管急救指南更新》解读之急救系统和持续质量改进 [J]. 临床急诊杂志，2016，17 (01)：1-3.

[8] 叶林书. 国外急危重症救治生存链概要及对我国的启示 [J]. 中国卫生质量管理，2008，15 (3)：74-76.

[9] 杜晶，杨新伟. 国内外院前急救社区化 [J]. 解放军医院管理杂志，2018，25 (9)：835-838.

[10] 祝益民，刘晓亮. 现场救护需强化三个“一”理念 [J]. 中华急诊医学杂志，2016，25 (8)：997-999.

[11] 中华医学会，中华医学会杂志社，中华医学会全科医学分会，等. 心脏骤停基层诊疗指南 (2019 年) [J]. 中华全科医师杂志，2019，18 (11)：1034-1040.

[12] 马剑飞，宋巧玲，屈纪富. 院前心脏骤停患者心肺复苏抢救成功的影响因素 [J]. 海南医学，2019，30 (1)：32-34.

[13] 吴晓玲，CPR 生存率会以每分钟 10%左右的速率下降——院前干预对院外心脏骤停患者救助的重要性 [J]. 当代医学，2020，26 (7)：183-187.

[14] 郑康，马青变，王国兴，等. 心脏骤停生存链实施现状及预后因素研究 [J]. 中华急诊医学杂志，2017，26 (1)：51-57.

[15] 欧阳瑜，王从华，李娜，等. 不同心肺复苏形式对心脏骤停患者出院率影响的 Meta 分析 [J]. 岭南急诊医学杂志，2019，24 (3)：211.

[16] 马桂秋，冯明. 心肺脑复苏最新进展 [J]. 护理研究，2006 (16)：1420-1422.

[17] 廖裔学，阮海林. 院前心脏骤停的研究进展 [J]. 医学综述，2010，16 (21)：3284-3286.

[18] 冷峰，冯娇娇，徐正梅，等. 创伤急救医联体实施 [J]. 解放军医院管理杂志，2020，27 (1)：39-41.

[19] 孙贵新，刘中民. 创伤救治的概念及进展 [J]. 灾害医学与救援 (电子版)，2014，3 (2)：70-73.

[20] 姚元章. 论多发伤急救的时效性 [J]. 创伤外科杂志，2016，18 (5)：257-260.

第二章　现场心肺复苏

第一节　现场心肺复苏概述

一、基本概念

定义：心肺复苏（CPR）是在呼吸心脏骤停时用人工方法维持患者的血液循环及呼吸，力保器官和组织，特别是心脑功能运转，促使患者心、肺功能恢复正常，挽救患者生命，并尽可能减少伤残。

心肺复苏根据抢救人员构成、抢救场所及是否使用抢救仪器分为现场心肺复苏和院内心肺复苏。现场心肺复苏又称基础生命支持（BLS），是指在伤病突发的第一现场，第一目击者在第一时间进行的以徒手为主的抢救。院内心肺复苏由医务人员在BLS基础上应用专业设备、药品和技术等建立更为有效的通气和血液循环，又称高级生命支持（ACLS）。基础生命支持与高级生命支持构成了心肺复苏完整生命链。

二、呼吸心脏骤停常见原因

1. 急病　窒息、体温过低、休克、电解质的紊乱与酸碱平衡失调等各种急慢性疾病引起的呼吸、心血管系统功能衰竭。

2. 创伤　日常生活、工业、农业、交通业及体育事业等各种事故所造成的外伤。

3. 溺水　在江河湖海、游泳池，包括家庭中婴幼儿在大水盆中洗浴。

4. 触电　生活和工业用电的错误和雷电电击。

5. 中毒　食物中毒、工业品中毒、毒品中毒和滥用药物等。

三、心脏骤停的现场表现

心脏骤停的三大典型表现：

1. 突发意识丧失。患者往往在各种姿态下突然失去意识，双侧瞳孔散大，可出现抽搐和大小便失禁。

2. 呼吸停止或仅不规则偶发出现无效的叹息样抽气。

3. 大动脉搏动消失，面色苍白，嘴唇发绀，在颈部、大腿根部和腕部等处触摸不到动脉的搏动。

四、心肺复苏基本原理

呼吸心跳停止后，全身血液循环也立即停止，脑组织及许多重要脏器得不到氧气及血液供应，器官组织的细胞特别是心脑细胞很短时间内即会坏死。胸外按压对胸骨下部分连续的、有节奏的按压直接挤压心脏，同时使胸腔内压增高也间接压缩心脏使血液流入大动脉，当按压回弹时胸腔内压降低虹吸大静脉中的血液进入心脏，如此维持血液的人工循环。正常人吸的空气含氧量为21%，吹出气的氧气量还有17%，能供给患者的需要。当胸外按压同时人工呼吸，通过按压循环到肺中的血液将可能提供足够的氧气来维持生命。

第二节　现场心肺复苏方法

一、现场心肺复苏的步骤

1. 评估环境　确定环境对患者和施救者是否安全，避开塌楼、火灾、毒气、电击等危险现场。强调安全第一，不主张冒险救人。

2. 快速识别

（1）施救者跪于患者一侧，双膝与双肩同宽，与患者距离约一拳宽。

（2）判断意识，对成人双手拍打其双肩，呼唤患者，左右耳各两次（图2-2-1）；婴儿可拍击其足底（图2-2-2）。如患者对呼唤及拍打无反应，婴儿不能哭泣，可判断其无意识。判断患者无意识时立即记住此刻时间，即开始抢救的时间。

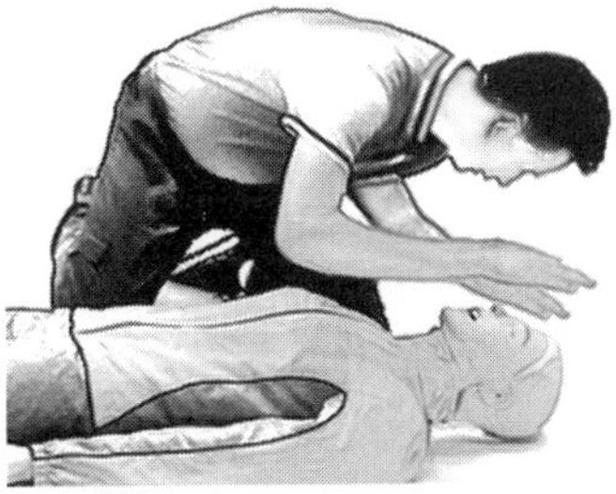

图2-2-1　判断患者意识

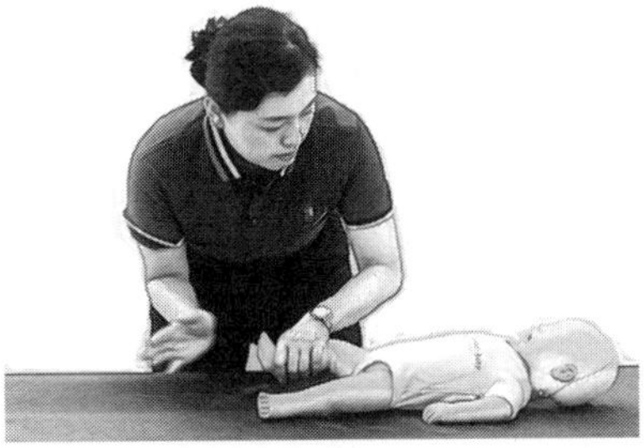

图2-2-2　判断婴儿意识

(3) 呼救援助，向周围人表明自己的施救身份，指定专人通知 120、请会急救的人协助，大声指定一人取自动体外心脏除颤器（AED）。

(4) 对于意识不清者，取仰卧位或侧卧位，或翻转为仰卧位（心肺复苏体位）放在坚硬的平面上。

(5) 迅速判断患者是否心跳呼吸停止，在 5～10 秒内斜身扫视观察面部和嘴唇颜色，胸廓有无呼吸的起伏运动，并同时触摸动脉有无搏动（图 2－2－3)，通过数“1001、1002、1003、1004.... 1007”把握观察时间，不要俯下身耳贴患者鼻子观察（图 2－2－4)。

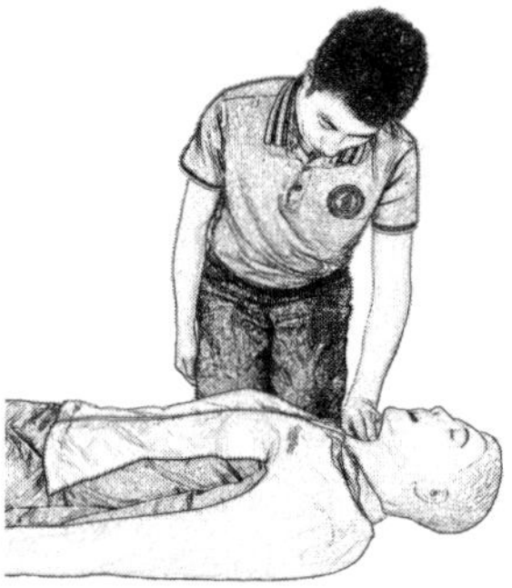

图 2－2－3　判断患者的呼吸和心跳是否停止

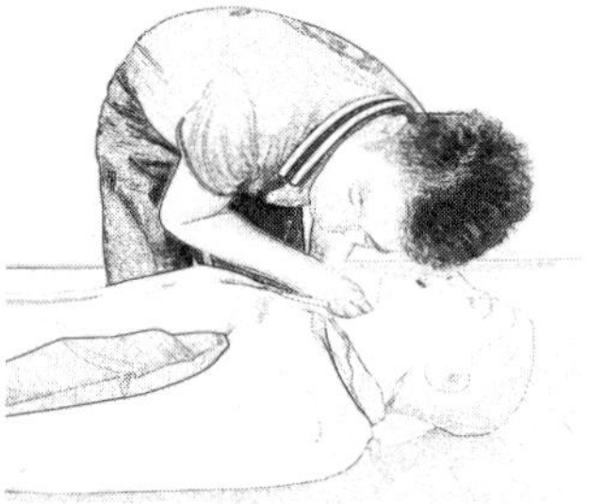

图 2－2－4　不要俯下身耳贴患者鼻子观察呼吸

检查脉搏方法：

成人及儿童　施救者示指和中指指尖触及患者气管正中部（相当于喉结的部位）旁开两指，至胸锁乳突肌前缘凹陷处（图 2－2－5)。

婴儿（一岁以下）施救者用示指及中指，在婴儿上臂中央内侧检查肱动脉（图 2－2－6)。

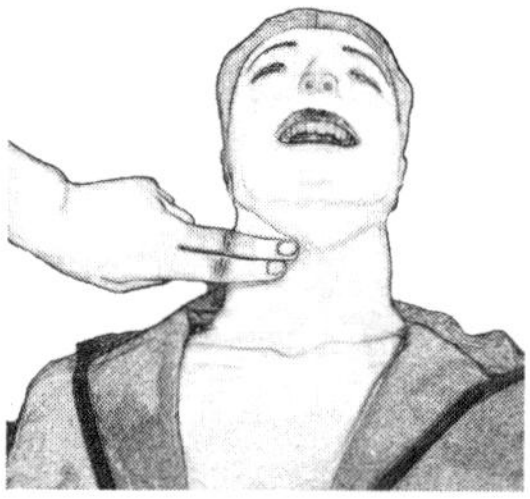

图 2－2－5　检查成人脉搏方法

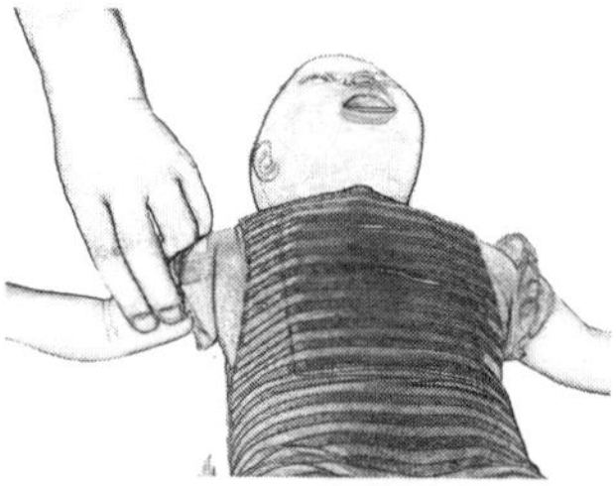

图 2－2－6　检查婴儿脉搏方法

(6) 如果发现患者无呼吸、面色苍白、嘴唇发绀、无动脉搏动提示心跳呼吸停止立即开始心肺复苏。如果不会或没有把握检查脉搏时，完全可只通过意识、面色和呼吸来判断是否心跳呼吸停止（图 2－2－7)，千万不要纠结于有否脉搏而拖延了心肺复苏的开始。

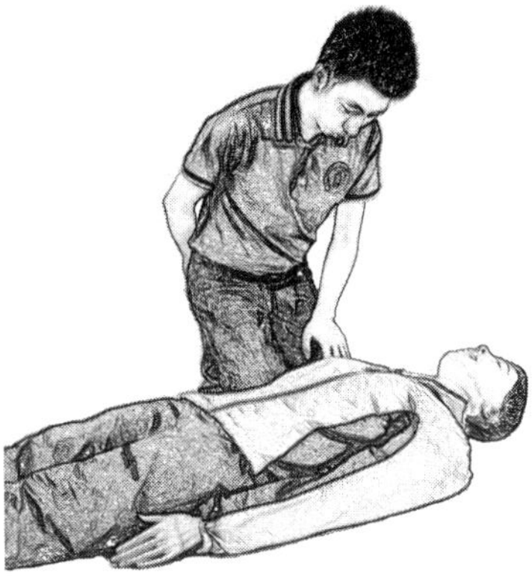

图 2-2-7　判断意识、面色和呼吸的方法

（7）如果现场只有一名施救者，该施救者应先拨打 120 并取来 AED（如果有条件）并对患者实施心肺复苏。

（8）如果现场只有一名施救者，在救助儿童或溺水者时，施救者应先行 5 个心肺复苏循环（详见本节 7. CPR 循环），然后再拨打 120（注意先后顺序）。

（9）若是婴儿脉搏少于每分钟 60 次且血液循环系统有恶化症状也应立即心肺复苏。

3. 胸外按压（C）

（1）患者体位：去枕仰卧位，解开上衣，置硬质平面上，理顺身体。

（2）按压部位：胸部中央线下 1/2 处，可比划胸骨上窝与剑突（俗称心窝）连线下 1/2（图 2-2-8）或两乳头连线中点来定位（图 2-2-9）。

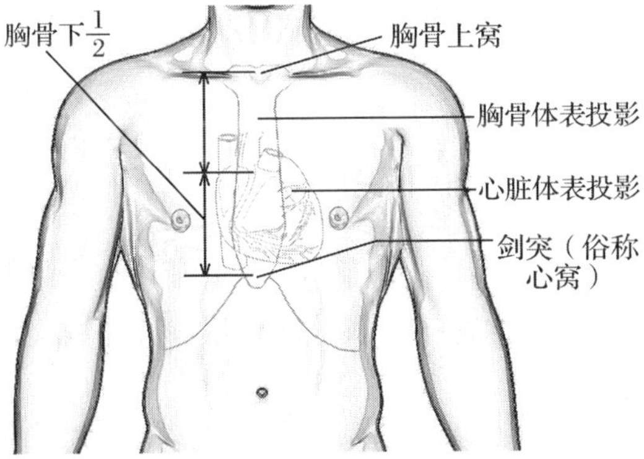

图 2-2-8　胸外按压部位（1）

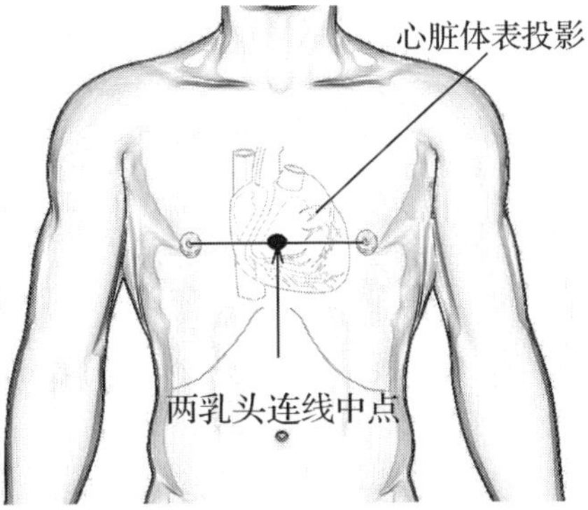

图 2-2-9　胸外按压部位（2）

（3）按压动作：双手掌根重叠，十指相扣（图 2-2-10），双臂绷紧垂直压在按压部位，身体稍前倾，以髋关节为支点，双肩发力垂直向下用力，借助上半

身的重力快速用力按压（图 2－2－11）。注意不要冲击式按压，手掌不离开胸壁。

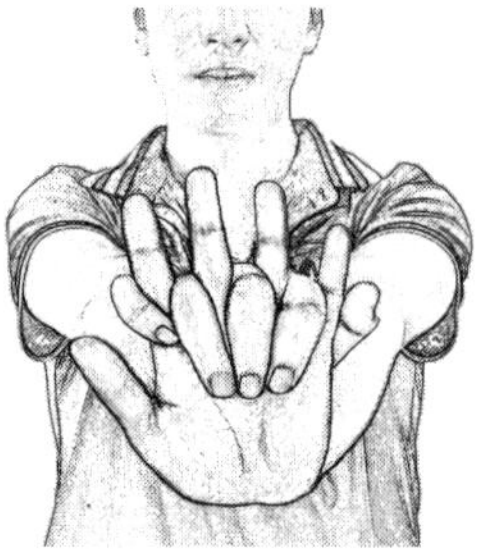

图 2－2－10　胸外按压手势

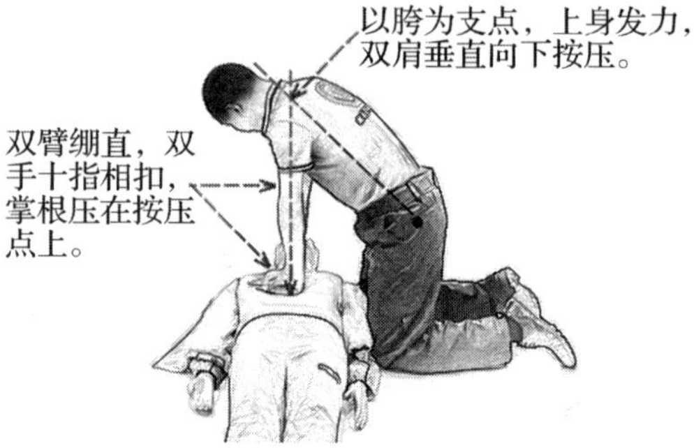

图 2－2－11　胸外按压动作

（4）按压后保证胸骨完全回弹。

（5）按压深度：5～6 cm。

（6）按压频率：100～120 次/分。

（7）下压与放松的时间比为 1∶1。

（8）儿童可用单手按压（图 2－2－12），婴儿用中指和示指按压（图 2－2－13）。

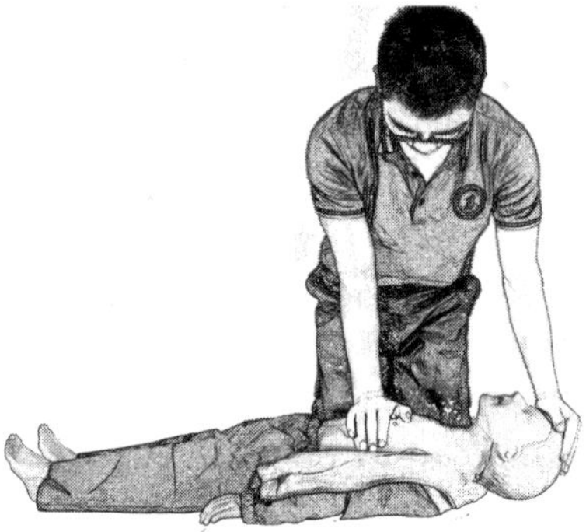

图 2－2－12　儿童单手按压

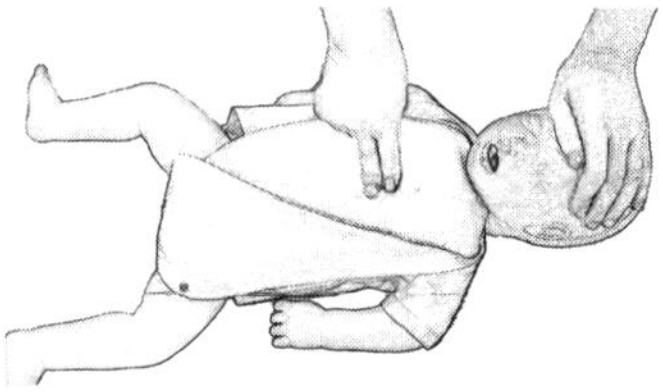

图 2－2－13　婴儿双指按压

（9）按压时观察面色。

（10）尽量不间断地一直胸外按压，只要心脏没有恢复自主跳动，就一直按压超过半小时。只有三种情况下不得不中断按压：

1）开放气道，人工呼吸时。

2）判断心跳呼吸是否恢复，中断按压不要超过 10 秒。

3）换人施救时，中断按压不要超过 10 秒。

4. 开放气道（A）　患者意识丧失，喉部肌肉松弛，舌头后坠，阻塞气道，一定要开放气道使气道畅通。方法：

（1）清理口腔：观察呼吸道有无分泌物、异物。用单指清理口腔内异物，包括脱落活动义齿（图2-2-14）。

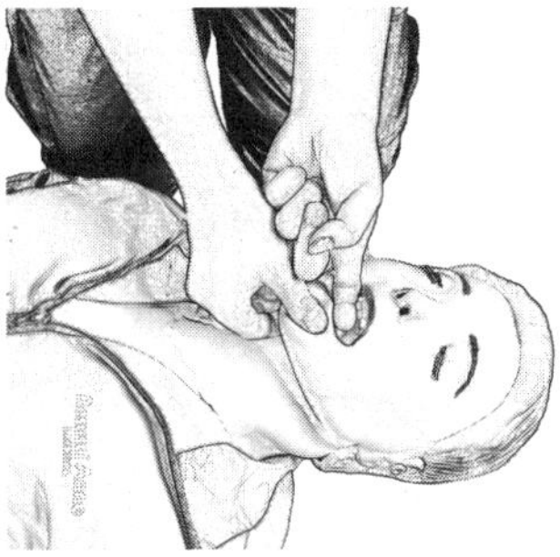

图2-2-14　清理口腔

（2）打开气道：常采用仰头举颏法或仰头抬颈法或双手抬颌法开放气道。

1）仰头举颏法：一手置于患者前额，手掌向后下方压，使头后仰；另一手示、中指在靠近颏部的下颌骨下方，将颏部向前抬起；拇指使患者口张开（图2-2-15）。

2）仰头抬颈法：一手置患者前额，手掌向后下方压，使头向后仰；另一手在患者颈后抬起颈部使其头后仰，无颈部外伤可用此法（图2-2-16）。

3）双下颌上提法：怀疑有颈椎受伤时用。先将颈部固定在正常位置，并同时用双手的手指放在患者下颌骨角的后方，将整个下颌向前（上）推高（图2-2-17）。

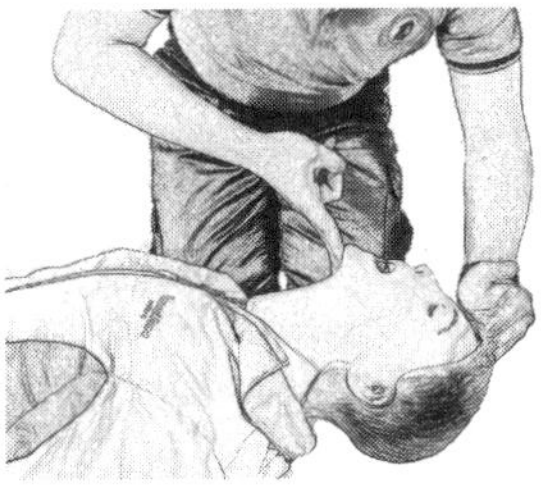

图2-2-15　仰头举颏法

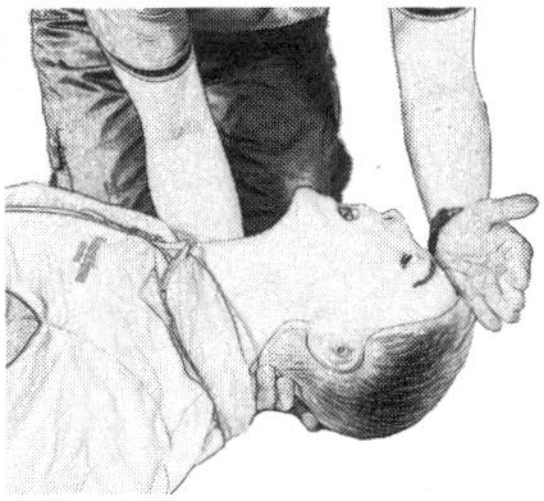

图2-2-16　仰头抬颈法

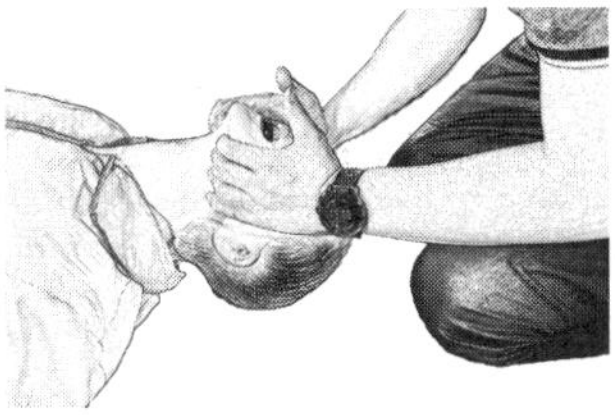

图2-2-17　双手抬颌法

5. 人工呼吸（B）

（1）方法之一：口对口人工呼吸。

施救者手捏紧患者鼻孔，正常吸气后口唇包住患者的口平缓向患者口中吹气（图2-2-18），确保患者胸廓起伏，一次吹气完毕后，松开捏鼻的手（图2-2-

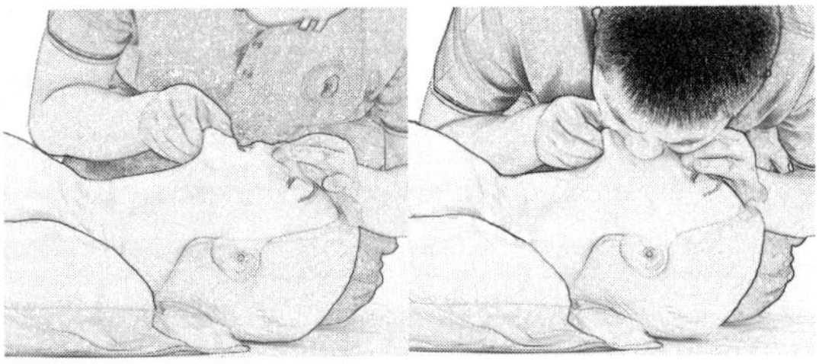

图2-2-18　口对口人工呼吸（1）

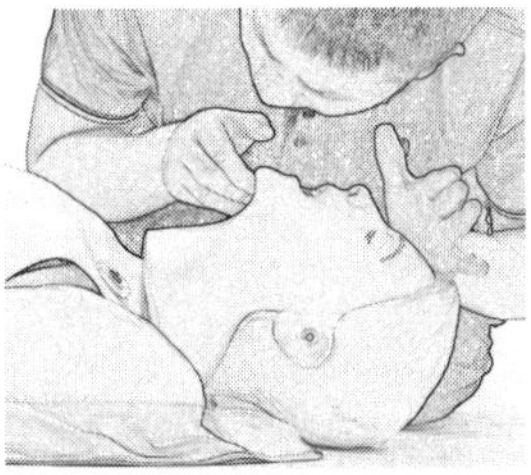

图2-2-19　口对口人工呼吸（2）

19)，离开患者的口1秒，接着做第二次吹气。如有条件，为了施救者的自身防护，可在患者口上盖纱布再吹气。

(2) 方法之二：口对面罩人工呼吸。

以鼻作参照，将面罩封住患者的口鼻，用靠患者头顶的手，将示指和拇指压在面罩的上部分，另一只手的拇指压在面罩的下部分，其余手指放下颌骨缘，并提起下颌开放气道（图2-2-20），正常吸气后通过面罩平缓向患者口中吹气（图2-2-21），确保患者胸廓起伏，一次吹气完毕后，松开面罩1秒，接着做第二次吹气。

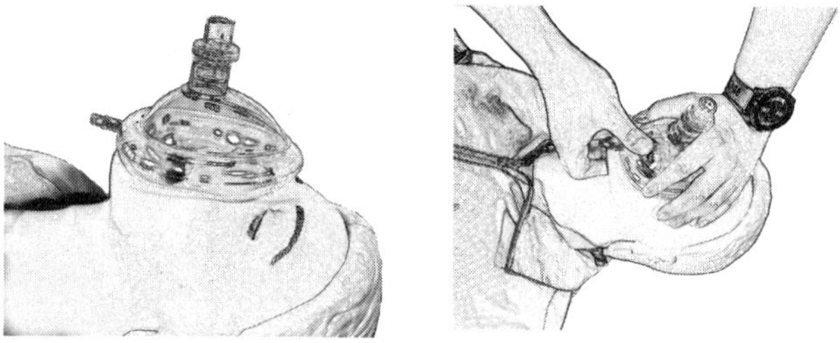

图2-2-20 口对面罩人工呼吸（1）

(3) 注意：正常吸气后平缓向患者口中吹气持续1秒，不得过深、过快和过长，防止过度通气。

(4) 对于不会或有顾虑不想做人工呼吸时可以不做人工呼吸，只单纯做胸外按压。

6. AED使用（D） 优先使用AED，随到随用，AED用后马上从胸外按压开始心肺复苏（详见本节三）。

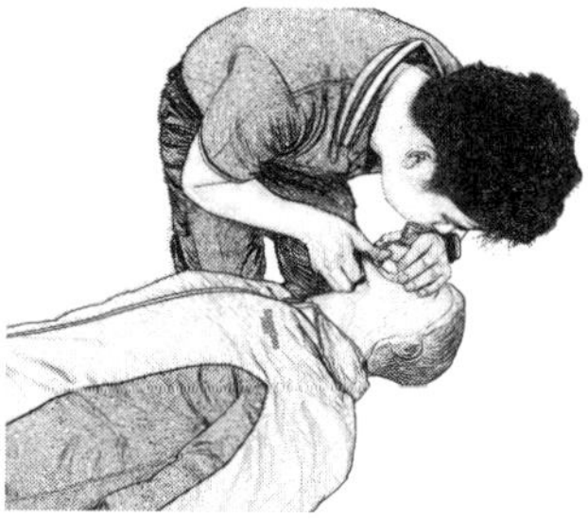

图2-2-21 口对面罩人工呼吸（2）

7. CPR循环

(1) 胸外按压与人工呼吸比：30∶2为一个循环。

(2) 每5个循环（约2分钟）评估1次，判断呼吸、意识、脉搏和面色是否恢复。

(3) 抢救过程中，中断胸外按压的时间如评估、开放气道、人工呼吸和换人施救等不应超过10秒。

(4) 双人施救时，一人在患者一侧按压，另一人在患者另一侧进行人工呼吸（图2-2-22）。在评估的同时，双人可交换操作以缓解施救者的疲劳。

(5) 对幼儿和儿童施行双人心肺复苏时，胸外按压∶通气=15∶2，每10个循环（约2分钟）评估1次。

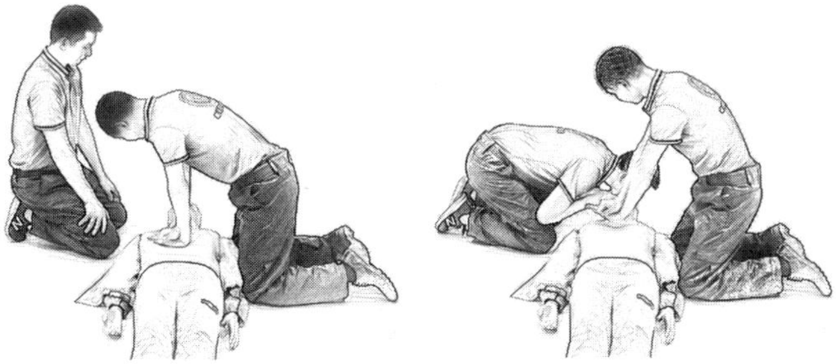

图 2-2-22　双人施救时的分工

8. 评估

（1）施行 5 个 CPR 循环后（时间约 2 分钟）或 AED 每次自动分析不建议除颤时，按照前面介绍的方法观察意识、面色、呼吸和脉搏，评估生命征象，评估时间不可超过 10 秒。

（2）没有呼吸、脉搏→继续心肺复苏，直至医护人员到场为止。

（3）有脉搏，没有呼吸→人工呼吸。

（4）有呼吸、脉搏，没有意识→检查身体，摆成复苏体位。

（5）有呼吸、脉搏，有意识→检查身体。

9. 结束

（1）判断呼吸、意识、脉搏和面色，如有恢复提示复苏成功，整理患者衣服等人文关怀，取复苏体位（图 2-2-23），对接进一步救治。

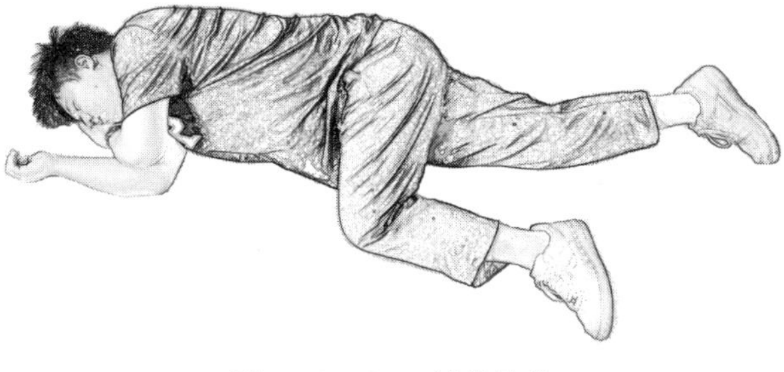

图 2-2-23　复苏体位

（2）如无恢复迹象要求一直施救 30 分钟以上。如出现以下情况时可结束施救：

1）施救者已筋疲力尽，无法再进行有效的施救。

2）医师已确定患者死亡。

3）环境危及施救者的安全。

二、实施心肺复苏注意事项

1. 在确保自身和患者安全前提下，遵循就地抢救复苏的原则，若有危险迅速转移到最近安全地施救（转移方法详见第六章第五节）。

2. 判断患者有无反应时，应拍击患者的双肩，而切忌拍头、拍胸和踢身体等其他刺激方式。

3. 对怀疑脊椎受伤者在翻转患者体位或开放气道时，注意保护脊椎。

4. 尽可能减少胸外按压的中断，尽量将中断控制在10秒之内。

5. 尽可能不挪动患者。

6. 转运没有复苏的患者时，途中不要停止心肺复苏。

7. 施救成功后要体现人文关怀，如安慰患者，为其整理衣服和保暖等。仍昏迷者取复苏体位，对接进一步救治。

8. 施救要求坚持30分钟以上。对触电、低温等情况所致的患者，坚持更长的时间也有成功的希望。

三、AED

1. AED是什么　是自动体外心脏除颤器英文Automated External Defibrillator的缩写，是一种便携式、易于操作，稍加培训即能熟练使用，专为心脏骤停现场急救设计的急救设备（图2-2-24），它可以自动分析心律，发现除颤性心律（室颤或无脉性室速）后给予电击除颤。

从某种意义上讲，AED不仅是一种急救设备，更是一种急救新观念，一种由现场目击者最早进行有效急救的观念。它有别于传统除颤器，可以经内置电脑分析和确定发病者是否需要予以电除颤。除颤过程中，AED的语音提示和屏幕显示使操作更为简便易行。自动体外心脏除颤器对多数人来说，只需几小时的培训便能操作。

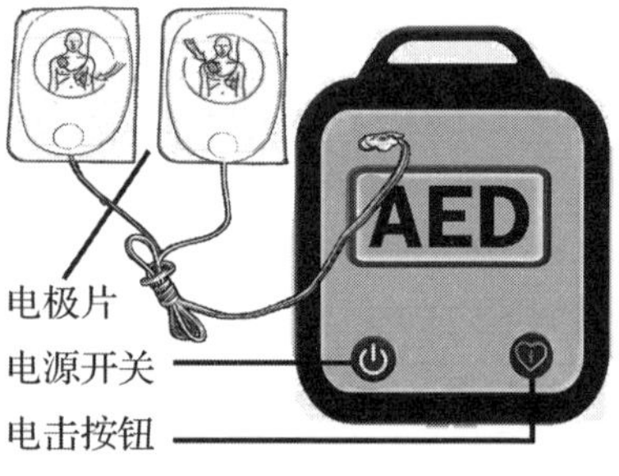

图2-2-24　自动体外心脏除颤器

2. AED的重要性　早期电除颤对救治心脏骤停至关重要，因为：

（1）80%～90%的突发性心搏呼吸骤停的初始心律失常都是室颤。

（2）除颤是室颤的唯一治疗方法。

（3）室颤一旦发生，每延误一分钟，除颤成功率下降10%。

（4）及时使用AED将提高心肺复苏2～3倍的成功率。

3. AED的使用方法 AED操作简单、易学，具有音、像操作提示功能。概括来说就是打开电源、贴上电极片、AED自动分析心率和电击四步。具体操作AED，一般是在第一个施救者（以下简称A）已开始徒手心肺复苏中，由第二施救者（以下简称B）在附近取来，只要AED一到达马上开始除颤，B负责立即实施一次除颤。

（1）A边徒手心肺复苏、边下达指令：“立即除颤”，B回“是”。

（2）B上场直接跪到A对侧，将AED放在自己同侧，患者头边。

（3）B首先打开AED电源开关后按照AED语音提示逐步操作。

（4）擦拭患者胸前皮肤→粘贴电极片位置正确（右锁骨中点下和左乳头外）。

（5）压牢两张电极片、贴片中间无缝隙→插入电极导线插头，AED自动分析心电。

（6）分析心电时，B第一次喊叫所有人离开，A暂停按压。

（7）分析后AED自动报告“建议除颤”或“不建议除颤”。

（8）“建议除颤”模式下AED自动充电，充电期间B接手胸外按压，A移位跪至患者头顶部准备人工呼吸。

（9）充电完毕时B再次喊叫离开，巡视四周无人接触患者才按下放电键。

（10）B完成除颤后，由B即刻从胸外按压开始CPR，A配合做人工呼吸。

（11）如果AED报告“不建议除颤”，可能患者已复苏成功也可能复苏仍未成功，因此，A要立即用5～10秒评估呼吸和脉搏，如果没成功由B即刻从胸外按压开始CPR，A配合做人工呼吸。

（12）AED第一次工作后，不可关机或移除AED，因为AED会保持自动监测状态，每两分钟自动报结果提示除颤或不除颤，此时按提示重复上述流程。

（13）B负责除颤的全程。

（14）如果AED报告“不建议除颤”，A评估有呼吸和脉搏即心肺复苏成功则可撤除AED。

四、最后为了便于记忆，我们把心肺复苏程序概括为“叫叫CABD”。

1. 第一个“叫”为呼唤患者，判断是否有意识。

2. 第二个“叫”为呼叫急救，包括打120急救电话，请懂急救相关知识的人员帮助，有条件者取出除颤器（AED）。

3. “C”为胸外心脏按压，压胸30下。

4. “A”为打开呼吸道，维持呼吸道通畅。

5. “B”为人工呼吸2次。

6. “D”为使用AED除颤，依据机器指示操作进行急救。反复至急救人员来到。

五、扫码看心肺复苏视频

01 现场单人心肺复苏　02 现场单双人心肺复苏(没有 AED)　03 现场单双人心肺复苏(有 AED)

04 现场单人婴儿心肺复苏　05 现场单双人婴儿心肺复苏

第三节　气道异物梗阻的现场急救

气道异物梗阻定义：呼吸道如有异物阻塞，会导致气道受阻，从而出现一系列临床症状，如肌肉痉挛、咳嗽不止，甚至危及生命。受阻原因：液体、异物、食物、呕吐物、义齿等物因误入气管而堵塞气道，由此引发一系列临床症状。

须说明的一点：我们日常生活经常口头语说的"喉咙被卡"，虽然有些是呼吸道异物阻塞，但很多情况下却是食道异物梗阻，如经常发生的鱼刺、鸡骨的食道梗阻。

切记！食道异物梗阻不能按气道异物梗阻的排除方法进行施救。

一、气道异物梗阻的现场表现

1. 不完全梗阻

（1）有喷嚏、咳嗽现象。

（2）呼吸急促、困难。

（3）咳嗽困难。

（4）说话困难。
（5）用手指指着喉咙却说不出话来。
（6）手指抓紧喉咙。
2. 完全梗阻
（1）唇边变为紫蓝色。
（2）不能说话。
（3）不能呼吸。
（4）不能咳嗽。
（5）失去知觉。

二、气道异物梗阻的排除方法

1. 如果患者是 1 岁以上清醒者

（1）直接询问是否气道被哽，而不要问“怎么了”，因为此时患者可能说不出话。

（2）鼓励患者继续咳嗽，争取将异物咳出。

（3）如果患者出现严重症状（无声咳嗽、喘鸣）：

1）尝试拍打后背：施救者站在患者身体侧面，一手托住他的胸部，帮助他尽量弯腰头朝下，用力在他两块肩胛骨之间拍打 5 次（图 2－3－1）；儿童可让其俯卧在施救者的大腿上，取头低位（图 2－3－2）。

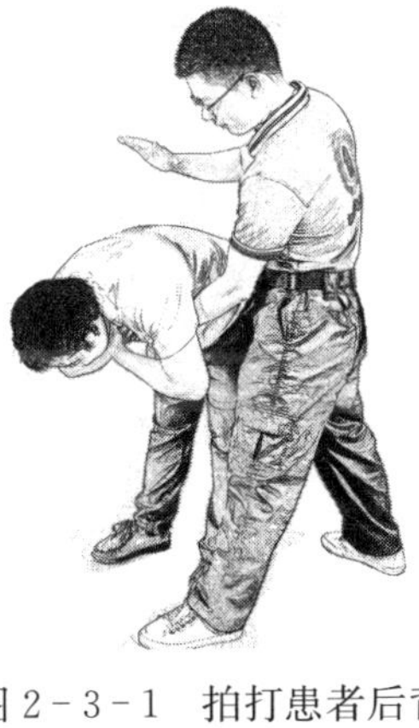

图 2－3－1　拍打患者后背

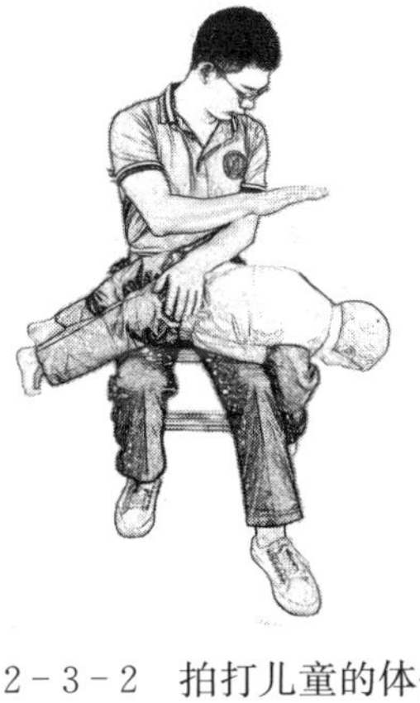

图 2－3－2　拍打儿童的体位

2）若无法清除阻塞物，立即施行腹部挤压法（又称海姆立克急救法）。

（4）腹部挤压法（海姆立克急救法）：

1）施救者站在患者身后，一条腿向前插进患者两腿之间，并让患者两腿分开，施救者另一条腿以后蹬的姿势站稳，这是防止患者突然昏倒时能坐在施救者的前腿上，而不会直接落倒在地（图 2－3－3）。

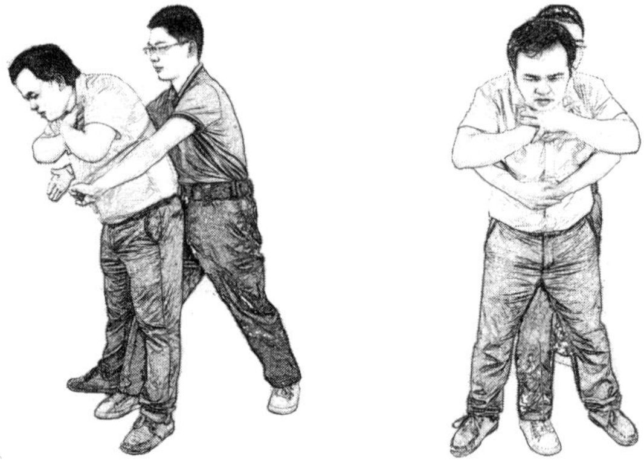

图 2－3－3　腹部挤压法

2）让患者身体弯腰前倾，施救者一手握拳并以虎口面放在患者肚脐与剑突之间的上腹部，拇指朝内上，另一手放在拳头上并紧握（图 2－3－4）。

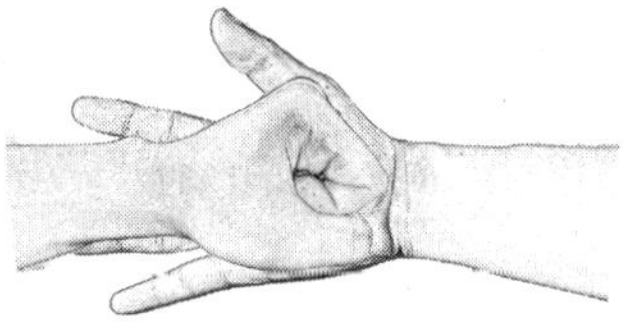

扫码看“气道异物梗塞排除术”示范视频

图 2－3－4　腹部挤压法的手势

3）施救者双手反复做快速向内、向上压迫的动作，直到患者将异物吐出或救护员接手，或患者丧失意识。

2. 如果患者是婴儿（1 岁以下）

（1）让婴儿俯卧，施救者用一前臂托住婴儿的胸部及腹部，用手稳握婴儿下巴，使其脸朝下（图 2－3－5）。

（2）施救者用另一手掌根连续拍击婴儿的肩胛骨中间 5 次（力度要比成人轻）。

（3）如果不成功，将婴儿翻转身，施救者用前臂托住婴儿的后背，在胸上（乳头连线以下一指处）施以 5 次（朝内朝上）的快速压胸（图 2－3－6）。

（4）重复拍背及压胸直至堵塞物清除或患儿丧失意识。

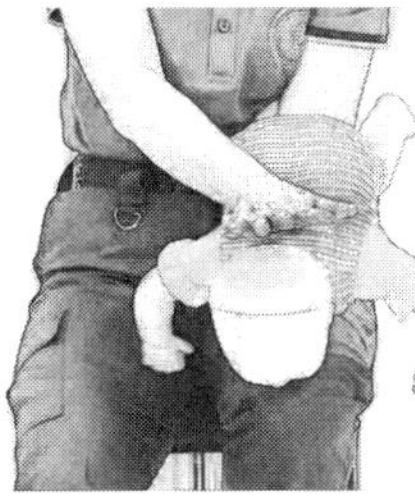

图 2-3-5　婴儿俯卧式

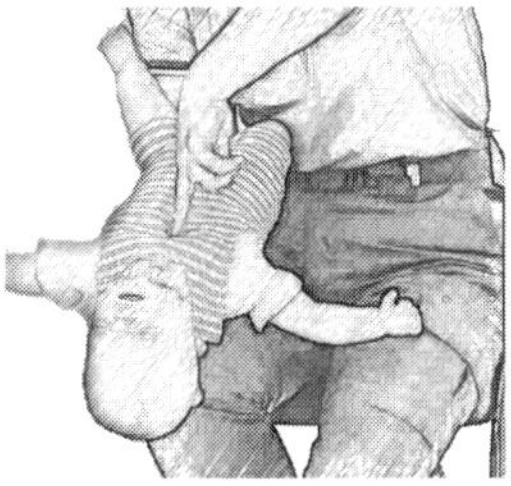

图 2-3-6　婴儿的快速压胸

扫码看“婴儿气道异物梗塞排除术”示范视频

3. 如患者很肥胖或是孕妇　施救者站在患者身后，将一拳头放在患者的胸骨下半部，用另一只手放在拳头上，施以快速向内挤压的压胸法（图 2-3-7）。

4. 如果患者丧失意识

（1）施救者小心慢慢地将患者平躺于地上。

（2）评估患者的呼吸、脉搏，如果患者无呼吸和脉搏立刻实施心肺复苏；若患者有呼吸和脉搏则立即采取下一步措施。

（3）检查口腔：施救者用一只手的拇指及示指提起患者下颌骨，另一只手的示指把明显的异物清除。

（4）然后骑跨在患者大腿上或在患者两边，双手两掌重叠置于患者脐上剑突（俗称心窝）下，用掌根向前、下方冲击反复推压（图 2-3-8），每 2 分钟评估一次，如果无呼吸和脉搏立刻实施心肺复苏。

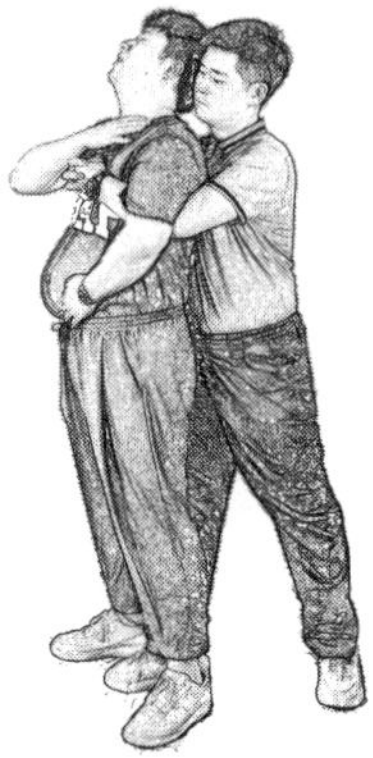

图 2-3-7　快速向内挤压的压胸法

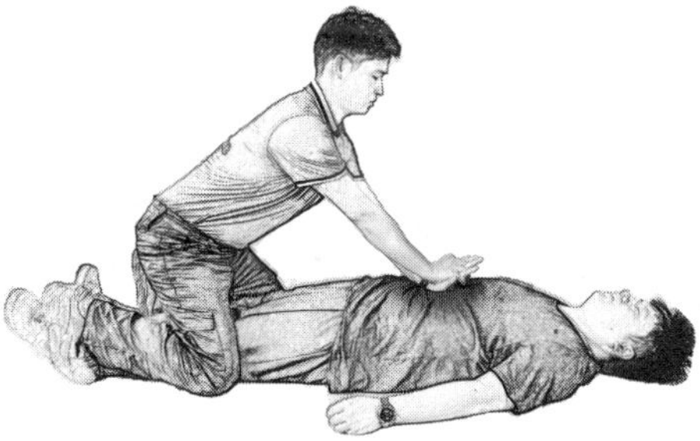

图 2-3-8　对意识丧失患者的反复推压

三、气道异物梗阻急救的注意事项

1. 尽快识别气道异物梗阻。

2. 实施腹部冲击时定位要准确，不要把手放在胸骨剑突上或肋缘下。
3. 腹部冲击要注意胃内容物反流导致误吸。
4. 切勿盲目地用手指去清除口腔异物。
5. 即使异物排出，也要去医院检查有无并发症。
6. 以上介绍的方法不能用于食道异物的现场紧急处理。
7. 以上介绍的方法也不能用于溺水患者的现场紧急处理。

参考文献

[1] 王海峰，覃洪斌，蒋亚萍. 心肺复苏的发展历程及最新进展 [J]. 临床医药文献杂志，2018，5（62）：176-178.

[2] 汪宏伟，沙鑫，张思森，等. 院前心肺复苏人工循环和通气方法的研究进展 [J]. 中华卫生应急电子杂志，2017，3（2）：113-116.

[3] 美国心脏协会. 基础生命支持 [M]. 杭州：浙江大学出版社，2016.

[4] 金辉，李宗浩. 气道异物梗阻的识别及急救——新世纪国际心肺复苏、心血管系统指导标准系列讲座之五 [J]. 中国基层医药，2001，8（5）：444-445.

[5] 张献怀，党伟. 气道异物的家庭急救 [N]. 中国中医药报，2009-06-29（010）.

[6] 汤成波，孙红雷. 拍法急救老年不完全气道异物梗阻体会 [J]. 中医药临床杂志，2014，26（12）：1299.

[7] 沈桂芳. 院外救治 65 例气道异物梗阻临床分析 [J]. 世界最新医学信息文摘，2018，18（95）：41-43.

[8] 吕传柱，周才旺. 气道异物梗塞的急救（气道异物梗塞与海默立克手法）[J]. 实用乡村医生杂志，2003，10（02）：25-27.

[9] 王仲. 气道异物施救，幼儿与成年人有别 [J]. 医师在线，2018，8（15）：32.

第三章　意外伤害的现场救护

第一节　意外伤害基本概念

意外伤害是指突然发生的事件对人体造成的损伤，包括物理、化学和生物因素，它属于广义的创伤范畴，其有四个要素：突发性、非本意性、外因所致和非疾病性。

当前，伤害已成为全球公共卫生领域研究的热点问题。据世界卫生组织统计，不论是发展中国家还是发达国家，伤害都稳居死因的前位。从卫生部和科技部于 2006 年在全国第三次居民死亡原因抽样调查连续到 2018 年《中国卫生健康统计年鉴》，每次显示损伤和中毒所致的伤害都是我国居民第五大死亡原因（图 3－1－1），对我国居民的健康构成很大威胁。

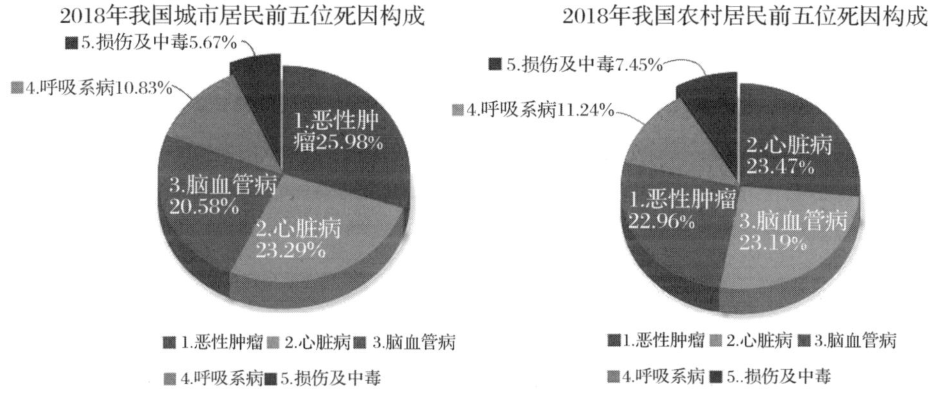

图 3－1－1　2018 年我国城乡居民前五位死因构成

意外伤害中有明显的性别与年龄特点，男性多于女性，好发年龄段绝大部分为 18～55 岁人群，占 85.8%。这与青壮年人群参加生产劳动多、社会活动频繁，且男性机会又多于女性的特点相符。对于儿童和青少年，伤害是危及他们健康的主要问题。

年龄方面：不同年龄组人群的伤害死因类型不同。窒息是 0～1 岁儿童意外伤害的主要原因；0～20 岁年龄组死因有 80%左右是意外伤害，比如溺水、车祸、跌落和中毒等；溺水是 0～14 岁年龄组的首位伤害死因；交通事故是 15～75 岁年龄组的首位伤害死因；跌落是 65 岁及以上年龄组的首位伤害死因。

在我国，意外伤害居儿童死亡原因的首位，给家庭和社会带来了一系列问题。而随着我国高等教育事业的发展，高校学生人数急剧增加，与此同时，学生人身伤害事故也呈上升趋势。与大学生有关的突发事件和意外伤害越来越多。

意外伤害救治失败的主要原因为失去宝贵的最初施救时间，由于搬运、救治不当等原因导致伤者残疾的事例屡见不鲜。公众若能够立即实施正确的、基本的现场救护的急救操作，争取宝贵的抢救时间，可以极大地降低伤者病死率和伤残率。为此，世界各国积极开展意外伤害现场救护和院前急救能力培训。

国际疾病分类已将意外伤害单列为一类。国际分类标准（ICD-10）将伤害分为交通伤、跌伤、烧烫伤、锐器伤、抨击伤、砸伤、挤压伤、爆炸伤、动物咬伤、触电、中毒、异物伤、环境因素引起的伤害及溺水等 14 类。本章将具体介绍溺水、触电、烧伤、中暑、狗猫鼠咬伤、毒蛇虫咬蜇伤、食物中毒和一氧化碳（CO）中毒的现场救护，其他与创伤相关的如交通伤、跌伤等在第六章“创伤现场救护”中介绍。

第二节　溺　水

溺水是常见的意外伤害，国际复苏联盟将溺水定义为一种于液态介质中而导致呼吸障碍的过程，其核心是气道入口形成一道液界面，它可阻止人进一步呼吸而致呼吸心脏骤停。溺水后可引起窒息缺氧，如合并心跳停止的称“溺死”，如心跳未停止的则称“近乎溺死”。

一、现场表现

溺死患者表现神志丧失、呼吸停止及大动脉搏动消失，处于临床死亡状态。溺水患者临床表现个体差异较大，与溺水持续时间长短、吸入水量多少、吸入水的性质及器官损害范围有关。

近乎溺死者可有头痛或视觉障碍、剧烈咳嗽、胸痛、呼吸困难、咳粉红色泡沫样痰。溺入海水者口渴感明显，最初数小时可有寒战、发热。

二、现场救护措施

关键的一句话：尽快救上岸，无呼吸心跳者立即心肺复苏。

1. 水中救护

（1）不会游泳者的自救：

1）落水后不要心慌意乱，一定要保持头脑清醒。对于淹溺者来说，发生淹溺后最重要的就是要镇静。根据美国红十字会的统计，70％的淹溺者是因惊慌失措所致。另有文献认为，发生淹溺后只要不乱了方寸，90％的人都有生还的希望。有一定自救知识同时冷静的人即使不会游泳，也在一定的时间内不容易被淹死。

2）及时甩掉鞋子和口袋里的重物，但不要脱掉衣服，因为它会产生一定的浮力，对你有很大帮助。

3）采取头顶向后，口向上方，将口鼻露出水面，此时就能进行呼吸（图 3－2－1）。

4）呼气要浅，吸气宜深，尽可能使身体浮于水面，以等待他人抢救。

5）切记：千万不能将手上举或拼命挣扎，因为这样反而容易使人下沉。

（2）会游泳者的自救：会游泳者多是因为抽筋和呛水所致危险。

1）抽筋的自救：①一般是因小腿腓肠肌痉挛而致溺水，应平心静气，及时呼人援救。②自己将身体抱成一团，浮上水面。③深吸一口气，把脸浸入水中，将痉挛（抽筋）下肢的拇趾用力向前上方拉，使拇趾跷起来，持续用力（图 3－2－2），直到剧痛消失，抽筋自然也就停止。④一次发作之后，同一部位可以再次抽筋，所以对疼痛处要充分按摩和慢慢向岸上游去，上岸后最好再按摩和热敷患处。⑤如果手腕肌肉抽筋，自己可将手指上下屈伸，并采取仰面位，以两足游泳。

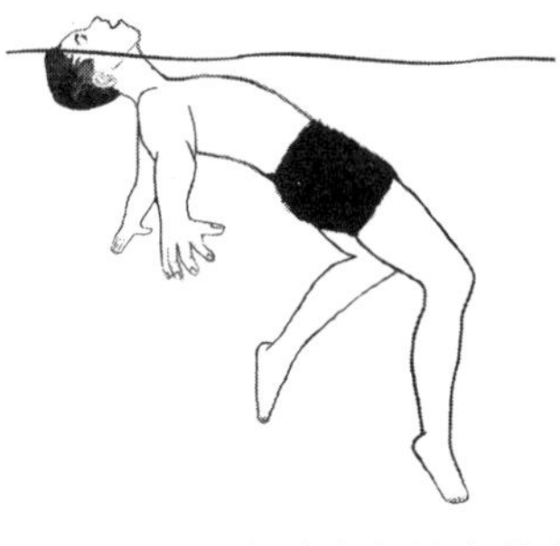

图 3－2－1　不会游泳者的自救姿势

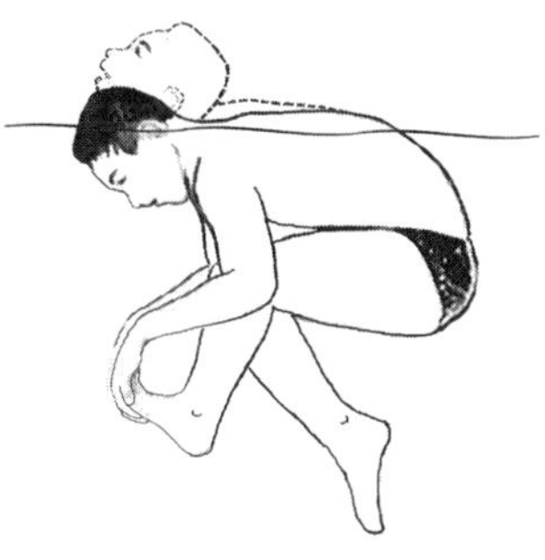

图 3－2－2　会游泳者的自救

2）呛水的自救：①发生呛水时采用踩水姿势保持口鼻处于水平面之上，以避免在呛咳时再次吸入水分。②克制咳嗽，先在水面上闭气静卧片刻，再把头抬出水面咳嗽，待气管内的水分被排出，连续做几次深呼吸。③切不可心慌意乱，控制不住自己身体平衡，而致接二连三地呛水，引起喉头痉挛，造成淹溺而危及生命。

（3）互救：

1）救护者应镇静，尽可能脱去衣裤，尤其要脱去鞋靴，迅速游到溺水者附近。

2）对筋疲力尽的溺水者，救护者可从头部接近。

3）对神志清醒的溺水者，救护者应从背后接近，用一只手从背后托起溺水者的头颈，另一只手抓住溺水者的手臂游向岸边。

4）如救护者游泳技术不熟练，则必须携带救生圈、木板或用小船进行救护，或在岸上投下绳索、竹竿等，使溺水者握住再拖带上岸。

5）救援时要注意，防止被溺水者紧抱缠身而双双发生危险。如被抱住，不要相互拖拉，应放手自沉，使溺水者手松开，再进行救护。

2. 岸上第一目击者现场急救

（1）在发现溺水者后立即拨打 120 或附近医院急诊电话请求医疗急救。

（2）第一目击者或急救医务人员到达现场后，首先将溺水者救上岸。

（3）首先判断溺水者的意识状态。意识清醒，有咳嗽和呼吸困难，可以帮助、鼓励其咳嗽，或拍打其背部促使气道液体排出（见第二章第三节）。

（4）若溺水者意识丧失，但胸腹部仍有起伏，说明有呼吸心跳，这时采取侧卧位，保持气道通畅，同时立即清除溺水者口鼻淤泥、杂草、呕吐物等，并打开气道，也有利于气道中污物的流出并迅速清除。

（5）若溺水者意识丧失，胸腹部没有起伏，但能触摸到大动脉（一般是摸颈动脉）的搏动，立即人工呼吸，每 6 秒一次（婴儿和儿童每 2～3 秒一次），一旦脉搏停止，立即心肺复苏。

（6）若发现意识丧失、呼吸和脉搏停止，立即现场心肺复苏，并尽快搬上急救车，迅速向附近医院转送并持续进行心肺复苏抢救。要注意的是：溺水的心肺复苏有其专门的要求。

1）对溺水者的心肺复苏操作流程不是通常的 C-A-B，而是 A-B-C，即开放气道—人工呼吸—胸外按压。

2）由于淹溺患者的核心病理是缺氧，尽早开放气道和人工呼吸优先于胸外按压，部分患者仅靠单纯通气便恢复了自主呼吸和循环。

3）首次人工呼吸，给予 2～5 次人工通气。

4）由于大多数淹溺者是在持续缺氧后导致心脏骤停的，因此实施单纯胸外按压的心肺复苏（只按压不通气）并不能达到复苏目的，应予以避免。

（7）传统的救护中强调控水处理（倒水）的重要性，要求尽快进行，将患者放在救护者屈膝的大腿上，头部向下，随即按压背部，迫使吸入呼吸道和胃内的水流出，以及其他类似方法。但目前的专业指南和专家共识已不主张这样，因为：

1）如果患者呼吸心跳停止，控水会违背了尽快开始心肺复苏的核心原则。

2）大多数溺水者吸入的水分并不多，且多进到肺部被很快吸收到肺脏组织中。

3）有些患者由于发生了喉痉挛或呼吸暂停，对于已脱离水体环境的溺水者，水体并不是阻碍呼吸道的严重因素。

4）控水可能将溺水者吞到胃中的水挤出，并可能呛入气道，造成异物窒息，加重病情。

3. 溺水现场救护的重要注意事项

（1）非专业救护人员尽量不要下水实施营救。

（2）如果不得不下水营救，应借助于专用的浮力救援设备或船接近淹溺者。

（3）两人一同下水施救比单人施救更安全。

（4）要尽量避免采用多人手拉手下水救援，这是一种危险方法，因为人手的握力有限，常因脱手导致多个施救者溺水。

（5）切勿跳水时将头扎进水里去救人，因为这样一来施救者可能失去与淹溺者保持视觉接触，并且有可能增加脊柱损伤的风险。

（6）一旦将患者救上岸，应在不影响心肺复苏的前提下，尽可能去除湿衣服，擦干身体，防止患者出现体温过低。

（7）一旦将患者从水中救出，除非有明显的不可逆死亡证据（尸僵、腐烂、断头、尸斑等），均应立即复苏，同时尽快转送到急诊室进一步治疗。

第三节　触　电

触电又称电击伤，是一定量的电流通过人体引起的机体损伤和功能障碍。电流能量转化为热量还可造成电烧伤。雷击及闪电是一瞬间的超高压直流电。

一、现场表现

电击伤的现场表现分为全身表现和局部表现。

1. 全身表现

（1）触电后轻者可仅出现痛性肌肉收缩、惊恐、面色苍白、头痛、头昏、心悸等。

（2）重者可导致意识丧失、休克、心脏呼吸骤停。

（3）需要特别重视多重损伤的可能性，包括强制性肌肉损伤、内脏器官损伤和体内外烧伤。幸存者可能有心脏和神经后遗症。

2. 局部表现

（1）高压电击的严重烧伤常见于电流进出部位，皮肤入口灼伤比出口处严重，烧伤部位组织焦化或炭化。进口与出口可能不止一个。

（2）触电的肢体因屈肌收缩关节而处于屈曲位，在肘关节、腋窝部、腘窝部及腹股沟部，其相互接触的近端关节皮肤可因电流经过产生间断性创面。

（3）电击创面的最突出特点为皮肤的创面很小，而皮肤下的深度组织损伤却很广泛。

（4）胸壁的电击伤可深达肋骨及肋间肌并导致气胸。

（5）腹壁损伤可导致内脏坏死或空腔脏器穿孔、坏死。

（6）常因肌肉水肿和坏死，使肌肉筋膜下组织压力增加，出现神经、血管受压体征，脉搏减弱，触觉及痛觉消失，发生间隙综合征。

（7）肢体严重损伤可表现为肢体水肿，触之紧张发硬，被动伸展手指或足部时疼痛，肢体固定收缩，扪触不到搏动，远端发绀，毛细血管再充盈极差。

（8）患者所带指环、手表、项链或腰带处可以有较深的烧伤。

（9）大约半数电击者有单侧或双侧鼓膜破裂，视力障碍，单侧或双侧白内障。

二、现场救护措施

1. 紧急措施　关键的一句话：尽快脱离电源，无呼吸心跳者立即心肺复苏。

（1）脱离电源：发现触电者，立即关掉电闸或电源开关，拔掉插头，使触电者远离电源。如果现场无电闸和开关时，可用木棍、竹竿、扁担、塑料或橡胶等绝缘制品挑开与患者接触的电源线。如患者仍在漏电的机器上时，应该赶快用干燥的绝缘棉被等将患者推拉开。未切断电源之前，切不可用自己的手直接推拉触电者，谨防自己触电。

（2）立即拨打 120 电话。

（3）对有较大烧伤创面患者应注意创面保护。可用无菌水或干净水冲洗后，再用消毒纱布或干净布类包扎。

（4）如有出血者要压迫止血包扎，而有骨折者，应先止血、包扎，然后用木板、竹竿、木棍等物品将骨折肢体临时固定。

（5）有休克早期表现者可适量饮用糖盐水、加少量盐的果汁水。

（6）心肺复苏：意识丧失、心脏呼吸骤停应迅速进行心肺复苏（详见第二章）。

2. 条件具备时最佳措施（包含条件不具备时慎用的措施）

（1）AED 除颤：触电致心跳停止时绝大部分情况下有室颤，电击除颤对触电急救的成活率将会大幅度地提高。

（2）用装有冰屑的塑料袋呈帽状包绕在患者头部，露出眼睛，使脑部温度降低，争取患者心、肺、脑得以复苏。

（3）昏迷患者可针刺或指压人中和十宣穴，但对于心跳呼吸骤停的患者无效。

（4）补充液体：对电烧伤的患者早期补液量应多于一般烧伤。为此，在多补充液体的同时，应补充碳酸氢钠以碱化尿液，还可用甘露醇利尿，尿量应多于一般烧伤的标准。

（5）抗生素的使用越早越好。即使延迟，也应在伤后 3 小时内使用抗生素。使用抗生素的延迟越久，伤后感染的发生率越高。应使用广谱抗生素（如头孢菌素类）。非专业人员通过口服给药。

（6）对休克者，边转送边抗休克处理（详见第四章第四节）。

（7）应特别警惕厌氧菌感染，局部应暴露，过氧化氢溶液冲洗、湿敷。

（8）注射破伤风抗毒素是绝对指征。

3. 适得其反或要命的“措施”（注意事项和禁忌证）

（1）禁止采用猛烈摇晃、大声呼唤或架着触电者跑步等“土”办法刺激触电者的举措。因为人体触电后，心脏会发生颤动、脉搏微弱，这样会使患者因心力衰竭而死亡。

（2）局部创面和合并伤的处理：除三度烧伤烧焦创面可以涂碘酊外，一般创面禁忌涂用有色素的药物，可用清洁敷料或衣服包裹，对并发症作相应处理。

（3）不主张局部应用抗生素。

（4）保持呼吸道通畅，必要时边转送边进行心肺复苏。

（5）休克者转运途中禁止喝白开水。

三、发病机制

人体作为导电体，在接触电流时，即成为电路中的一部分。电击伤损伤程度与电流强度、电流种类、电压高低、通电时间、人体电阻、电流途径有关。其中与电压高低的关系更大。

身体各组织单独对电流的阻力按自小而大顺序排列为血管、神经、肌肉、皮肤、脂肪、肌腱、骨组织。电流在体内一般沿电阻小的组织前行，引起损伤。电流通过心脏易导致心脏骤停，通过脑干使中枢神经麻痹、呼吸暂停。

电压 40 V 即有组织损伤的危险，220 V 可引起心室纤维颤动（简称室颤），1000 V 可使呼吸中枢麻痹。10～20 mA（毫安培）已能使肌肉收缩，50～60 mA 能引起室颤。交流电能使肌肉持续抽搐，能被电源“牵住”，使触电者不能挣脱电源。因此交流电的危害比直流电更大。

日常生活常用的低频交流电的危害比高频交流电的大，尤其每秒频率在 50～60 Hz（赫兹）时，频率很接近人体心脏的跳动频率，它的频率一旦和人体心脏跳动的频率同步时，可以在一瞬间致使人体心脏骤然停止跳动，诱发室颤。如果抢救不及时可以造成死亡。

高频电压的频率高到一定程度时，对人体心脏及器官的影响就很小了。当然高频电压高到一定程度，并能提供强大的电流时，可对人体造成严重灼伤。

不同组织在不同条件下的电阻亦不一样。干燥皮肤的电阻可达 5 万～100 万 Ω（欧姆），湿润皮肤的电阻降至 1000～5000 Ω，破损皮肤的电阻仅 300～500 Ω。各组织的电阻由小至大依次为血管、淋巴管；肌腱、肌肉、神经；脂肪、皮肤；骨骼、手掌、足跟、头皮等致密组织。组织电阻越大，电流通过越小。

电流在体内一般沿电阻小的组织前行。电流通过重要器官，可导致严重的后果，通过脑干引起呼吸停止；通过心脏引起室颤和停搏。通电时间长短与损伤程度相关，通电＜25 毫秒，一般不至于造成电击伤。

电流能量可以转变为热量，使局部组织温度升高，引起灼伤。人体肌肉、脂肪和肌腱等深部软组织的电阻较皮肤和骨骼为小，极易被电热灼伤，还可引起小营养血管损伤、血栓形成，引起组织缺血、局部水肿，加重血管压迫，使远端组织严重缺血、坏死。高压电可使局部组织温度高达 2000 ℃～4000 ℃。闪电为一种直流电，电压为 3 万～200 万伏，电流为 2000～3000 A。因此，闪电瞬间温度极高，能迅速将组织烧成“炭化”。

第四节　烧烫伤

烧烫伤是日常生活、工农业生产和战争常见的损伤，它包括高温（火焰、沸水、蒸汽、热油、灼热金属）、化学物质（强酸、强碱）、电流（高压电）及放射线（X 射线、γ 射线）等引起的机体组织灼伤。

一、现场表现

烧烫伤的伤情主要从两个方面判断：一是烧烫伤的深度；二是烧烫伤的面积。

1. 烧烫伤深度的评估　烧烫伤的深度目前普遍按三度四分法将烧烫伤程度共分为四级。

（1）Ⅰ度（表皮烧烫伤）：表现皮肤发红，具有刺痛感。

（2）浅Ⅱ度（浅层表皮烧烫伤）：表现红肿明显，疼痛剧烈，可形成大水疱，基底红润。

（3）深Ⅱ度（深层表皮烧烫伤）：表现痛觉较迟钝，亦有水疱形成，基底红白相间。

（4）Ⅲ度（皮下组织烧烫伤）：表现皮肤所有层面的烧伤。创面苍白、焦黄甚至炭化，痛觉消失，常见树枝状栓塞血管网，皮肤麻痹。

2. 烧烫伤面积的评估　计算烧伤面积以烧伤区占体表面积的百分比表示，专业的方法很多，如中国九分法等。最容易的方法：患者手掌评估，合并的手掌相当于1%身体面积（图3-4-1），以它为单位衡量烧伤面积。

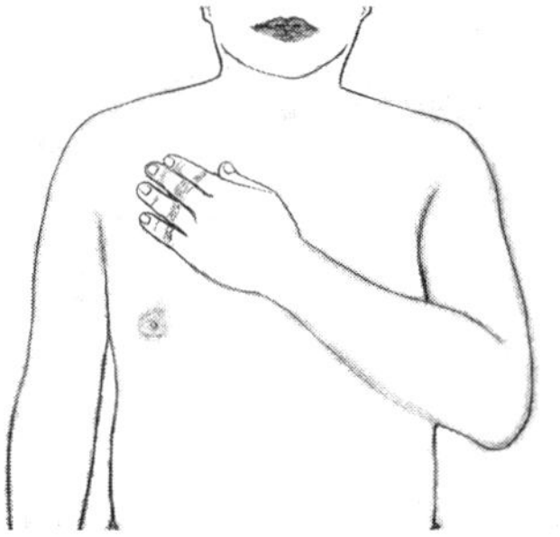

图3-4-1　烧烫伤面积的手掌评估法

3. 烧烫伤严重程度的评估

（1）轻度：总面积9%以下的Ⅱ度烧伤。

（2）中度：总面积在10%～29%或Ⅲ度烧伤面积10%以下。

（3）重度：总面积在30%～49%或Ⅲ度烧伤面积在10%～19%；或烧伤面积不足30%，但有下列情况之一者：①全身情况严重或有休克。②复合伤（严重创伤、冲击伤、放射伤、化学中毒等）。③中、重度呼吸道烧伤（呼吸道烧伤波及喉以下者）。

（4）特重度：总面积50%以上或Ⅲ度烧伤面积达20%以上者；或已有严重并发症。

4. 特殊的烧烫伤

(1) 吸入性损伤（呼吸道烧伤）：是较危重的部位烧伤。多发生在相对密闭燃烧的现场或在火场中奔跑呼叫而发生。患者面颈和前胸烧伤，特别口、鼻周围深度烧伤。鼻毛烧焦，口唇肿胀，口咽部红肿有水疱或黏膜发白。刺激性咳嗽，痰中有炭屑。声嘶、吞咽困难或疼痛。重者有呼吸困难和/或肺部可闻及哮鸣音。

(2) 化学烧伤：是由强酸、强碱、磷和氢氟酸等化学物质所引起的烧伤。在我们日常工作及生活中，能引起人体损害的化学物质有 25000 多种。随着现代化工业、电子等行业的迅猛发展，化学烧伤发病形势不容乐观。

常见的强酸：硫酸、盐酸、硝酸、碳酸。强酸烧伤后皮肤蛋白凝固坏死，组织脱水；无水疱，皮革样成痂，不向深部侵蚀；如硫酸灼伤后皮肤先呈黄色，后转为棕褐色或黑色痂皮；硝酸灼伤后皮肤呈黄褐色；盐酸灼伤后皮肤先呈黄蓝色，后转为灰棕色等。

常见的强碱：氢氧化钠（苛性钠）、石灰等。强碱烧伤使组织蛋白发生溶解，强碱可进一步渗透深入组织。碱烧伤组织脱水，皂化脂肪组织，碱离子能向深处穿透。疼痛较剧，因此强碱对皮肤组织的损害力比强酸更重。

磷烧伤特点：与空气接触可自燃，产物有脱水作用，吸收后能引起肝、肾、心、肺损害，导致全身中毒。

(3) 电烧伤：损害机制对伤情的决定因素包括接触时间、电流强度、电流性质、电流径路等。电烧伤特点如下。

1) 不同组织的局部损害程度不同。

2) 临床表现全身性损害：恶心、心悸、头晕、意识障碍，昏迷，呼吸、心脏骤停。

3) 局部损害：入口和出口；损伤范围外小内大；渗出较一般烧伤重；经常出现进行性坏死。

5. 烧烫伤的全身表现

(1) 轻度烧伤：面积较小，一般无全身表现，仅有受伤局部剧烈疼痛。

(2) 重度烧伤：面积大，创面有大量体液渗出；患者烦躁不安，口渴喜饮，呼吸短促，尿少或恶心呕吐。

(3) 更严重者出现面色苍白，身疲肢冷，淡漠嗜睡，呼吸气微，体温不升，血压下降等休克的表现。

二、现场救护措施

关键的一句话：没有什么急救措施能超过立即用冷水降温的价值！注意：切忌不经降温，急急忙忙地将患者送往医院。

1. 紧急措施

（1）烧烫伤的通用紧急措施：

1）迅速离开密闭和通风不良现场，避免发生吸入性损伤和窒息。迅速卧倒后，慢慢在地上滚动，压灭火焰；用身边不易燃的材料，最好是阻燃材料，迅速覆盖着火处，使之与空气隔绝。

2）尽快脱去着火或沸液浸渍的衣服，特别是化纤衣服，以免热力继续作用使创面加深加大。用水将火浇灭，或跳入附近水池或河沟内。

冷水降温的冷疗应在烧烫伤后 30 分钟内进行，立刻冷疗效果最好，持续时间应在 30 分钟以上或至痛感消失，最多不超过 1 小时为佳。冷疗水温以患者能耐受为宜，一般为 5 ℃～20 ℃，8 ℃～10 ℃最适宜。但切不可拘泥于这个温度而迟疑，应尽早使用冷疗。

烧烫伤急救的时候，谨记“冲、脱、泡、包、送”五字要诀。①冲：用冷水冲洗烧伤创面。热力烧伤后及时冷疗能防止热力继续作用于创面使其加深，并可减轻疼痛、减少水肿。②脱：边冲边用轻柔的动作脱掉烧伤者的外衣，如果衣服黏住皮肉，不能强扯，可以用剪刀剪开。③泡：用冷水浸泡创面。④包：用干净的布单、衣物包扎伤处。⑤送：尽快送到具有救治烧伤经验的医院治疗。

3）所有超过 1%的烧烫伤都应该送医。成人烧烫伤 15%～20%，小孩与老人 10%～15%烧烫伤，就会危及生命，此时一定要尽快送医。

（2）特殊烧烫伤的紧急措施：

1）吸入性损伤（呼吸道烧伤）：清除口鼻分泌物和碳粒，保持呼吸道通畅，有条件者给予导管吸氧。

2）电击烧伤：电击烧伤最大的危险是体内烧伤，当发现有人触电时，请立即按以下步骤进行处理。①先将电源切断，或用绝缘体将电源移开，如干木棒、树枝、扫帚柄等。②在浴室或潮湿的地方，救护人要穿绝缘胶鞋、戴胶皮手套或站在干燥木板上以保护自身安全。③如患者无心跳、呼吸，拨打 120 呼叫救护车，并立即施行心肺复苏术，不要轻易放弃，一直坚持到医护人员到来。④局部烧伤患者应马上降温，然后就地取材进行创面的简易包扎，再送医院救治。

3）化学烧伤：①化学烧伤的现场紧急措施除了按通用紧急措施外，所有化学烧伤时均强调立即移离现场，迅速脱去被化学物玷污的衣裤、鞋袜等。②化学烧伤的严重程度除与化学物质的性质和浓度有关外，多与接触时间有关。因此均应大量清水冲洗至少 30 分钟以上，可起到冲淡化学物质和冷疗的作用，冲洗得越早、越干净、越彻底越好，哪怕残留一点也会使烧伤越来越重。不要顾虑患者冲洗时加重疼痛，要鼓励患者忍耐着冲洗下去，直到冲洗干净为止。③被生石灰烧伤不能马上用水冲，而是先用干净的布条擦干，再用大量冷水反复冲洗。④被黄磷烧伤时应用大量水冲洗、浸泡或用多层湿布覆盖创面，并仔细清除创面上的磷颗粒，避免与空气接触。⑤如果一旦发生酸碱化学性眼损伤，酸碱一旦溅入眼睛，其腐蚀速度极快，尤其是氨水、生石灰等，往往在几分钟内即可渗透到眼睛深部，引起严重后果，必须争分夺秒，立即用自来水冲洗，如果没有自来水，可以用牛奶、饮料等任何可用的液体冲洗，切不可因为清水来源而延误冲洗时机，注意水压不能高，还要避免水流直射眼球和用手揉搓眼睛。冲洗时要睁眼，眼球要不断地转动，持续30分钟以上，也可将整个脸部浸入水盆中，用手把上下眼皮扒开，暴露角膜和结膜，头部在水中左右晃动，使眼睛里的化学物质残留被水冲掉。

2. 条件具备下最佳措施（包含条件不具备时慎用的措施）

（1）有条件的可用略温的水冲洗，以防患者休克。

（2）小面积的烧伤在以上处理后可涂抹专用的烧伤软膏，不要给创面涂抹牙膏、酱油等。

（3）如果烫伤面积较大且深，即深Ⅱ度、Ⅲ度烫伤，应在创面经凉水冲洗后，用干净的床单或敷料包裹保护创面，送往医院救治。应用抗生素，对大面积烧伤患者应尽早口服或注射广谱抗生素。

（4）补液治疗：由于急救现场多不具备输液条件，患者一般可口服适当糖盐水或果汁水加少量盐等饮料。

（5）化学烧伤有条件时边冲洗边用pH试纸不断测定创面的酸碱度，一直冲洗到中性。强酸或强碱等灼伤在大量清水冲洗后，按酸、碱两类不同物质作如下处理：酸类灼伤用饱和的碳酸氢钠溶液冲洗；碱类灼伤用醋酸溶液冲洗或撒以硼酸粉。

（6）磷烧伤后创面用大量清水冲洗或浸泡于水中。可用1%硫酸铜清洗，形成黑色磷化铜，便于清除，最后再用清水冲洗（大面积磷烧伤时，不宜用1%硫酸铜清洗）。忌用油质敷料，适宜用3%～5%碳酸氢钠湿敷包扎。

3. 适得其反或要命的“措施”（注意事项和禁忌证）

（1）在火焰烧伤中患者不要奔跑呼喊和以手灭火，也不能在油燃烧时用水灭火等。

（2）切忌不经冷水降温，急急忙忙地将患者送往医院。

（3）4 ℃以下的冷疗不可取，不要用冰块降温。4 ℃以下的冷疗反而会损伤组织，如时间长久可造成冻伤等。

（4）烧烫伤患者容易有口渴症状，如果这时随意给患者喝白开水或饮料，这可能导致水中毒或急性胃扩张，引发脑水肿和肺水肿等并发症。

（5）烧烫伤后往往皮肤立即起水疱并明显感觉到疼痛，可用消毒后的针把水疱挑破，把其中的水引流出来。不可将水疱皮撕去，以防细菌侵入而发生感染。

（6）创面不要涂抹牙膏和酱油以免影响医师对烧伤严重程度的判断，增加烧烫伤处感染的机会。

（7）化学烧伤清水冲洗时一定要流动、大量。如水量不大，则有可能因硫酸与水接触后放热而加重烧伤；生石灰（氧化钙）与水生成氢氧化钙时也会放出高热加重损伤。

（8）化学烧伤不可因等待获取中和剂而耽误冲洗时间。中和反应可产生热量，并加深创面。

9. 经现场救护的患者要转送到医院，烧伤面积≤29%的患者休克发生率低，与入院时间无明显关系，可根据当地条件随时转运。烧伤面积30%～49%伤后8小时内、面积50%～69%伤后4小时内、面积70%～100%伤后1～2小时不能送到全面治疗医院时，应在致伤地附近医院积极行抗休克处理，待休克得到控制后再行转运。

第五节 中 暑

中暑是由于高温环境或烈日暴晒，引起人的体温调节中枢功能障碍、汗腺功能衰竭和水、电解质丢失过多，从而导致代谢失常而引起的中枢神经系统和循环系统障碍为主要表现的急性疾病。随着全球气温变暖，中暑的发病率逐年升高。中暑多见于高温湿热的夏季或高温作业环境，重症中暑致死或致残的事件屡见不鲜。因此，一旦出现中暑症状应该立刻进行有效的救治，避免悲剧的发生。

另外，还有些中暑是“捂”出来的，如一些产妇及婴幼儿的中暑就是因为保暖过度造成的；婴幼儿体温调节功能尚不健全，不能及时有效降温，故容易发生中暑。

一、现场表现

导致中暑的主要客观原因是“三高”，即：高温度（＞32 ℃）、高湿度（＞60%）、高度通风不良。

以往医学上根据临床表现的轻重将中暑分为先兆中暑、轻症中暑和重症中暑。但2019年出版了最新专家共识、职业性中暑的诊断标准，对中暑有了新的诊断和分类。原标准中先兆中暑和轻症中暑两者在临床表现上很难区分。而轻症中暑的临床表现在热衰竭中都可能出现，甚至是主要表现。轻症中暑和热衰竭的描述不清晰，易造成误解和混淆。热痉挛和热衰竭部分患者临床症状较轻，无器官功能损害，诊断为重症中暑，易带来困惑。故新的共识和标准删除了中暑的分级，删除了轻症中暑。根据患者临床表现直接诊断为热痉挛、热衰竭、热射病。

1. 中暑先兆　在高温作业环境下工作一定时间后，出现头晕、头痛、乏力、口渴、多汗、心悸、注意力不集中、动作不协调等症状，体温正常或略有升高但低于 38 ℃，可伴有面色潮红、皮肤灼热等，短时间休息后症状即可消失。

2. 热痉挛　在高温作业环境下从事体力劳动或体力活动，大量出汗后出现短暂、间歇发作的肌痉挛，伴有收缩痛。多见于四肢肌肉、咀嚼肌及腹肌，尤以腓肠肌为著，呈对称性；体温一般正常。

3. 热衰竭　在高温作业环境下从事体力劳动或体力活动，出现以血容量不足为特征的一组临床综合征。表现为多汗、皮肤湿冷、面色苍白、恶心、头晕、心率明显增加、低血压、少尿，体温常升高但不超过 40 ℃，可伴有眩晕、晕厥，部分患者早期仅出现体温升高。

4. 热射病（包括日射病）　在高温作业环境下从事体力劳动或体力活动，出现以体温明显增高及意识障碍为主的临床表现。表现为皮肤干热、无汗，体温高达 40 ℃及以上，谵妄、昏迷等；可伴有全身性癫痫样发作。

二、现场救护措施

中暑的病死率与高温的持续时间相关，如治疗不及时，病死率可高达 80%；但如果能及时诊断并迅速采取降温措施，则病死率能降至 10%。因此，对中暑的现场救治尤为重要。

1. 紧急措施　关键的一句话：尽快脱离高温环境，降温通风散湿热，补盐补水补休息。

中暑的患者，特别是热射病患者现场救护中快速、有效、持续降温是最重要的。鉴于热射病病情重、进展快的特点，在现场早期处置中推荐“边降温边转运”原则，当降温与转运存在冲突时，应遵循“降温第一，转运第二”的原则。

（1）转移患者通风散热：迅速脱离高温环境，将患者移至通风阴凉处，就地平卧，抬高头部，尽快除去患者全身衣物以利散热。有条件的可将患者转移至有空调的房间，建议室温调至 20 ℃～25 ℃，但避免空调直吹。

（2）物理降温：快速有效的降温是救护中暑的首要措施，特别是重症患者，体温在 30 分钟内迅速降至 39 ℃以下，2 小时内降至 38.5 ℃以下，降至 38.5 ℃时即停止降温措施或降低降温强度，维持体温在 37 ℃～38.5 ℃，以免体温过低。若体温再次升高，应重新启动降温措施。具体要因地制宜：

1）用凉水喷洒或向皮肤喷洒水雾，同时配合持续扇风可以实现有效降温。若条件有限，也可用薄纱布尽可能多地覆盖患者皮肤（患者侧卧以避免误吸），或用冷水毛巾敷头部，或冰袋置于患者头部、腋部、大腿根部等处，帮助身体散热以降低体温，间断地向纱布喷洒室温水，保持皮肤温度在 30 ℃～33 ℃，同时持续扇风；抑或用湿毛巾擦拭全身，或用稀释的乙醇（酒精）擦拭全身，并持续扇风。

2）冷水浸泡：利用传导降温的原理，用大型容器（如浴桶、油布、水池）将患者颈部以下浸泡在冷水（2 ℃～20 ℃）中，若无冷水条件时可用室温水（如 26 ℃）浸泡。特别应注意确保患者头部不会进入水下，并保护呼吸道，防止误吸和溺水的风险。

（3）保持气道通畅：应将昏迷患者头偏向一侧，保持其呼吸道通畅，及时清除气道内分泌物，防止呕吐物误吸。对于意识不清的患者，禁止喂水。如已发生呕吐，应尽快清理口腔分泌物。

（4）使用药物：口服或外用解暑药物，如十滴水、人丹、清凉油和风油精等。

（5）按摩穴位：若患者昏迷不醒，施救者可用大拇指按压患者的人中、内关、合谷、涌泉、百会等穴位（图 3－5－1）。

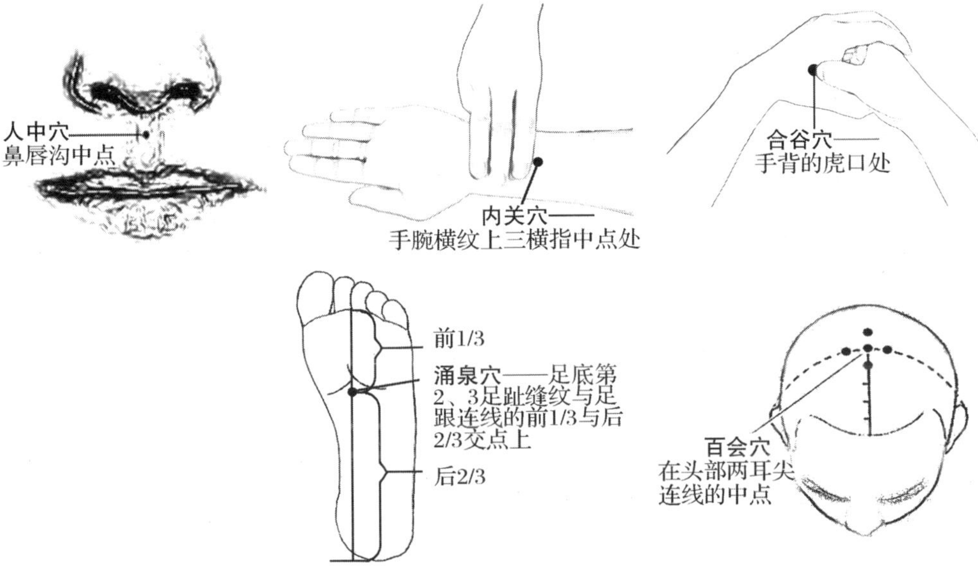

图 3－5－1　救治中暑昏迷者的按摩穴位

（6）补充体液：温开水、茶水、淡盐水以及凉茶、鲜果汁、绿豆汤（其中加少量的盐，食盐含量约 1%）。

（7）送医院：一旦出现高热、昏迷、抽搐等症状，让患者侧卧，头向后仰，保持呼吸道通畅，同时立即拨打 120，送医院紧急救治。特别是对于疑似热射病的患者，在现场处理后应尽快组织转运，就近送至有救治经验的医院，在转送中要做到有效持续的降温。并密切监测体温，0.5～1 小时测量 1 次，同时注意意识、呼吸、心率。

（8）出现心脏骤停者要立即做心肺复苏。

2. 条件具备下最佳措施（包含条件不具备时慎用的措施）

（1）快速测量体温：快速准确地测量体温是实现有效降温治疗的前提，最好是使用直肠温度来反映核心温度，如果现场不具备测量核心温度（直肠温度）的条件，也可测量体表温度（腋温或耳温）以做参考。需注意的是，如果腋温或耳温不高，不能排除热射病，应 10 分钟测量一次体温或持续监测体温。

（2）冰敷降温：利用传导降温的原理，让患者头戴冰帽或头枕冰枕；或将纱布包裹好的冰袋置于颈部、腹股沟（注意保护阴囊）、腋下等血管较丰富、散热较快的部位进行降温。应注意每次放置不多于 30 分钟。冰敷时需注意观察局部皮肤色泽变化，以免冻伤。由于这些方法会导致皮肤血管收缩，建议冰敷的同时对皮肤进行有力的按摩。实际上冰敷降温的效果并不理想，降温速率在 0.034 ℃/分钟左右。

（3）用 30%～40%的乙醇用力擦拭全身皮肤。一般 15～20 分钟，以清洁皮肤、扩张血管、加快散热。对青壮年能耐受者也可冰水浴，将患者浸入冰水（4 ℃），密切观察体温、脉搏的变化，10～15 分钟测量 1 次。

（4）体内降温：用 4 ℃～10 ℃ 0.9%氯化钠注射液（生理盐水）胃管灌洗或直肠灌洗，灌肠时注意灌入速度不宜过快。快速静脉输注 4 ℃的冷盐水也可实现有效降温，同时应注意监测体温，使其不低于 38.5 ℃。若现场无冷盐水可供，使用室温生理盐水亦有助于降温。

（5）重症中暑时，直肠温度持续＞42 ℃，用冷盐水灌肠通过肠黏膜快速吸收进入血液循环，可吸收大量热量，从而将体内的热传导至冷盐水，使体温下降。

（6）在全身大动脉搏动处及背部、胸腹部采取刮痧治疗，或针刺合谷、内关、曲池、曲泽、委中等穴位（图 3-5-2）。

（7）在现场第 1 小时输液量为 30 mL/kg 或总量 1500～2000 mL（如已启动冷盐水降温，其量应纳入总量管理），应避免早期大量输注葡萄糖注射液，以免导致血钠在短时间内快速下降，加重神经损伤。

（8）控制抽搐：抽搐、躁动不仅干扰降温治疗，而且使产热和耗氧量增加，加剧神经系统损伤。现场控制抽搐、躁动非常关键，可给予镇静药物使患者保持镇静，防止舌咬伤等意外伤。如肌内注射地西泮（安定）10～20 mg，或加用苯巴比妥 5～8 mg/kg。

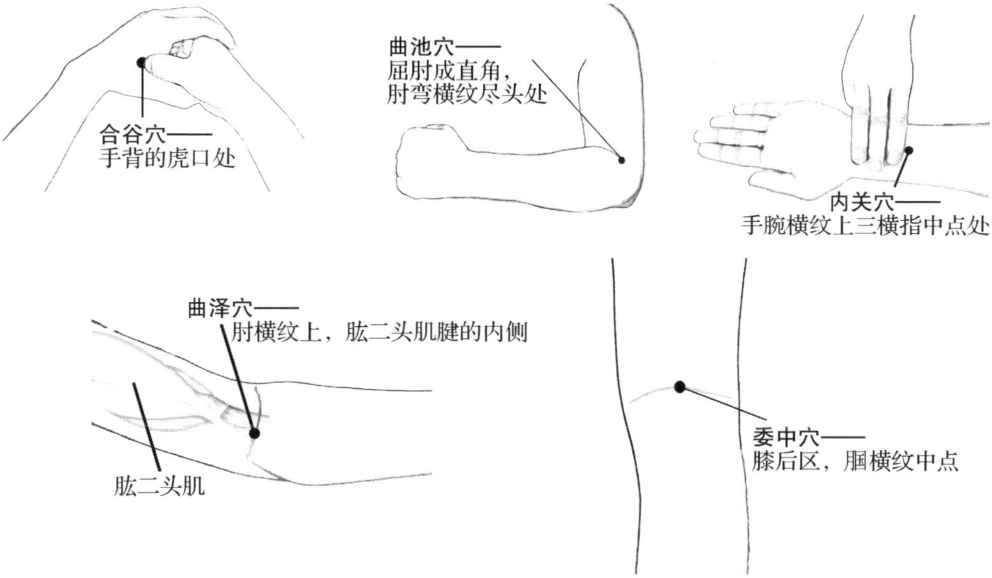

图 3-5-2　中暑救治穴位图

(9) 对于大多数需要气道保护的热射病患者，在现场无气管插管条件时，应先用手法维持气道开放或置入口咽/鼻咽通气道，如有条件应给予面罩吸氧。

(10) 对于热衰竭和热射病患者，必须立即护送至医院诊治，不能让患者步行，应用担架使患者平卧，最好使用空调车转送。给予吸氧、静脉输入 5%葡萄糖盐水或 0.9%氯化钠注射液等，并适量补钾，纠正水、电解质紊乱和酸中毒。运送途中予冰枕，在颈部、腋下、腹股沟等大血管走行处放置冰块，继续物理降温。严密观察生命体征的变化。

3. 适得其反或要命的“措施”(注意事项和禁忌证)

(1) 中暑后，应立即离开高温环境，但不宜迅速到温度过低的空调房里，温度保持在 22 ℃～25 ℃，不宜太低。当体温降至 38 ℃后，应放缓或停止降温。

(2) 冰袋切忌直接置于心前区，以免引起心脏骤停。冰袋外敷每次放置时间不超过 30 分钟。注意观察局部皮肤的变化，以免局部冻伤。

(3) 在用冷水擦身时，注意开始不要用过冷的水，以免使皮肤神经末梢突然受到冷刺激后，造成毛细血管迅速收缩而体内余热更加难以散发，而且过于寒冷的刺激可能导致身体发生虚脱。

(4) 饮水采取少量、多次的方法，每次以不超过 300 mL 为宜，切忌狂饮不止。因为大量饮水不但会冲淡胃液，影响消化功能，还会引起反射性排汗亢进。也不可饮用含乙醇或大量碳酸饮料，这些饮料会使体液丢失更明显。要避免饮用过凉的冰饮料，以免引起胃痉挛。

(5) 中暑后发热很常见，但忌用通常用的退热药来降温。因为中暑后发热是由于体温调节中枢功能失调所致，一般退热药物对此无效，且药物代谢可加重身体的负担。

(6) 藿香正气水的药用功效标注的是传统解暑、呕吐、腹泻用药，但其只适用于暑天遭受了外寒或者内寒，比如贪图空调而受风寒、外出被雨水淋湿、贪食冷饮而引起的阴暑，表现为发热头痛、无汗恶寒、肢体酸痛，或兼有呕吐、泻痢、腹痛等症状。对于暴晒引起的中暑，藿香正气水不仅无效反而会加重症状。人体在烈日暴晒下会缺水，而藿香正气水具有“除湿”功效，如此时用可能会加重体内缺水。

(7) 患者恢复知觉后，供给盐水和清淡食物，但不能给予刺激性食物。

三、发病机制

正常人体在下丘脑体温调节中枢的控制下，产热和散热处于动态平衡，维持体温在 37 ℃左右。当人在运动时，机体代谢加速，产热增加，人体借助于皮肤血管扩张、血流加速、汗腺分泌增加以及呼吸加快等，将体内产生的热量送达体表，通过辐射、传导、对流及蒸发等方式散热，以保持体温在正常范围内。

当气温超过皮肤温度（一般为 32 ℃～35 ℃），或环境中有热辐射源（如电炉、明火），或空气中湿度过高、通风又不良时，机体内的热难于通过辐射、传导、蒸发、对流等方式散发，甚至还会从外环境中吸收热，造成体内热量贮积从而引起中暑。中暑损伤主要是由于体温升高对细胞产生直接损伤作用，引起酶变性、线粒体功能障碍、细胞膜稳定性丧失和有氧代谢障碍，从而导致中枢神经系统、心血管系统、泌尿系统、消化系统、呼吸系统等多器官功能障碍和衰竭。

第六节　狂犬病暴露预防

随着我们生活条件的不断改善，越来越多的宠物（主要是狗和猫）走进了千家万户，成为人类的朋友和家庭中的“特殊成员”。然而，狗、猫等咬伤威胁人类健康的报道也不断出现，主要是其咬伤以及咬伤后带来的传染病，最重要的是狂犬病。全世界每年有 3.5 万～5 万人死于狂犬病。

本节只介绍相关动物抓伤、咬伤和接触后狂犬病的预防。

狂犬病是人类迄今为止尚不能有效治疗的疾病之一，患者只要出现了相关临床症状，死亡率几乎达到 100%。我国是受狂犬病危害最重的国家之一，其发病死亡人数也一直位于我国各类传染病死亡数的前列，居全球第二位。在我国《传染病防治法》中被列为严格管理的乙类传染病。《国家中长期动物疫病防治规划（2012—2020年）》将狂犬病列为优先防治的16种动物疫病之一。世界卫生组织（WHO）等国际组织合作启动了“2030年消除犬传人的狂犬病”的目标。

狂犬病暴露的定义：狂犬病暴露是指被狂犬、疑似狂犬或者不能确定是否患有狂犬病的宿主动物咬伤、抓伤、舔舐黏膜或者破损皮肤处，或者开放性伤口、黏膜接触可能含有狂犬病病毒的唾液或者组织。

对人有感染狂犬病高风险的宿主动物主要为犬科、猫科（多为狗、猫）及翼手动物（主要是蝙蝠）。其他哺乳动物（如野外鼠、兔等野外啮齿动物）是人患狂犬病的低风险宿主。所有哺乳动物以外的动物不传播狂犬病，如龟、鱼、鸟类等属于无风险宿主；家养宠物或实验室饲养的啮齿动物如鼠、兔等也属于无风险宿主。与狂犬病患者接触也有感染狂犬病的低风险。

一、现场表现

1. 狂犬病暴露的分级

（1）Ⅰ级暴露：符合以下情况之一者。

1）接触或喂养动物。

2）完好的皮肤被舔。

3）完好的皮肤接触狂犬病动物或人狂犬病病例的分泌物或排泄物。

（2）Ⅱ级暴露：符合以下情况之一者。

1）裸露的皮肤被轻咬。

2）无出血的轻微抓伤或擦伤。首先用肉眼仔细观察暴露处皮肤有无破损；当肉眼难以判断时，可用乙醇擦拭暴露处，如有疼痛感，则表明皮肤存在破损（此法仅适于致伤当时测试使用）。

（3）Ⅲ级暴露：符合以下情况之一者。

1）一处或多处贯穿皮肤的咬伤或抓伤（“贯穿”表示至少已伤及真皮层和血管，临床表现为肉眼可见出血或皮下组织）。

2）破损皮肤被舔舐（应注意皮肤皲裂、抓挠等各种原因导致的微小皮肤破损）。

3）黏膜被动物唾液污染（如被舔舐）。

4）暴露于蝙蝠（当人与蝙蝠之间发生接触时应考虑进行暴露后预防，除非暴露者排除咬伤、抓伤或黏膜的暴露）。

2. 狗、猫等抓伤、咬伤　患者早期多仅表现为不同程度的皮肤破裂，伤口渗血或流血，局部肿痛。

3. 狂犬病的表现　由于狗、猫、鼠是狂犬病的宿主动物，一旦被咬伤后如发作狂犬病，其病死率极高。其临床表现为：

(1) 前驱期（侵袭期）：头痛、倦怠，酷似“感冒”，继而出现恐惧不安，对声、风、光等较敏感，并有喉头紧缩感；早期特异性症状是伤口及周边异样感。持续2～4天。

(2) 兴奋期：特异表现为极度恐惧、怕风、恐水，发作性咽肌痉挛、排尿排便困难、呼吸困难等；部分患者可出现精神失常。持续1～3天。

(3) 麻痹期：痉挛停止后出现弛缓性瘫痪，尤以肢体软瘫最为常见；可伴有斜视、眼球运动失调、面部缺少表情等；随后出现呼吸、循环衰竭死亡。总病程一般为6～10天。

二、现场救护措施

关键的一句话：狗、猫等咬伤最重要的是要预防狂犬病，预防狂犬病的关键在于尽早正确处理伤口和接种狂犬疫苗与注射免疫球蛋白。

1. 紧急救护措施　狂犬病迄今无特效的治疗方法，实施疫苗免疫是预防和控制狂犬病发病最有效的措施，WHO全球立场文件（2018年）指出：狂犬病暴露后及时正确的处置及免疫预防几乎100%可以预防狂犬病。

伤口处理的主要目的是通过机械性、物理性和化学性等方式，减少伤口内的狂犬病病毒及其他微生物数量，从而降低狂犬病发病及其他感染的风险，促进伤口愈合并及早恢复功能。

(1) Ⅰ级暴露者，无需进行处置。

(2) Ⅱ级暴露者，应当立即处理伤口并接种狂犬病疫苗。确认为Ⅱ级暴露者且免疫功能低下的，或者Ⅱ级暴露位于头面部且致伤动物不能确定健康时，按照Ⅲ级暴露处置。

(3) Ⅲ级暴露者，应当立即处理伤口并注射狂犬病被动免疫制剂，随后接种狂犬病疫苗。

(4) 伤口处理包括彻底冲洗和消毒。局部伤口处理越早越好。用20%的肥皂水（或者其他弱碱性清洁剂）和一定压力的流动清水交替彻底清洗、冲洗所有咬伤和抓伤处至少15分钟。

(5) 现场伤口冲洗后，尽快送患者去医院接种狂犬疫苗与注射免疫球蛋白。首次暴露后的狂犬病疫苗接种应当越早越好。

(6) 被低风险动物致伤后是否进行暴露后处理，应根据当地流行情况确定。一般无需开展暴露后处理。若当地发现有低风险动物不明原因死亡，或发现低风险动物有狂犬病的情况，或极度焦虑者，建议按暴露后处理。

2. 条件具备下最佳措施（包含条件不具备时慎用的措施）

（1）为避免非无菌的清水、肥皂水或其他清洗剂残留，最后用生理盐水冲洗伤口。为达到冲洗的最佳效果及降低医疗风险，建议使用具备二类医疗器械资质的冲洗器及专用冲洗液对伤口进行彻底冲洗。

（2）用无菌脱脂棉将伤口处残留液吸尽，避免在伤口处残留肥皂水或者清洁剂。较深伤口冲洗时，用注射器或者高压脉冲器械伸入伤口深部进行灌注清洗，做到全面彻底。

（3）消毒处理：彻底冲洗后用2%～3%碘酊或聚维酮碘（碘伏），或者75%乙醇涂擦伤口。

（4）在及时接种狂犬病疫苗的同时给予抗破伤风预防治疗，给予消炎药物预防伤口感染。

3. 适得其反或要命的“措施”（注意事项和禁忌证）

（1）不要咬伤后不做任何处理就往医院送，就地、立即、彻底冲洗伤口，是决定抢救成功的关键。

（2）有观点认为千万不要用力挤压伤口，挤压不但不能将毒血（带有狂犬病病毒的血液）排出，还会适得其反。让毒血受到压力渗入血液中，加速流动。

（3）不要马上包扎伤口，也不要用创可贴覆盖伤口或伤口涂上软膏，如果出血多也应在彻底清洗伤口后包扎或只上止血带，因为狂犬病病毒有厌氧特性，在无氧环境下会迅速繁殖。

（4）眼部：波及眼内的伤口处理时，要用清水或无菌生理盐水冲洗，一般不用任何消毒剂。

（5）外生殖器或肛门部黏膜：伤口处理、冲洗方法同皮肤，注意冲洗方向应当向外，避免污染深部黏膜。

（6）狂犬疫苗只打一针是没有用的，必须要多次注射来刺激机体产生抗体。现在一般都是5针法，多数人在3针过后就已经产生抗体，后边2针属于加强针，5针后则100%出现抗体。

三、发病机制

狂犬病发病的病原体是狂犬病病毒，狗、猫等宿主动物处于一个上下传染链，如果带病毒的犬咬猫，而被咬的猫又咬了老鼠，那么狂犬病毒在这三种动物之间传播，而一旦携带狂犬病毒的猫、老鼠攻击人，就会感染狂犬病。

狂犬病病毒呈子弹形，呈嗜神经组织，通常沿周围神经和肌肉纤维到达中枢神经系统引起脑脊髓炎，咬伤部位出现麻刺感，是狂犬病患者早期的典型临床症状，然后该病毒迅速从中枢神经系统传播至末梢神经系统，特别是神经高度支配的区域（如唾液腺），从而出现多涎，并由声音、视觉或水的味道引起咽肌痉挛而导致“恐水”，迅速地引起广泛的神经系统衰竭而死亡。

第七节 毒蛇、虫咬蜇伤

毒蛇、毒虫咬伤是指人体被毒蛇、毒虫叮咬后，释放有毒分泌物，引起患者局部和全身的临床症状。毒蛇、毒虫咬伤可致人产生一系列中毒症状，严重时可导致死亡。分布在我国的毒蛇目前已知有50余种，有剧毒的毒蛇有10余种。较常见而且危害较大的毒蛇主要有眼镜蛇、眼镜王蛇、银环蛇、金环蛇、海蛇、蝰蛇、蝮蛇、五步蛇、竹叶青蛇等。毒虫种类很多，较常见的主要有蜈蚣、海蜇、蝎子、毒蜘蛛、蜂类等。

一、现场表现

毒蛇、毒虫种类繁多，被毒虫咬伤后当时感觉患处痛，多数患者都不清楚被什么虫所咬伤，蜇咬后使人体出现不同的症状。

毒蛇咬伤以四肢多见，占蛇伤的90%以上。蛇毒含有毒性蛋白质、多肽和酶类。按其对人体的作用可归纳为3类：神经毒、血循毒和混合毒。神经毒素主要存在于银环蛇、金环蛇、海蛇中；血循毒主要存在于五步蛇、竹叶青蛇、蝰蛇、响尾蛇等；混合毒同时具有神经毒和血循毒，对神经和血液循环的作用各有偏重，主要存在于眼镜蛇、蝮蛇等。毒液由毒牙注入体内，沿淋巴管向心性进入血液，之后流向全身各组织器官，引起全身中毒症状，这一过程约需要30分钟。个别患者直接注入血管内，出现全身症状极快。不同类型的蛇毒引起的表现有所不同。

蜂毒和海蜇的水母毒素以及大多数毒虫的毒液成分多样，大多可引起过敏反应，还可以直接损伤各器官、系统。

1. 毒蛇咬伤后，咬伤处有牙痕，典型病例有两点大而深的牙痕。海蜇蜇伤有刺丝囊痕。

2. 毒蛇神经毒（中医称风毒）：一般局部不红、不肿、不出血，疼痛轻微，感觉麻木，眼睑下垂，复视，表情肌麻痹，张口困难，言语不清，口角流涎，呼吸急促。

3. 毒蛇血循毒（中医称火毒）：伤口疼痛剧烈，出血明显，皮肤有瘀斑、水疱、坏死，伤肢水肿明显，内脏、五官出血，发热，少尿、无尿，心悸、头晕，脉搏弱快。

4. 毒蛇混合毒（中医称风火毒）：同时具有以上两种症状。

5. 蜂和海蜇蜇后可很快引起过敏反应，常发生在蜇伤后数分钟到几小时内，是患者死亡的主要原因之一。

（1）过敏反应的皮肤表现为红肿，感觉瘙痒、灼痛或刺痛。海蜇蜇伤后立即有触电样刺痛感，患者局部均有线状排列的红斑、丘疹，犹如鞭痕。皮损重者，伴有水疱、破溃，甚至出血、坏死。

（2）过敏反应的全身表现有四肢麻木、喉水肿、呼吸困难、心跳增速、恶心、呕吐、腹痛、腹泻等，严重者发生过敏性休克，导致死亡。

6. 除了急性的过敏反应之外，蜂和海蜇蜇伤常可并发多脏器损害、器官损伤，大量的毒蜂如黄蜂蜇伤多发生在数天到1周后，而海蜇蜇伤则可在2～48小时出现，患者感觉头晕，视物模糊，胸闷，呼吸困难，上腹部肿痛，伴有恶心，乏力，颜面及四肢中度水肿，脉搏微弱，少尿、血尿，咯血，昏迷、休克，甚至死亡。

7. 蝎子、蜈蚣和毒蜘蛛等其他毒虫咬蜇伤，与蜂和海蜇蜇伤表现类似，伤口疼痛明显、灼热和瘙痒，或有麻木感，局部可见伤口周围皮肤红肿，皮温略高，或有瘀斑、水疱，形成脓点状、点状坏死。重者除局部症状外，还伴头晕、心慌、恶心、全身广泛性风团样皮疹。

二、现场救护措施

关键的一句话：迅速辨明是否为毒蛇、毒虫咬蜇伤，伤肢固定制动，尽量全身完全制动，尽早、尽量清除和破坏局部毒液，迅速送往医院。

现场救护总的原则是迅速辨明是否为毒蛇、毒虫咬蜇伤，及早迅速清除和破坏局部毒液，减缓毒素扩散和吸收，尽可能地减少局部损害，尽快送至医院。蛇毒在3～5分钟即被吸收，故急救越早越好。

1. 紧急措施

（1）如果人体遭受咬蜇时，尽量记住蛇和虫的基本特征，如蛇形、蛇头、蛇体和颜色，有条件者拍摄致伤蛇和虫的照片。

（2）海蜇蜇伤首先尽可能用镊子小心拔去皮损的海蜇刺丝囊，切断水母毒素的继续释放。毒虫咬伤同样及时准确判断毒虫种类，采用消毒细针挑出蜂刺，或用胶布粘贴伤口，利用胶布的黏性尽可能地拔出毒刺；仔细查看是否有“毒刺”残留，若有“毒刺”需要拔干净。

（3）制动：毒蛇咬伤后，肢体移动会促进受伤部位含有蛇毒的淋巴液重吸收。因此，为了减少蛇毒的吸收，减轻中毒反应，在转运患者过程中，要减少肢体的运动，使其处于安静的体位。保持冷静，避免慌张、激动。患者不要惊慌失措地奔跑，尽量全身完全制动，避免患者自己行走，保持患肢低于心脏水平，早期患肢应下垂30°～45°。运送过程中选担架、推车或轮椅。毒虫咬伤也应参考此法。

(4) 患肢缚扎：毒蛇咬伤四肢时，现场应立即在肢体近端加压缚扎，减少毒液进入循环系统和扩散；可以立即用止血带、绷带或绳索、手帕、植物藤、布带，在伤口近心端上方超过一个关节处或5～10 cm处缚扎，缚扎松紧度以能阻断淋巴液、静脉回流，但不妨碍动脉血流为宜。当对蛇咬伤处进行压迫时，施加的压力应为40～70 mmHg，加压缚扎后，以能否插入一根手指来确定。每隔15～20分钟放松1～2分钟，以免肢体因缺血而坏死。在应用有效蛇药30分钟后，可去掉缚扎。严重的毒虫咬伤也应参考此法。

(5) 患肢固定：缚扎患肢是不够的，还要用夹板固定伤肢以保持制动，以减慢蛇毒的吸收。需要固定两端的关节，这样能够防止肌肉运动，减少淋巴液回流。固定包括在咬伤处周围使用压力绷带，同时跨关节固定整个肢体，这种压力固定技术（PIT）是目前唯一有证据支持的、在毒蛇咬伤急救中对延迟毒素扩散有效的措施。但操作略复杂，缚扎不能过紧或过松，以能伸入一个手指为度。

(6) 加压垫法：其操作简单、有效，用泡沫橡胶或织品折叠成5 cm×5 cm×3 cm的垫片对咬伤处直接压迫，压力约为70 mmHg。

(7) 伤口冲洗：对动物咬伤要进行大量的冲洗，毒蛇咬伤后，及时对伤口进行冲洗可破坏、中和毒素，减少蛇毒的吸收。用井水、泉水或自来水等身边的净水、饮料或其他无害液体，甚至用尿液冲洗伤口内外的唾液、毒液和污血，并用手纸或手帕吸干伤口的渗液。清水冲洗还可减少细菌和狂犬病感染的危险。蜜蜂、土蜂等蜇伤可选择弱碱性液体，如3%氨水、2%～3%碳酸氢钠水、肥皂水、淡石灰水等；胡蜂科类蜇伤，包括黄蜂、大黄蜂、虎头蜂、竹蜂等，可选择弱酸性液体，如食醋、0.1%稀盐酸等。也可直接用清水或生理盐水进行冲洗。

(8) 由于蛇毒本身也是一种蛋白质，易受高温破坏同时，重金属离子、强酸、强碱、氧化剂等也能有效破坏蛇毒。因此，被毒蛇咬伤后，早期最简便而有效的破坏蛇毒的方法是火柴爆灼法，即紧急用6～8根火柴头堆放于伤口处，然后点燃爆烧。也可用打火机直接烧灼伤口局部皮肤致轻度烧伤，再按烧伤处理伤口，采取瞬间焰火灼烧伤口的方法高温灭活毒素。

2. 条件具备下最佳措施

(1) 有条件时迅速负压吸出局部蛇毒，如用拔火罐、吸乳器吮吸排毒。中医采用拔罐疗法应用于毒蛇伤口处理，利用其负压作用吸出伤口内毒素，可减少蛇毒的吸收。如果身边没有可用的液体或吸湿物，先用口吸出些污血也是可行的，毒蛇咬伤“可吸不可挤”是有道理的。

（2）毒蛇咬伤后，有条件可用3％过氧化氢（双氧水）、生理盐水、肥皂水或1∶5000呋喃西林溶液，反复冲洗伤口。也可用0.5％高锰酸钾溶液浸泡伤口，并反复冲洗伤口或用生理盐水、1∶5000呋喃西林溶液冲洗伤口，并用聚维酮碘（碘伏）对伤口周围进行消毒，可以减少伤口感染的机会。

（3）如果患者知道是什么毒虫咬伤时可选择恰当的清洗液：蜜蜂蜇伤、蝎蜇伤、蜈蚣咬伤后伤口用弱碱性溶液清洗；黄蜂蜇伤后则用弱酸性溶液清洗，如食醋；若不清楚者选用生理盐水或蒸馏水清洗创面，碘伏常规消毒。海蜇蜇伤，据水母毒素性质用肥皂水、明矾、5％～10％碳酸氢钠溶液等碱性液体可中和毒素，缓解病情。切忌用淡水冲洗，因其会加速毒素的扩散和吸收。

（4）止痛：毒蛇、毒虫咬伤疼痛时，如有条件可给予对乙酰氨基酚或阿片类口服止痛，避免饮酒止痛。

（5）应用小夹板加弹性绷带缚扎，上肢可缚扎于肘关节下部，下肢可缚扎于膝关节下部。

（6）有条件可切开伤口排毒。对眼镜蛇、眼镜王蛇、银环蛇等毒蛇咬伤，正确地切开、冲洗排毒仍为一种有效的治疗方法。明确眼镜蛇咬伤，早期6小时内处理很重要，可切开排毒，采用“—”纵向切口切开皮肤组织，避免横向切口，以免损伤血管和神经。但对于血循毒的毒蛇咬伤，如在伤口出血不止的情况下强行切开排毒，可引起难以控制的大出血，导致出血性休克，甚至死亡。

（7）封闭疗法：毒蛇、毒虫咬伤后，应及早应用利多卡因加地塞米松做局部封闭。其方法是在2％利多卡因5～10 mL中，加入地塞米松5 mg，在伤口周围与患肢肿胀上方3～5 cm处作深部皮下环封。也可用胰蛋白酶或糜蛋白酶局部封闭能直接破坏蛇毒，对多种毒蛇咬伤有效，其方法是将胰蛋白酶2000 U或糜蛋白酶4000 U加入2％利多卡因5～10 mL中，在牙痕中心及周围注射达肌肉层或结扎上端进行套式封闭。

（8）局部外敷：季德胜蛇药片治疗毒蛇或毒虫咬伤，效果显著。蛇药10～20片捣碎后用醋调成糊，外敷在创口周围，可以有效减轻局部的疼痛、水肿，阻止局部组织出血、水疱形成及坏死。还有用50％硫酸镁液或利百素凝胶局部湿敷可产生高渗透压，减轻局部水肿。或用其他具有清热解毒、消肿止痛作用的散剂、酊剂等外敷，如三黄散、金黄散、九味消肿拔毒散、七叶一枝花酊剂等。也可以用内服的蛇药片研末水调外敷。

（9）民间应用中草药治疗蛇伤的经验非常丰富，常用而疗效较好的有：半边莲、土黄柏、鸭跖草、木芙蓉、鱼腥草、重楼（七叶一枝花）、佛甲草、半夏、鬼针草、鹤虱（天名精）、羊乳、鹅掌金星、青木香、东风菜、杠板归、香茶菜、望江南、远志（瓜子金）、墨旱莲（旱莲草）、土田七叶、夏枯草、金银花、马齿苋、八角莲、蒲公英等新鲜中草药，可选择 1～2 种捣烂敷于伤口周围肿胀部位。

（10）患处肿胀时可采用针灸、针刺、放血、拔罐等方法，可明显改善毒蛇、虫咬蜇伤所致的局部症状，可对手指蹼间（八邪穴）或足趾蹼间（八风穴）的皮肤进行消毒，用三棱针或粗针头与皮肤平行刺入约 1 cm，迅速拔出后将患肢下垂，并由近心端向远端挤压以排出毒液，但被尖吻蝮蛇、蝰蛇咬伤时应慎用，以防出血不止。在毒蛇咬伤早期，可应用隔蒜灸以破坏蛇毒。具体方法为将约 0.3 cm 厚、直径 4～5 cm 的独头蒜片用针扎数个孔，平置于创口或咬伤处，上置圆锥形艾炷，点燃灸之，每次灸 3～5 壮，灸 2～3 次。还可用拔火罐的方法负压吸出伤口处的血性分泌物，达到减少蛇毒吸收和减轻局部肿胀的作用。

（11）有过敏反应者出现胸闷、头晕症状时，应送医院进行系统的解毒、抗过敏治疗，口服抗过敏的马来酸氯苯那敏（扑尔敏）、阿斯咪唑（息斯敏）、泼尼松等任何一种药；过敏性休克处理立即皮下或肌内注射 1 ∶ 1000 肾上腺素 0.5～1 mg。肾上腺素肌内注射的安全性已明确，若肌内注射 5 分钟内症状不改善或病情更趋恶化，则可重复用药。

（12）口服解毒抗毒中成药，如南通蛇药、季德胜蛇药。口服抗生素可防止毒牙或毒刺所致的外源性感染。

（13）毒蛇咬伤可使用抗蛇毒血清治疗：抗蛇毒血清应用越早，疗效越好；抗蛇毒血清对脑、心、肾等实质性器官已发生器质性改变时，则难以奏效。

3. 适得其反或要命的“措施”（注意事项和禁忌证）

（1）毒蛇咬伤时要及时冲洗伤口等现场处理，不要盲目转送“大医院”而耽误了前期最佳的救治时机。

（2）蜂蜇伤后往往会留有毒刺，切忌挤压伤口，扎入的毒刺有毒囊腺，不能夹取，以免挤入毒液；只能用针轻轻挑出毒刺及毒囊腺。

（3）海蜇蜇伤切忌用淡水冲洗，因其会加速毒素的扩散和吸收。马蜂的毒液为碱性，可以用食醋或 1%的醋酸冲洗伤处。蜜蜂的毒液为酸性，可以用碱性液体冲洗伤处。

（4）毒蛇咬伤超 30 分钟则不建议结扎。不能认为结扎时间越长越好，或“一旦结扎带放松，蛇毒就会攻心”而结扎过紧和结扎时间过长，这会导致局部疼痛加剧、肢体缺血坏死，甚至被截肢致残或死亡。

（5）认为切开越深排毒越彻底是错误的。银环蛇、竹叶青蛇等的毒牙较短，牙痕较浅，毒液早期多集中在皮下或肌肉的浅层，如果切开过深，不但将毒液带入深部组织，引起骨组织和肌腱坏死，还可误伤神经和血管，引起大出血和肢体功能障碍。另外，毒蛇咬伤多发生在野外，伤口切开后极易导致感染、溃烂或大出血，而且到医院后不利于辨别为何种毒蛇咬伤。正确的切开深度，应与牙痕的深度平齐。

（6）对毒蛇咬伤的伤口进行“十”字切开虽然更有利于毒素的排出，但由于该方法会增加局部组织的损伤及感染的风险，临床上已弃用，而多采用“一”字切开进行吸引排毒。对于血循毒的毒蛇咬伤，如在伤口出血不止的情况下强行切开排毒，可引起难以控制的大出血，导致出血性休克，甚至死亡。

（7）挤压排毒：目前已不主张挤压排毒。因为在挤压时，也许有少量蛇毒被挤压出体外，而更多的蛇毒可同时被挤压到周围组织及血管内，尤其是血循毒。血循毒蛇的毒牙长，毒液刺入组织较深，用手挤压不仅不能挤出毒液，反而促进毒液的吸收，引起周围组织损伤，给患者后期康复带来极大的困难。有文献指出，用手挤出伤口内毒液的做法可能会促使毒液更快向肢体近端扩散。

（8）患肢低温疗法：有人主张在蛇咬伤部位进行局部冰敷，虽然早期予以局部冰敷能有效减慢患肢血液循环，阻滞毒素的扩散，使神经传导速度减慢，抑制水肿、出血、炎症，并有镇痛的作用。但在低温的条件下，蛇咬伤后因肢体肿胀，局部血液循环障碍而易诱发或加重组织坏死，甚至需要截肢，所以要慎用低温疗法。

（9）血循毒蛇咬伤患者在没有明确发生感染时，不需要使用抗生素，对减少抗生素的浪费、节约医疗资源及减少抗生素耐药性有重要意义。

（10）忌过分迷信中草药。到目前为止，抗蛇毒血清是世界公认的治疗毒蛇咬伤的唯一特效药。一些基层医院的医师至今还认为，唯有中草药治疗毒蛇咬伤最有效，致使一些重危的毒蛇咬伤患者由于得不到有效的治疗而死亡。

三、发病机制

不同种类毒虫叮咬伤，据其不同毒素所致临床表现也轻重不一：轻者仅引起局部过敏反应；重者如蜂毒素，主要为多种酶、生物碱及肽类和蛋白质，可引起血管内凝血、过敏反应及肝、肾和心脏等主要脏器损害，严重者可致死亡。

蛇咬伤根据蛇毒不同可分为三类：

1. 神经毒类毒蛇（如金环蛇、银环蛇）咬伤：主要表现为受伤部位麻木，并伴有头晕、恶心、乏力、复视、呼吸吞咽困难、全身瘫痪和昏迷等，严重者出现自主呼吸停止。

2. 血液毒类毒蛇（如蝰蛇、五步蛇）咬伤：主要表现为局部肿胀、皮下出血、紫癜、血管内溶血、局部血栓形成等，严重者可出现 DIC。

3. 混合类毒蛇（如眼镜蛇、蝮蛇）咬伤：其临床表现也是混合性的。眼镜蛇、眼镜王蛇以神经症状突出。蝮蛇以血液毒为主，早期以循环症状为主，晚期可伴神经症状。

第八节　食物中毒

食物中毒常指吃了含有毒物品或变质的食物或化学品后引起的急性中毒性疾病。

一、现场表现

食物中毒会导致患者的循环、呼吸、消化、心脏、血液、神经等系统的功能受到一定程度的损伤。

1. 主要表现

（1）腹痛、腹泻并伴有头痛、头晕、皮肤湿冷情况。多数会呕吐，且呕吐物较稀。

（2）严重者面色苍白且怕冷、头昏、乏力、昏迷、心跳加快、口吐白沫、血压下降，甚至出现休克等症状。

（3）更严重者有可能危及生命。

2. 特点　引起食物中毒的原因有多种，现场表现各异，但一般具有一些共同的特点：

（1）进食后几分钟到几小时出现中毒表现，短时间内相关人员几乎同时发病。

（2）发病者现场表现相似，且多以急性胃肠道症状为主。

（3）发病者在近期同一段时间内食用相同食物，未食者不发病，停止食用该种食物后很快不再有新病例出现。

（4）有明显的季节性。夏秋季多发生细菌性和有毒动、植物食物中毒；冬春季多发生肉毒中毒和亚硝酸盐中毒等。

（5）一般无人与人之间的直接传染。

二、现场救护措施

关键的一句话：立即停止食用可疑中毒食物，保留好可疑食物和吐泻物，尽早、尽量排出有毒食物和中和毒素，迅速送往医院。

食物中毒发生后，不要恐慌，要尽快在现场采取力所能及的应急措施排出毒物，阻滞未排出毒物的吸收，促进毒物尽快排泄。

1. 紧急措施

（1）立即停止食用可疑中毒食物，保护好现场，保留好可疑食物和吐泻物。

（2）立即饮用大量干净的水，以达到对毒素稀释的目的。

（3）催吐：在进食后1～2小时内早期毒物尚未完全吸收，此时催吐能尽可能地减少毒物吸收。催吐的条件是患者意识必须清醒。催吐的方法最简单的是用手指压迫咽喉，产生呕吐反应；或用鹅毛，或扎上细软的筷子等刺激咽后壁，引发呕吐。直至呕吐物呈苦味黏液为止。

也可立即取食盐20 g，加凉开水200 mL稀释，一次喝下，如果不吐，可多喝几次，促使患者迅速产生呕吐。或将鲜生姜100 g，捣碎取汁，用200 mL开水冲服。

若患者中毒后已有剧烈呕吐，可不必催吐。但对腐蚀性毒物中毒以及处于昏迷休克或患有心脏病、肝硬化等疾病的患者不宜采取上述方法！

（4）保胃：误食强酸、强碱等腐蚀性毒物时应及时服用稠米汤、鸡蛋清、豆浆、牛奶等，对胃黏膜具有保护作用。

（5）解毒：如果吃了变质的鱼、虾、蟹等而引起食物中毒，可取食醋约100 mL，加凉开水200 mL，稀释后一次服下；还可用紫苏30 g、甘草10 g一次煎服。若误食了变质的饮料或防腐剂，可用鲜牛奶适量（约300 mL）或其他蛋白质的饮料灌服。

（6）尽早把患者送往就近医院诊治。

（7）及时向当地卫生行政部门报告。报告时要说明就餐的时间、地点、出现症状的人数、主要症状、吃过哪些食物、报告人姓名、联系电话等。

2. 条件具备下最佳措施

（1）口服催吐剂：一杯温盐水或温开水加10～20滴碘酊混匀，或一汤匙0.5%～1%的硫酸铜溶液，口服。

（2）导泻：如果吃下去的中毒食物已超过2～3小时，且精神尚好，则可服泻药，如番泻叶10 g，开水冲服，能起到导泻、促进中毒食物尽快排出体外的作用。也可用30～35 g大黄一次煎服。对老年患者可选用20 g硫酸镁用开水冲服。

（3）洗胃：对神志清醒的患者，可令其反复喝洗胃液，然后吐出。常用洗胃液：

1）温开水或2%～4%温盐水或温肥皂水，适于毒物不明的中毒。

2）0.02%～0.05%高锰酸钾溶液，除1605（对硫磷）中毒外，适用于一切中毒。高锰酸钾溶液对胃形成刺激，可达到自动吐出的效果。

3）浓茶或碘酊或0.2%～0.5%活性炭溶液或0.5%～4%鞣酸溶液或1%～3%过氧化氢溶液等，适用于生物碱中毒。

4）1%～3%小苏打溶液，适用于有机磷中毒（敌百虫中毒除外）。

5）1.5%硫酸钠溶液，适用于钡盐中毒。

3. 适得其反或要命的“措施”（注意事项和禁忌证）

（1）洗胃不作为现场必采取的救护手段。

（2）催吐、洗胃的禁忌：有意识障碍、痉挛、惊厥者；强酸、强碱等腐蚀性毒物；汽油、煤油、柴油等石油制品，有机溶剂易引起化学性肺炎；同时吞服锐器；出血倾向、血小板减少症、食管胃底静脉曲张、胃活体组织检查及手术后、休克、严重心脏病、肺水肿、主动脉瘤等。

三、常见食物中毒的原因及分类

将食物中毒分为五大类，即细菌性、植物性、动物性、真菌毒素性和化学性食物中毒。

1. 细菌性食物中毒：由于食用含有大量细菌毒素或大量细菌污染的食物，多为食品放置时间过长，保存不善而出现的变质所致。其季节性较为明显，以夏秋季多见，多表现为腹痛、腹泻、呕吐等急性胃肠炎症状，是发生概率最高的食物中毒。动物性食品是引起细菌性食物中毒的主要食品，其中肉类及熟肉制品居首位，其次为变质、病死畜肉以及鱼、奶、剩饭等。

2. 植物性食物中毒：因误食有毒的植物如菜豆、毒蘑菇、木薯等，或烹调加工食物的方法不当而导致的中毒。将含有有毒成分的植物加工制品当作食品，如桐油、大麻油等引起的中毒。

3. 动物性食物中毒：食用对人体产生较大毒性的动物或动物的某一部分引起的中毒，较为常见的是河豚、鱼胆、蛇胆等中毒。

4. 真菌毒素性食物中毒：是指食用被真菌污染的食物引发的中毒。例如食物放置过久，真菌生长繁殖引起霉变产生有毒的代谢产物引起的中毒。

5. 化学性食物中毒：食用有毒化学物质如农药、化肥、甲醇、亚硝酸盐等引起的食物中毒。食用残留农药和化肥污染蔬菜引发中毒；为了谋取非法利益常将甲醇制作为白酒饮用后引起中毒；许多腌制食品中含亚硝酸盐，食用过多腌制食品后可出现亚硝酸盐中毒。

第九节　一氧化碳中毒

一氧化碳（CO）是一种无色无味无刺激气体，可在不知不觉中吸入造成急性中毒。生活和生产中有很多机会接触到一氧化碳，比如矿井中的瓦斯、生活和工业用烧煤生产的煤气，已广泛使用的天然气、液化气，汽车的尾气等。在全球范围内，急性一氧化碳中毒居于意外中毒造成死亡的首位。

急性一氧化碳中毒是我国冬春季节的常见病、多发病，具有很高的致残率和致死率。为有效预防和及时控制非职业性一氧化碳中毒事件，指导和规范非职业性一氧化碳中毒事件的应急处理工作，最大限度地减少中毒事件的发生和造成的危害，保障公众身体健康与生命安全，维护社会稳定，卫生部、中宣部、教育部、公安部、民政部、建设部、信息产业部、国家环境保护总局、中国气象局、国务院新闻办公室共同制定了《非职业性一氧化碳中毒事件应急预案》。

一、现场表现

一氧化碳中毒的主要原因来自职业性和生活两个方面。报道称有数十种环境可能接触到一氧化碳，不同环境下发生一氧化碳中毒患者的病情特征和预后情况不全相同。发生非职业性一氧化碳中毒的主要场所为家庭，包括使用煤炉、炭火等取暖设备的居室，安置燃气、煤气热水器的卫生间或淋浴房，使用燃气、煤气灶具的厨房等。此外，使用小型汽油发电机的车库、地下室以及密闭的空调汽车内也是发生非职业性一氧化碳中毒的高危场所。

急性一氧化碳中毒主要由于短时间内吸入一氧化碳量过多，吸入的大量高浓度一氧化碳会立即和血红蛋白竞争性结合，使其血红蛋白丧失携氧能力，出现严重的急性脑缺氧，使得患者的脑组织等器官组织出现严重的缺血缺氧症状。急性一氧化碳中毒的轻重程度与一氧化碳的浓度及接触时间呈正相关，一氧化碳浓度越大，患者接触时间越长，中毒越严重。一氧化碳中毒的病情与机体血液中碳氧血红蛋白浓度有关，根据中毒程度分为轻度、中度、重度 3 型。

1. 轻度中毒　中毒时间短，血液中碳氧血红蛋白浓度为 10%～20%，主要以脑缺氧的表现为主，如头痛、头晕、耳鸣、眼花、恶心、呕吐、四肢无力、嗜睡等症状，有些患者会伴有意识模糊，甚至出现短暂昏厥，还可能会有计算力、记忆力、理解能力的下降，原有冠心病患者出现心绞痛症状。如迅速脱离中毒环境，呼吸新鲜空气后，症状可迅速消失，一般无后遗症状。

2. 中度中毒　中毒时间较长，血液中碳氧血红蛋白浓度为 30%～40%，在轻度中毒症状的基础上，还出现皮肤黏膜呈樱桃红色、面色潮红、多汗、脉搏加速、神志不清、走路不稳、意识模糊、困倦乏力、判断力下降、出现幻觉、浅昏迷、腱反射减弱、瞳孔对光反射和角膜反射迟钝等症状，脉搏和血压会有所改变，还可能出现语无伦次、突然谩骂、大叫。如抢救及时，可迅速清醒，数天内完全恢复，一般无后遗症状。

3. 重度中毒　中毒时间过长，吸入一氧化碳过多，血液中碳氧血红蛋白浓度已达 50%以上，患者出现深度昏迷，各种反射明显减弱或消失、肌张力升高、大小便失禁、四肢厥冷、口唇及面色苍白或紫绀，大汗、体温升高、血压下降、脉搏减弱、瞳孔散大或缩小、呼吸抑制。重度中毒患者死亡率高，存活者可有严重后遗症。

二、现场救护措施

1. 紧急救护措施

（1）切断一氧化碳来源：

1）首先立即打开门窗，保持空气的流动。

2）迅速关闭煤气/燃气灶具、热水器阀门、管道煤气等设施设备，熄灭炭火。

3）避免使用打火机、电源开关、产生静电的衣服等容易产生火星的物品。

（2）迅速脱离中毒环境：

1）迅速将患者脱离中毒现场，转移至空气新鲜、通风良好处。

2）解开中毒者的领扣、保持呼吸道通畅。

3）患者应保持安静休息，避免活动加重氧的消耗，有条件的尽快让患者吸氧。

（3）由于一氧化碳中毒多发生在寒冷的冬季，因此注意对患者进行保暖，防止让患者受到寒凉的刺激，加重患者机体缺氧情况。

（4）患者昏迷时，采取侧卧位，防止误吸呕吐物。

（5）对于中、重度患者，在进行现场急救的同时，应立即拨打 120 急救电话，尽早送往有高压氧舱的医院进行高压氧舱治疗。

（6）对于出现呼吸及心跳停止的危重患者，应立即给予人工呼吸和心脏按压，同时迅速转入医院进行抢救治疗。

2. 有条件时更好的救护措施（包含条件不具备时慎用的措施）

（1）一氧化碳中毒的直接损害是严重缺氧，现场救护时如有条件要尽早给中毒者吸入高浓度氧气，氧浓度愈高，碳氧血红蛋白的解离越快。面罩吸氧、鼻导管都是常用吸氧方式。

（2）如有肌肉痉挛，用镇静药地西泮（安定）以控制之，并减少机体耗氧量。

（3）现场还可给未昏迷的中毒者口服白萝卜汁缓解病情。

（4）对于昏迷者掐按人中穴：人中是救治危急的重要穴位，施救时大拇指屈曲为 90°，指尖放在穴位上，指力内收，着力指端，行强刺激，一紧一松地顿挫性按压，节律均匀，频率每秒 1～3 次，由轻渐重，由浅入深，以 20～40 次/分，每次持续 0.5～1 秒为佳。可同时配合按压足三里（图 3－9－1）、合谷、内关等穴。

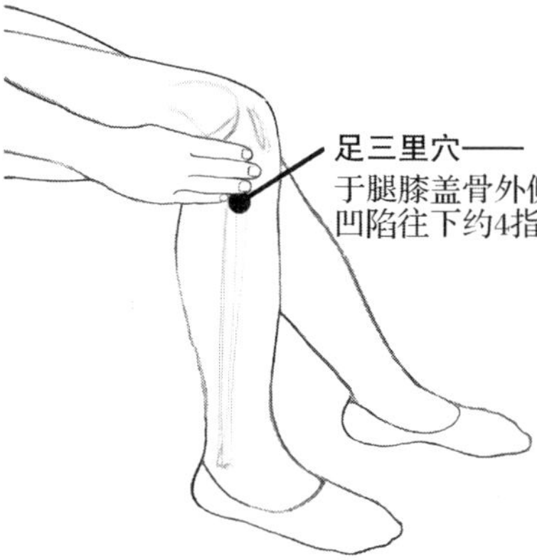

图 3－9－1　足三里穴定位

3. 注意事项

（1）特殊职业一氧化碳中毒的患者，需要专业救助人员救助，比如煤矿内瓦斯爆炸、深沟井救人等，须携带给患者使用的吸氧装置。救援人员也要加强自我防护。

（2）因一氧化碳无色、无臭，当一氧化碳接触史不明确时，中毒者在不易觉察的情况下已经中毒。早期出现轻中度表现时，还没意识到是一氧化碳中毒，而延误就医或就医时没有针对一氧化碳中毒，而使病情不断加重。因此，在前述那些可能引起一氧化碳中毒的环境中，只要有出现了疑似一氧化碳中毒的表现时，一定要意识到有一氧化碳中毒的可能性，即时应对。

（3）一氧化碳中毒患者经现场救护或医院治疗病情消退，在 2～60 天的“假愈期”后再次出现以急性痴呆为主要临床症状的一组神经精神表现，这种情况叫一氧化碳中毒后迟发性脑病（DEACMP）。除了痴呆，还有幻觉、妄想、兴奋躁动；震颤、肌张力增高、主动运动减少；偏瘫、小便失禁、失语、失明及继发性癫痫发作等。因此，当有一氧化碳中毒时千万不能因暂时的病情缓解而麻痹大意停止治疗，特别是在现场救护中，中毒者经现场处理后看似已无异常时，还是一定要到医院就诊。

参考文献

[1] 邓红菊，兰巧斯，李发娟，等. 儿童意外伤害的流行病学分析及护理研究［J］. 蛇志，2018，30（2）：336－339.

[2] 袁婉珺. 准确理解意外伤害中“外来的”“非疾病的”两个要件［N］. 中国保险报，2018－02－01（006）.

[3] 袁慧，王声湧. 我国伤害预防与控制工作的主要进展及展望［J］. 中华疾病控制杂志，2017，21

(10)：971－973，978.
[4] 姜峰波，林新铎，贾佳，等. 中国死亡谱变化趋势及原因分析 [J]. 中国社会医学杂志，2018，35 (05)：477－480.
[5] 周梅，李艳菊，李稚平，等. 我国意外伤害研究现状与进展 [J]. 护理学杂志，2009，24 (9)：95－97.
[6] 滕有明，杨莉. 我国伤害死亡的研究现状 [J]. 伤害医学（电子版），2014，3 (4)：30－32.
[7] 王声湧. 长风破浪会有时　直挂云帆济沧海——中国伤害预防与控制的进程与展望 [J]. 中华疾病控制杂志，2019，23 (10)：1173－1175.
[8] 杨梦溪. 跌倒：老年人最容易忽略的意外伤害 [J]，养生大世界，2019，18 (11)：54－57.
[9] 秦秋兰. 我国伤害死亡流行及疾病负担研究进展 [J]. 应用预防医学，2016，22 (1)：84－87.
[10] 中国青少年伤害现状回顾报告 [EB/OL]. http：//www. safekidschina. org/index. php? classid＝4440&newsid＝6499&t＝show.
[11]《健康博览》编辑部，方敏. 意外伤害猛于虎　儿童安全莫放假 [J]. 健康博览，2019，28 (8)：4－9.
[12] 陈永华. 高校学生意外伤害事故处理的困境与改进策略——基于云南某高校十年学生意外伤害事故处理的实践 [J]. 昭通学院学报，2018，40 (04)：109－111，115.
[13] 金建栋. 常见的大学生伤害类型及防控对策探索 [J]. 西部素质教育，2018，4 (15)：163－164.
[14] 韩春莉. 大学生意外伤害自救互救能力现状与对策 [J]. 卫生职业教育，2019，37 (20)：48－49.
[15] 李春燕. 老年人伤害危险因素及干预现状 [J]. 浙江预防医学，2013，25 (4)：21－23.
[16] 周义夕，高刘伟，费高强，等. 我国儿童非故意伤害现状研究进展 [J]. 伤害医学（电子版），2019，8 (1)：47－52.
[17] 中国心胸血管麻醉学会急救与复苏分会，中国心胸血管麻醉学会心肺复苏全国委员会，中国医院协会急救中心（站）管理分会，等. 淹溺急救专家共识 [J]. 中华急诊医学杂志，2016，25 (12)：1230－1236.
[18] 冯庚. 涉水安全与紧急救援——淹溺知识介绍（上）[J]. 中国全科医学，2013，16 (27)：3276－3278.
[19] 刘满元. 游泳虽爽莫忘安全 [J]. 安全与健康（上半月版），2015，30 (8)：31－32.
[20] 唐桂萍，车恺. 游泳运动时水中突发情况及处理方法——以沈阳体育学院游泳爱好者为例 [J]. 当代教育实践与教学研究，2019 (18)：216－217，239.
[21] 李金生，李玉银. 防溺亡施救讲究技巧方法 [J]. 解放军健康，2017，31 (3)：8.
[22] 赵达明，张锦龙. 淹溺的心肺复苏 [J]. 人民军医，2008，59 (05)：313－314.
[23] 胡森，盛志勇. 重视战、创（烧）伤休克现场非常规救治技术研究 [J]. 解放军医学杂志，2011，36 (1)：5－7.
[24] 闻建范. 化学灼伤的急救与预防 [J]. 职业卫生与应急救援，2009，27 (1)：11－12.
[25] 陈献文，冯鸿义，张捷. 2006—2017 年江阴市职业性化学灼伤流行病学特征 [J]. 职业与健康，2019，35 (03)：298－300，305.
[26] 吴杰裕，肖能坎. 烧伤早期创面局部冷疗的应用 [J]. 中华烧伤杂志，2002，18 (4)：251－252.
[27] 田纪文. 烧伤患者应用冷疗自救的调查 [J]. 中华烧伤杂志，2004，20 (5)：305.
[28] 苗盈盈，王达利，魏在荣. 冷疗在早期烧伤创面中的临床应用 [J]. 西南军医，2012，14 (4)：651－653.

[29] 张立颖，李亚洁．烧伤创面早期冷却疗法的研究进展［J］．中华护理杂志，2004，39（2）：131-132.
[30] 黄一飞，王丽强．努力提高我国眼化学烧伤的防治水平［J］．中华眼科杂志，2018，54（6）：401-405.
[31] 林莉清．眼酸碱化学烧伤急救处理概况［J］．蛇志，2015，27（4）：428-429.
[32] 胡森，盛志勇．口服补液——战争或突发事故及灾害时救治烧伤休克的液体复苏途径［J］．解放军医学杂志，2008，33（6）：635-636.
[33] 杨威，张广生，李清顺．浅议冷疗在烧伤中的应用［J］．中国中医药咨讯，2010，02（15）：279.
[34] 王杨．《成批严重烧伤患者的转运方案（2016版）》解读［J］．创伤与急危重病医学，2016，4（06）：329-332.
[35] 李婷，李俊，王帆，等．对中暑防治理念与中暑诊断标准的新认知［J］．中国卫生标准管理，2016，7（36）：8-9.
[36] 冯庚．秋老虎发威，中暑救治不可放松［J］，医师在线，2017，7（23）：25-26.
[37] 全军热射病防治专家组，全军重症医学专业委员会．中国热射病诊断与治疗专家共识［J］．解放军医学杂志，2019，44（3）：181-196.
[38] 中华人民共和国国家卫生健康委员会．职业性中暑的诊断［J］．职业卫生与应急救援，2019，02（4）：2095-2619.
[39] 国家卫生健康委员会．《职业性中暑的诊断》解读［J］．中国卫生法制，2019，27（03）：57.
[40] 苏磊．重症中暑防治回顾与分析［J］．解放军医学杂志，2010，36（9）：883-885.
[41] Shapiro Y，Seidman D S. Field and clinical observations of exertional heat stroke patients［J］. Med Sci Sports Exerc，1990，22（1）：6-24.
[42] 温新华．中暑的现场急救［J］．现代职业安全，2012，12（05）：106-107.
[43] 赵佳佳，宋青．热射病快速降温研究进展［J］．解放军医学杂志，2014，39（10）：838-842.
[44] 方邦江．中暑防治［N］．上海中医药报，2016-08-26（007）.
[45] 郑宏，刘清泉．中医药治疗中暑的临床研究进展［J］．中国中医急症，2012，21（2）：258-260.
[46] 张放．救助中暑者这么做才正确［N］．健康报，2018-07-04（004）.
[47] 苏晓雯．中暑的预防和现场救护［J］．现代医药卫生，2011，27（16）：2512-2513.
[48] 黄洁．急性中暑的中西医结合急救护理［C］．见：江西省第八次中西医结合危重病、急救医学学术研讨会论文集．江西赣州，2013：177-179.
[49] 祝建材．藿香正气，夏季必备良药［N］．上海中医药报，2015-08-07（002）.
[50] 奚肇庆，颜英杰．三伏天，中医支招防暑清凉［J］．祝您健康，2017，38（8）：10.
[51] 伍颖欣．藿香正气水解暑不防中暑［N］．西江日报，2017-08-14（007）.
[52] 赵小东，张玉辉，徐奇，等．狂犬病的流行及防治［J］．口岸卫生控制，2018，23（4）：27-30.
[53] 王传林．抓住机遇制定标准提高我国动物伤害救治水平［J］．中国急救复苏与灾害医学杂志，2018，13（11）：1037-1038.
[54] 王传林，殷文武．世界卫生组织2018年狂犬病疫苗立场文件解读［J］．中国急救复苏与灾害医学杂志，2018，13（11）：1039-1050.
[55] 周航，李昱，陈瑞丰，等．狂犬病预防控制技术指南（2016版）［J］．中华流行病学杂志，2016，37（2）：139-163.
[56] 王军．狂犬病暴露预防处置工作规范（2009年版）［J］．中国工作犬业，2010，26（02）：60-61.
[57] 王传林，殷文武．狂犬病预防处置常见问题解答［J］．中国急救复苏与灾害医学杂志，2018，13

(11)：1159，后插 1 -后插 2.

[58] 陈庆军，杜亚雷，张媛媛，等. 狂犬病发病后生存者病例回顾性分析 [J]. 中国急救复苏与灾害医学杂志，2018，13 (11)：1062 - 1065.

[59] 季宪锋. 动物抓咬伤的紧急处理 [J]. 中外女性健康（上半月），2012，20 (2)：34.

[60] 聂虎. 蛇咬伤诊治进展 [J]. 现代临床医学，2007，33 (z2)：234 - 236.

[61] 黄明伟，李秀花，孔来法，等. 毒蛇咬伤治疗进展 [J]. 中华危重症医学杂志（电子版），2018，11 (5)：301 - 303.

[62] 李莉，夏羽茜，李馨欣，等. 蜂蜇伤发病机制的研究进展 [J]. 海南医学，2018，29 (20)：2940 - 2942.

[63] 霍书花，徐曙光，苏小云，等. 海蜇蜇伤研究进展 [J]. 中华急诊医学杂志，2017，26 (2)：249 - 250.

[64] 钱明，黄春明，董丁贵，等. 各类毒虫咬伤 76 例治疗体会 [J]. 云南医药，2017，38 (01)：38 - 39.

[65] 四川省急诊医学专委会中毒与复苏学组. 四川省蜂蜇伤规范化诊治专家共识 [J]. 华西医学，2013，28 (9)：1325 - 1328.

[66] 中国蛇伤救治专家共识专家组. 2018 年中国蛇伤救治专家共识 [J]. 中国急救医学，2018，38 (12)：1026 - 1034.

[67] 国家中医药管理局. 毒蛇咬伤的诊断依据、证候分类、疗效评定——中华人民共和国中医药行业标准《中医内科病证诊断疗效标准》(ZY/T001. 1—94) [J]. 辽宁中医药大学学报，2019，21 (03)：212.

[68] 张重阳，孟庆义，邱泽武. 2014 年中国海蜇蜇伤救治专家共识 [J]. 临床误诊误治，2014，27 (10)：1 - 5.

[69] 朱惠军. 中西医结合治疗毒虫咬伤 73 例 [J]. 实用中医药杂志，2010，26 (11)：783.

[70] 钱苏林. 毒虫咬伤临床表现及治疗 [J]. 中外健康文摘，2012，09 (7)：268.

[71] 沈红，刘中民. 急诊与灾难医学 [M]. 北京：人民卫生出版社，2015：188.

[72] 兰频，刘皖娟，潘锋，等. 毒蛇咬伤的急救处理与并发症处理研究进展 [J]. 中国急救复苏与灾害医学杂志，2018，13 (11)：1107 - 1111.

[73] 覃双全，张春阳. 毒蛇咬伤患肢和伤口局部早期处理研究进展 [J]，蛇志，2016，15 (8)：26.

[74] 红十字会与红新月会国际联合会. 2011 年国际急救与复苏指南 [EB/OL]. https：//wenku. baidu. com/view/ea663d482b160b4e767fcf3a. html，2012 - 03 - 23.

[75] 宁宗. 毒蛇咬伤诊治中应注意的问题 [J]. 临床急诊杂志，2015，16 (10)：746 - 748.

[76] 中华中医药学会外科分会. 毒蛇咬伤中医诊疗方案专家共识（2016 版）[J]. 中医杂志，2017，58 (4)：357 - 360.

[77] 孙妍，刘莉，李青霞，等. 压力固定技术在毒蛇咬伤急救中的应用研究进展 [J]. 实用医院临床杂志，2019，16 (1)：246 - 248.

[78] 赵凯丽，唐运宽. 毒蛇咬伤的急救处理与护理研究现状 [J]. 蛇志，2017，29 (2)：227 - 229.

[79] 蓝海. 我国蛇伤治疗研究中的现状分析与探讨 [J]. 中国现代医生，2008，46 (15)：1 - 3.

[80] 黎孔琼. 75 例毒虫咬伤后蛇药片治疗疗效观察 [J]. 时珍国医国药，2008，19 (9)：2290.

[81] 蓝海，潘洪高，李金荣. 毒蛇咬伤治疗误区多——毒蛇咬伤救治经验谈 [J]. 新医学，2003，34 (10)：599 - 600.

[82] 易薇，京芳华，苏川涛. 规范化中药箍围在毒蛇咬伤患者中的应用 [J]. 医疗装备，2017，30 (13)：113 - 114.

[83] 胡步青. 怎样防治毒蛇咬伤 [J]. 赤脚医生杂志，1973，1 (03)：16-21.
[84] 朱立毅，罗焰然，郭颖. 鲜药半枝莲外敷辅助治疗毒蛇咬伤肢体肿痛临床研究 [J]. 亚太传统医药，2018，14 (12)：190-191.
[85] 罗威. 毒蛇咬伤治疗概况 [J]. 蛇志，2013，25 (1)：46-49.
[86] 徐玲霞，朱卫丰，沈安. 毒蛇咬伤所致肿胀的中医外治法研究进展 [J]. 江西中医药大学学报，2018，30 (03)：121-124.
[87] 张董晓，代红雨，刘艳. 中医外科关于虫咬蜇伤预防治疗的研究进展 [C]. 中华中医药学会外科分会. 2011 年中医外科学术年会论文集. 上海中华中医药学会外科分会，2011，423-425.
[88] 张林，邹瑞麟，崔琪. 回顾性分析救治蝮蛇咬伤 12983 例 [J]. 蛇志，2001，13 (4)：37-39.
[89] 王万灵，王灵，王振华，等. 毒蛇咬伤患者早期使用抗菌药物的对比研究 [J]. 中国现代医学杂志，2015，25 (14)：104-106.
[90] 彭石林. 食物中毒后的急救法 [J]. 解放军健康，2014 (4)：18.
[91] 陈率峦. 常见食物中毒症状及其预防与急救分析 [J]. 世界最新医学文摘，2016，16 (28) 181-184.
[92] 朴泰弘. 常见食物中毒的症状及其预防与急救方法总结 [J]. 中国医药指南，2019，17 (4)：89.
[93] 孙海波. 食物中毒及防控策略 [J]. 医学信息，2014，27 (9)：441-443.
[94] 张耀先，李兆红. 急性中毒诊治现状及研究进展综述 [J]. 临床医药文献电子杂志，2018，5 (48)：175，177.
[95] 苏学中. 食物中毒的家庭急救 [J]. 家庭医药，2004，3 (2)：39.
[96] 孟庆义. 食物中毒，离我们很近 [J]. 养生大世界，2019，18 (4)：44-48.
[97] 程迅. 食物中毒家庭急救四法 [J]. 农家之友，2012，24 (04)：38.
[98] 陈月莉. 催吐法在急性口服中毒患者救治中的应用 [J]. 实用临床医药杂志，2008，4 (6)：17-18.
[99] 宴俊新，张春芳. 食物中毒急救的综述 [J]. 中国医疗前沿，2007，01 (4)：106-108.
[100] 刘志. 急性中毒的“标准”化救治——解读日本急性中毒标准化救治“指南” [C]. 第 17 届世界灾难及急救医学学术会议暨第 14 届全国急诊医学学术年会论文集. 北京：中华医学会急诊医学专业委员会，2011，49-52.
[101] 宋维，姚津剑，朱江，等. 海南急性中毒诊断与治疗共识 [J]. 海南医学，2011，22 (10)：134-140.
[102] 彭兰英，于莉莉. 常见食物中毒的原因分析及处理对策 [J]. 现代医药卫生，2015，31 (z2)：45-46.
[103] 赵会. 食物中毒的原因分析及其预防措施探讨 [J]. 中国医药指南，2019，17 (7)：294.
[104] 王君. 急性一氧化碳中毒患者的急诊治疗进展探讨 [J]. 世界最新医学信息文摘，2019，19 (51)：49-50.
[105] 罗林. 急性一氧化碳中毒急救研究进展 [J]. 中国社区医师，2018，34 (14)：12-13.
[106] 熊书艺，钟鸣，胡青，等. 急性一氧化碳中毒迟发型脑病的发病机制及发病早期预测进展 [J]. 华西医学，2019，34 (09)：1075-1080.
[107] 卫生部，中宣部，教育部，等. 关于印发《非职业性一氧化碳中毒事件应急预案》的通知 [J]. 中华人民共和国卫生部公报，2006 (10)：11-20.
[108] 关彦钧，林莹. 梁琼仙，等. 不同职业类型一氧化碳中毒患者的病情特征与预后差异 [J]. 分子影像学杂志，2019，42 (2)：245-248.
[109] 中国疾病预防控制中心. 公众非职业性一氧化碳中毒预防及紧急处理指南 [J]. 上海预防医学，

2017，29（12）：974.
[110] 孙自强. 急性一氧化碳中毒合并呼吸功能衰竭的有效急救方法［J］. 黑龙江医药科学，2018，41（5）：150－151，153.
[111] 江英. 急性一氧化碳中毒临床特点及护理研究新进展［J］. 检验医学与临床，2017，14（14）：2157－2159.
[112] 中国疾病预防控制中心，职业与中毒控制所，鞍山钢铁公司劳动卫生研究所. GBZ 23－2002，职业性急性一氧化碳中毒诊断标准［S］. 中国北京：中华人民共和国卫生部，2002.
[113] 兰卫华. 对急性一氧化碳中毒患者进行院前急救护理的研究进展［J］. 当代医药论丛，2019，17（12）：40－41.
[114] 邹永丽. 一氧化碳中毒如何急救？［N］. 大众健康报，2019－11－19（010）.
[115] 生活百科网. 遇到煤气中毒该怎么急救［J］. 宜宾科技，2018，41（01）：29.
[116] 武连华，高春锦，郭秋华，等. 急性一氧化碳中毒院外急救方法的进展［J］. 中国急救复苏与灾害医学杂志，2012，07（1）：82－83，86.
[117] 施荣. 从中医角度谈一氧化碳中毒［J］. 医学争鸣，2019，10（02）：21－24.
[118] 来要水. 藏在“闺房”里的中医急救［J］. 健康博览，2016，25（8）：38－39.
[119] 孙成力. 中医急救的特色评述［J］. 山东中医杂志，2017，36（7）：617－620.
[120] 朱现民. 人中穴的急救应用探究［J］. 中国中医急症，2011，20（10）：1594－1596.
[121] 廖晓华. 穴位按压治疗厥脱45例［J］. 现代医药卫生，2012，28（10）：1507－1508.
[122] 乔丽娟. 急性一氧化碳中毒的治疗进展［J］. 医学理论与实践，2014，27（12）：1571－1572.
[123] 刘云川，魏孟琳. 一氧化碳中毒误诊原因分析及防范措施［J］. 临床误诊误治，2019，32（12）：11.
[124] 师佩佩，李伟荣. 一氧化碳中毒后迟发性脑病发病机制及危险因素的研究进展［J］. 中西医结合心脑血管病杂志，2018，16（11）：1529－1532.
[125] 陈艳，吕维国，吕赞. 中药香薰法治疗重症一氧化碳中毒迟发性脑病的临床观察［J］. 中国民间疗法，2018，26（11）：32.

第四章　常见内科急症现场救护

第一节　猝　死

猝死是人类最严重的疾病之一，是指外表健康或非预期死亡的人在恶性因素或无明显外因的作用下，突然、意外、短时间内发生的非暴力死亡。世界卫生组织定义：在急性症状发作后 6 小时内意外发生的非暴力死亡为猝死。心脏性猝死（SCD）指未能预料的，于突发心脏症状 1 小时内发生的心脏原因死亡。猝死可发生在任何年龄、性别和职业中，青少年猝死比例有不断上升的趋势。绝大多数猝死事件发生在医院外，抢救存活概率甚低。

一、现场表现

1. 前兆表现　许多人在发病前数天或数周甚至数月内患者可出现自觉较疲乏、胸痛、气促、乏力、软弱、持续性心绞痛、心律失常或心悸的加重，但这些都是非特异性的。

（1）胸闷、胸痛：频繁出现不明原因的胸闷和胸前区疼痛。

（2）心慌、心悸：多种病因致猝死前都可能有心慌、心悸的感觉。

（3）昏厥：是猝死发生前的重要信号。昏厥可能是严重的心律失常，心脏泵血障碍导致脑供血不足。

（4）大汗淋漓：如果并没明显运动，却突然汗流不止，这可能是心脏疾病的信号。身体某些部位如颈项、头皮、后背、手心、脚掌等都大量出汗，这就要警惕心肌梗死的发生。阵发性出汗，出汗以头颈部多见，部分患者伴有颈胸部出汗，汗珠细密，大滴汗珠少见。突然的出汗和恶心，这是心脏病发作的典型症状，也是早期心脏病的标志。

（5）突然感到疲倦：有时在猝死发生前一段时间毫无理由地极度乏力，特别是一些青少年，这极有可能是心肌炎引起心肌受损，是造成猝死的常见诱因。

（6）眼前发黑和肢体麻木：有些高血压或冠心病的患者由于病情突变，在出现猝死前几分钟，由于发生血压增高或心律失常引发眼前发黑和肢体麻木。

2. 危险发作　患者突然出现抽搐、意识丧失，无呼吸或者不规律呼吸（叹息样呼吸）随后停止呼吸，大动脉无法触及搏动，瞳孔散大，口唇指端青紫，如不抢救迅速死亡。

二、现场救护措施

1. 紧急措施

（1）对有前兆表现的患者要充分重视，消除诱发因素，积极主动就医。在现场应做到：

1）保持镇静，不要用力呼喊患者，情绪紧张、焦虑、恐惧都会加剧心脏负担和心律失常，甚至引起室颤。

2）患者要制动，卧位或半卧位，保持身体放松，如有严重心律异常时切忌徒步走去医院。

3）拨打 120 急救电话，并强调带来除颤器，一旦发生室颤时急需使用。

（2）发现有人倒地怀疑是猝死患者，首先大声呼叫患者以判断其有无意识。

（3）若患者无反应应立即启动生命链，即第一时间拨打 120 急救电话，或者呼救要求旁人帮忙拨打电话。同时仔细聆听 120 急救中心给出的指导建议。

（4）随后立即实施以下措施：

1）患者取平卧头低位，要尽快将其放置在地上或硬板床上，不要摇晃，使患者头、颈、躯干平卧无扭曲，双手放躯干两侧。

2）若患者摔倒时面部朝下，应小心转动患者，并使患者全身各部成一个整体（轴位）。转动时尤其要注意保护头部，可以一手托住颈部，另一手扶着肩部，使患者平稳地转动至仰卧位，以防止可能出现的颈椎损伤（详见本章第三节）。

3）患者如有义齿（假牙）也应取出，以免坠入气管。要松开衣领、紧裹的内衣等，以免妨碍胸廓运动。

4）用 5～10 秒迅速判断患者的面色和呼吸，同时触摸其动脉搏动情况。

5）如面色苍白、嘴唇发绀、无呼吸和脉搏则立即进行心肺复苏（详见第二章第二节）。

2. 条件具备下最佳措施（包含条件不具备时慎用的措施）　电除颤：如果现场备有自动体外除颤器，则应尽早除颤，因为大多数成人突发非创伤性心脏骤停的原因是室颤，室颤后每延迟电除颤 1 分钟，死亡率增加 7％～10％。

3. 适得其反或要命的“措施”（注意事项和禁忌证）

（1）对发生猝死的患者现场的体位很重要，既不要不顾一切，无所讲究地抱着或抬着患者匆匆送往医院，也不应不敢任何作为，放任患者以不当的体位消极等待专业人员到来。

（2）心肺复苏开始越早越好：有大量数据表明，心肺复苏开始的时间直接关系抢救的成功率，开始越晚，成功率越低，心脏骤停 10 分钟后进行心肺复苏，成功率几乎为零，所以发现“倒地”患者应及时施救，不应该光等待 120；叹息样呼吸和抽搐样表现都应视作心脏骤停，开始心肺复苏；对于未经过培训的施救者，发现成人无反应、无呼吸或不规律呼吸后，可以不检查患者脉搏，直接开始心肺复苏，因为检查脉搏的过程有时对专业人员都比较困难，而对非心脏骤停者实施心肺复苏，很少造成严重损害，所以为此耽误宝贵的抢救时间是不明智的。

（3）以往对于心脏性猝死（SCD）在患者心前区捶击 2 次，对于刚刚发生室颤的心脏，胸前区捶击有较好的除颤效果，可以使室颤消除而重新出现心脏跳动。但目前认为：刺激濒死心脏，反而增加心脏损伤，降低心肺复苏成功率。

三、发病机制与病因

各种病因及因素所致心脏严重的心电活动紊乱，导致心肌极度缺血，突然出现心脏骤停，从而丧失心脏泵血功能致有效的血液循环停顿，只有很短数分钟，就出现不可逆转的死亡。引起猝死的病因分心源性猝死和非心源性猝死两大类。

1. 心源性猝死　又称心脏性猝死，占猝死的 75%。

（1）其中最常见的病因是冠心病发生急性心肌梗死和不稳定心绞痛，即急性冠脉综合征。

（2）心肌炎、肺心病、风心病、高心病、心脏瓣膜病等各种心脏病在恶性因素的刺激下发生突然死亡。

（3）还有小部分心脏性猝死由先天性心脏结构异常或心脏结构正常但电学异常的遗传性心律失常，如冠脉异常、先天性心脏病、马方综合征、Brugada 综合征、Long QT 综合征及儿茶酚胺敏感性多形性室速。

2. 非心源性猝死　是因为心脏以外各系统疾病导致的突然死亡。

（1）呼吸系统疾病：如肺梗死、支气管哮喘、气道堵塞、严重肺部感染、睡眠时呼吸暂停综合征。

（2）神经系统疾病：如脑出血、脑卒中等急性脑血管病，癫痫，病毒性脑炎。

（3）消化系统疾病：如急性坏死性胰腺炎、消化道出血等。

（4）内分泌系统疾病：如糖尿病等。

（5）其他：中暑、过敏性休克、主动脉夹层、严重的电解质紊乱（如低血钾/高血钾）。

3. 刺激猝死发生的恶性因素

（1）精神和体力长时间高强度持续投入，如工作压力、长期熬夜、剧烈运动、玩网游、跑马拉松、看足球等竞赛。

（2）情绪波动、大悲大喜、恐惧、心情抑郁、高热或寒冷刺激。

（3）长期吸烟酗酒、吸毒、高盐高脂饮食、暴饮暴食。

（4）便秘、性生活纵欲过度、“宅男宅女”和办公室“久坐族”的长期严重缺乏运动等不良的生活方式及习惯。

（5）肥胖：体质量的相对增加，使冠心病猝死呈线性增加，从39%增加到70%。

第二节　脑卒中

脑卒中又称中风、脑血管意外，为一种急性的脑血管疾病，因各种诱发因素引起脑部血管突然破裂或血管阻塞造成脑组织缺血、损伤或功能障碍，导致患者残疾或死亡。

本病主要包括两种类型：一是缺血性卒中（AIS），又称脑梗死；二是出血性卒中，又称脑出血（脑溢血），是指非外伤性脑实质内出血。其中，缺血性脑卒中占总患者数的75%以上，出血性脑卒中则只占25%。

脑卒中是人类健康的第一杀手，世界卫生组织统计数据显示：全世界每6个人中就有1个人会在其一生中患脑卒中，每6秒世界上就会有一个人死于脑卒中。在中国，每12秒就有1名新发脑卒中患者，每21秒就有1人死于脑卒中。脑卒中已成为导致我国城乡居民死亡的第一大病因。有研究显示，脑卒中的发病正呈现出年轻化的趋势。与美国相比，我国脑卒中患者更显年轻化，平均住院年龄差距高达10岁。

一、现场表现

若患者突然出现以下任一症状时应考虑脑卒中的可能：

1. 一侧肢体不协调，或一侧肢体（伴或不伴面部）无力或麻木。
2. 一侧面部麻木或口角歪斜。
3. 说话不清或者表达、理解语言困难。
4. 双眼向一侧凝视或复视，一侧或双眼视力丧失或视物模糊。
5. 眩晕伴呕吐，既往少见的严重头痛、呕吐。
6. 突然晕倒、人事不省等意识障碍或抽搐。
7. 身体平衡障碍，动作失调或半侧空间忽视。
8. 无缘由的记忆困难。

严重者表现为昏迷、休克等，病情严重的患者甚至直接死亡。

二、现场救护措施

“时间就是大脑”，未经治疗的大脑中动脉卒中进展导致每分钟损失 1.9 万个神经元。每延迟 1 分钟治疗，就会损失 1.8 天的健康寿命。国内外的最新指南都在强调时间在脑卒中早期干预中的特殊意义。急性缺血性卒中最有效的治疗方法是时间窗内给予血管再通治疗，包括静脉溶栓和机械取栓，救治成功率与发病时间密切相关。

急性缺血性脑卒中静脉溶栓时间窗为发病 3.0～4.5 小时，共识推荐在 AIS 发病后 6 小时内可进行机械取栓治疗。

对可疑脑卒中患者的迅速识别、转运是治疗的关键。若患者突然出现一侧肢体（或面部）无力或麻木、言语不清、理解困难或意识障碍等疑似症状，应尽快联系急救中心。

1. 紧急措施

（1）迅速识别：面臂语言试验 FAST 快速识别法（face arm speech test，FAST），可辅助第一目击者提高脑卒中识别效率。它是欧美公众教育中最常见、效率最高的脑卒中识别工具，对超过 80％的脑卒中症状都能进行识别（图 4－2－1）。

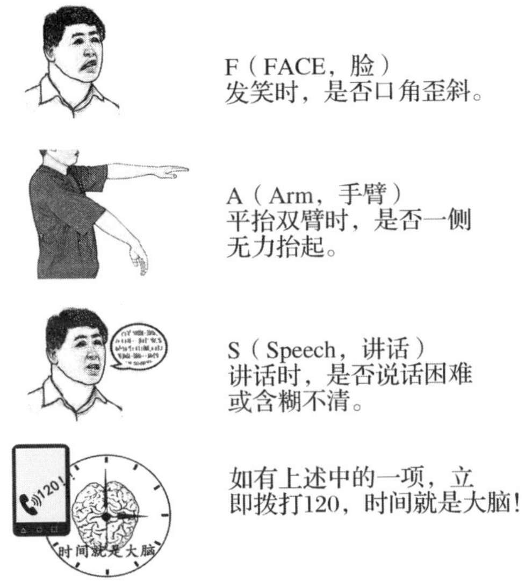

图 4－2－1　面臂语言试验 FAST 快速识别法（脑卒中 FAST 快速识别法）

还有我国的“中风 120”的脑卒中快速识别法实现了脑卒中识别与具有我国特色的医疗急救号码“120”完美结合在一起，简单易记。即指：

1 看——1 张脸不对称，口角歪斜。

2 查——2 只手臂，平行举起，单侧无力。

0 聆——听语言，言语不清，表达困难。

如果有以上任何突发症状，立刻拨打 120 急救电话。该策略简单明了、通俗易记，有助于帮助公众迅速识别脑卒中。

应将疑似卒中患者在最短时间内转运至最近的经认证的卒中中心，或可开展静脉溶栓和（或）血管内治疗的医院。

（2）缓解患者烦躁情绪，指导其停止活动，置平卧位，平卧位有利于改善脑血流和脑灌注，解开衣领、腰带，不可随意摇晃、拍打、搬动及拖拽患者。昏迷者取侧卧位。

（3）若患者出现呕吐，有气道阻塞或误吸风险时，可帮助患者将头偏于一侧，且抬高 20°～30°避免气道堵塞。

（4）保持气道通畅，及时清除呼吸道分泌物，防止误吸。

（5）120 急救到达前，有昏迷等危重情况时可采用放血方法救急。取针消毒（注射用针、三棱针或缝衣针均可），无消毒棉球可用火烧一下，若情况危急，条件有限，可用缝衣针或瓷碗瓷杯打碎取利刃面代替针具，一次握住 5 个手指，在患者的 10 个手指尖上刺，再用手挤出血来，即十宣放血（每指一滴）。如果还是不能苏醒，建议百会放血，耳后三焦经青筋处放血也有促醒效果。如果有面肌嘴角歪斜，可拉患者的耳朵至发红，在两耳的耳垂部位各刺两针，也各流血两滴。

（6）家属准备好医保卡、银行卡以及正在服用的药物记录，切忌乱服药。

（7）注意观察患者呼吸、脉搏及神志的变化，一旦患者心跳、呼吸停止，立即进行心肺复苏术。

2. 条件具备下最佳措施（包含条件不具备时慎用的措施）

（1）有条件时，对低氧情况的患者可给予吸氧。

（2）头部降温，可降低脑组织耗氧量，并对缺血或出血的脑组织有保护作用，可用冰袋、冷毛巾在患者枕部和颈部进行冷敷。

（3）若发现患者有舌根后坠可用口咽通气管，出现气道梗阻危急情况时行环甲膜穿刺（详见本章第四节）

（4）若患者出现躁动不安，甚至癫痫时，可给予地西泮（安定）进行镇静，以减少其脑组织的耗氧量，避免其颅内压异常升高。

（5）对于 120 急救短时间不能到达，病情明显者，可针灸或穴位按压救急。如偏身麻木、口舌歪斜、言语不利，用人中、内关、三阴交、极泉、尺泽、委中等穴（图 4-2-2）；神志不清，用人中、百会、内关等穴。

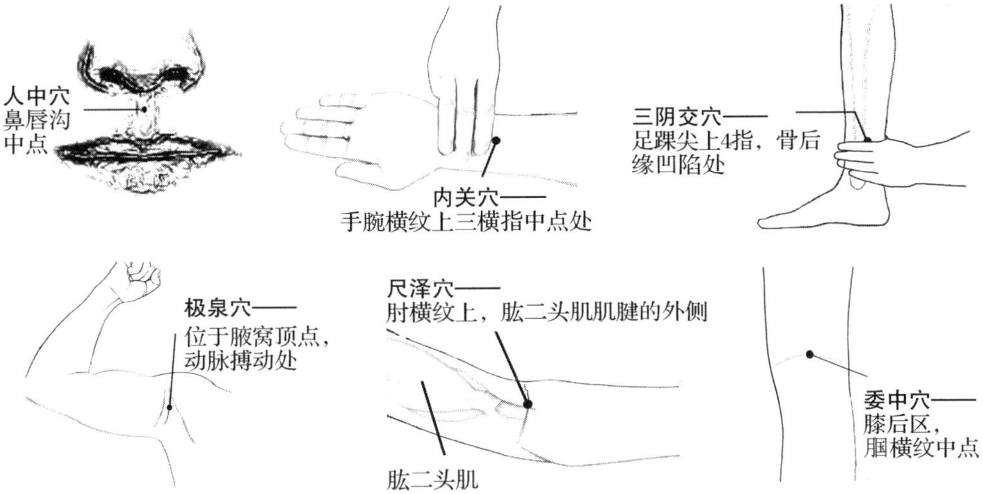

图 4-2-2 急救穴位图

（6）测定血糖低于 3.3 mmol/L 的患者给予葡萄糖或糖果口服。

3. 适得其反或要命的“措施”（注意事项和禁忌证）

（1）禁止频繁搬动患者，不可随意摇晃、拍打、搬动及拖拽患者，如果移动，会加速脑部微血管的破裂。要先原地使患者躺平或坐稳，本来躺着的患者切勿扶起坐。

（2）患者血压不是特别高或特别低时，一般不进行药物干预，当血压＞220/120 mmHg 时，可考虑谨慎缓慢降压。有时抗高血压治疗是有害的，可降低灌注压，导致脑缺血加重。

（3）送往医院时，患者头部朝向车行驶方向，以减少车行惯性力对脑供血的不利影响。司机尽量保证车速平稳，避免紧急刹车或提速，避免颠簸移动。

三、可能的相关疾病与因素

脑卒中的可改变危险因素有高血压、血糖升高、高纤维蛋白原、高尿酸、血脂异常、吸烟、房颤等。尤其是与高血压相关的危险因素如高尿酸、血脂异常、肥胖、缺乏运动、饮酒、吸烟、高盐饮食等，均可增加脑卒中发病风险。

其中，出血性脑卒中与高血压、妊娠、药物滥用、成人型呼吸窘迫综合征（睡眠呼吸暂停综合征）、颅内动脉瘤破裂关系密切；缺血性脑卒中与脉压增大、高胆固醇血症、高尿酸相关性更强。无论是出血性脑卒中还是缺血性脑卒中，高血压均是最重要的危险因素。

脑卒中的不可改变的危险因素有家族史、种族、年龄、性别等，年龄＞60岁为缺血性脑卒中的危险因素。缺血性脑卒中与出血性脑卒中的男性患者均多于女性，其原因可能与男性饮酒、抽烟等不良生活习惯有关。

四、发病机制

缺血性脑卒中由于各种原因如糖尿病、高血脂及肥胖致血液流行异常形成血栓，造成管腔狭小或滞塞不通而又无法建立有效侧支循环供血系统，使脑局部供血供氧不足发生缺血性梗死所引起的脑部血液循环障碍，使得局部脑组织受损伤，导致脑组织缺血、缺氧性坏死或脑软化，并出现相应神经功能受损。

出血性脑卒中因各种诱发因素引起脑实质内部动脉破裂导致急性脑血管出血，血肿的形成及扩大、颅内压升高、血脑屏障的破坏、脑水肿、神经细胞凋亡以及神经功能障碍。临床上表现为一次性或永久性脑功能障碍的症状和体征。

第三节　意识障碍

意识障碍是指个体对外界环境刺激缺乏正常反应的一种精神状态。任何原因引起大脑高级神经中枢功能损害时，都可出现意识障碍。无论是什么原因引起的意识障碍，其共同的症状都是：对外界的刺激无反应或反应降低。这一点，可以通过测定患者对声音、痛觉、运动等方面的反应程度来判断测定意识障碍的程度。一旦患者对声音或痛觉无反应，即考虑意识障碍。

一、现场表现

意识障碍分为持续性意识不清（如昏迷、昏睡等）和短暂意识不清（如晕厥等）。在大街上、公园里遇到突然昏倒的患者，人事不知，呼之不应，要立即把患者平放，持续大声呼唤、拍打肩部，看看能否苏醒，持续数秒没有醒来，这就是突然发生了昏迷。若在家里，早晨起来发现家人叫不醒，也说明此人可能已经昏迷。昏迷的人对外界刺激完全无反应，出现运动、感觉、反射功能障碍、大小便失禁。根据意识障碍的程度可分类为：

1. 意识模糊　是意识水平下降。患者能保持简单的精神活动，但对时间、地点、人物的定向能力发生障碍。

2. 嗜睡　是一种病理性睡眠。患者陷入持续的睡眠状态，可被唤醒，并能正确回答和做出各种反应，但当刺激去除后很快又再入睡。

3. 昏睡　是接近于人事不省的意识状态。患者处于熟睡状态，不易唤醒。虽在强烈刺激下可被唤醒，但很快又再入睡。醒时答话含糊或答非所问。

4. 昏迷　是严重的意识障碍。表现为意识持续的中断或完全丧失，即使强烈刺激也无法唤醒。按其程度可分为 3 个阶段。

（1）轻度昏迷：意识大部分丧失，无自主运动，对声、光刺激无反应，对疼痛刺激尚可出现痛苦的表情或肢体退缩等防御反应。角膜反射、瞳孔对光反射、眼球运动、吞咽反射等可存在。

（2）中度昏迷：对周围事物及各种刺激均无反应，对剧烈刺激可出现防御反射。角膜反射减弱，瞳孔对光反射迟钝。眼球无转动。

（3）深度昏迷：全身肌肉松弛，对各种刺激全无反应。深、浅反射均消失。

二、现场救护措施

1. 紧急措施

（1）发现有人长睡不醒或突然倒地，先大声呼唤，拍打双肩，判断有无意识反应，只要是意识障碍，就要尽快呼叫 120 急救。

（2）松解可能阻碍呼吸的领带、衣扣、胸衣、腰带等，并注意清理口腔内的呕吐物、分泌物和脱落义齿，使呼吸道畅通，以防止发生窒息。

（3）怀疑颈椎损伤的患者，需给予颈部固定（详见第六章第四节）。

（4）将患者放置在稳定的侧卧位，又称急救恢复体位（Recovery Position）或复苏体位，取该体位的目的就是要保证呼吸通畅，预防舌后坠、呕吐物误吸所致的窒息。

（5）为了防止在把患者放置过程中因为翻动患者而再次造成伤害的风险，放置时需要有方法和技巧，操作要领有：

1）当患者是处于仰卧状态时（图 4－3－1）：①施救者双膝或单膝跪在患者一侧。②通过仰头举颏法等方法开放气道。③将患者靠近施救者一侧的上肢上摆至患者的头边如招手样。④将患者对侧的下肢放在另侧下肢上面，以便翻转身体时自然摆顺当。⑤将患者对侧的手放在胸前。⑥施救者一手把握患者对侧上臂，另一手把握患者对侧胯部，将患者向自己方向翻动。⑦将患者对侧的手掌向下着地支撑，手背枕着患者面颊，口稍向下，头稍后仰。⑧对侧膝盖着地支撑保持患者于稳定的侧卧位。⑨每 5 分钟重复检查患者呼吸、心跳、皮肤、意识等情况，如有异常立即急救。

2）当患者趴倒在地，处于俯卧状态时（图 4－3－2）：①施救者双膝或单膝跪在患者一侧。②施救者靠近患者头部的手掌和五指展开，放置于患者后颈部和头枕部，目的是保护患者的颈椎在翻转过程中避免旋扭和弯曲。③将患者对侧小

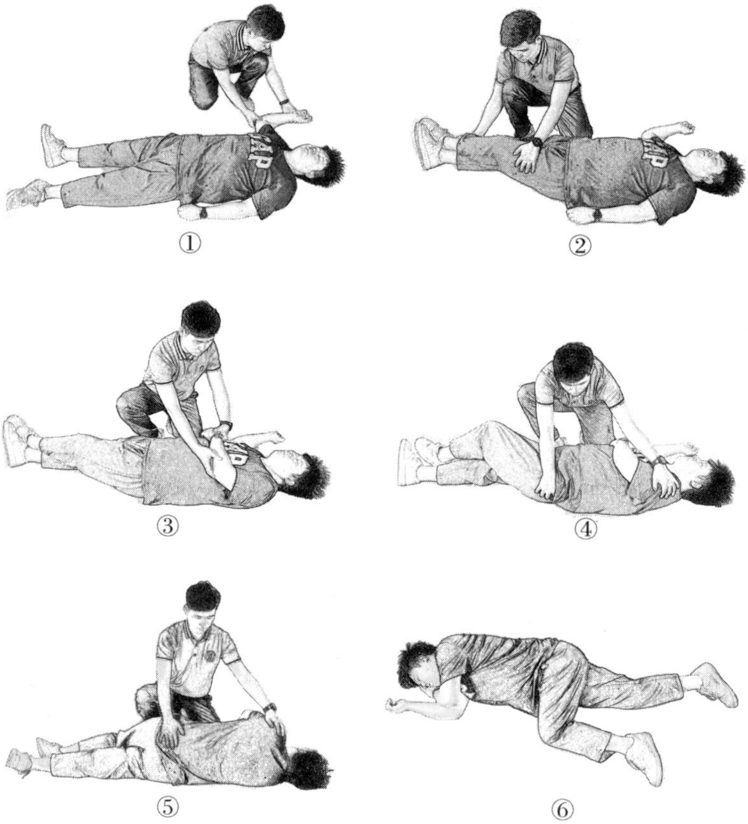

图 4－3－1　意识障碍患者处于仰卧状态时的救护操作要领

腿屈曲放在另一小腿上，以便双下肢翻转自然摆顺当。④施救者另一手放在患者对侧腋下向自己侧把患者翻转过来，将患者置于仰卧位。⑤在仰卧位状态下检查患者有否意识、呼吸、脉搏（详见第二章第一节），如无意识，有呼吸、脉搏按上述（图 4－3－1）将患者置于急救恢复体位。

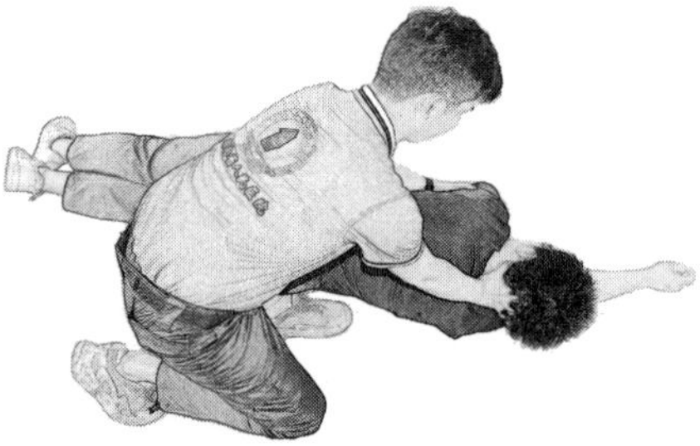

图 4－3－2　意识障碍患者处于俯卧状态时的救护操作要领

（6）送医院途中，用衣物等固定患者头部的两侧，尽可能避免头部摇晃和震动。

（7）严密监测患者的脉搏、呼吸，保持气道畅通，维持有效呼吸和循环。即使患者迅速恢复知觉，表面上看来已经完全复原，也必须密切注意他的反应程度、呼吸、脉搏的变化。

（8）怀疑有煤气中毒时，施救者要立即打开门窗，或将中毒者迅速转移到通风良好的环境。

（9）在观察病情中，昏迷患者发生心脏骤停或呼吸停止，应立即进行心肺复苏。

2. 条件具备下最佳措施（包含条件不具备时慎用的措施）

（1）掐按人中穴：人中是救治危急的重要穴位，施救时大拇指屈曲为 90°，指尖放在穴位上，指力内收，着力指端，行强刺激，不断活动大拇指，一紧一松地顿挫性按压，节律均匀，频率每秒 1～3 次，由轻渐重，由浅入深，以 20～40 次/分，每次持续 0.5～1 秒为佳。切不可用力过猛或直接用指甲掐，被掐部位不能产生青紫现象，更不能掐破皮肤。

（2）合并有外伤、中毒、中暑、脑卒中、休克、高热、溺水、触电、毒蛇虫咬蜇伤、过敏等病情的患者参照相关章节采用相应措施。

3. 适得其反或要命的“措施”（注意事项和禁忌证）

（1）不要给昏迷患者饮食、饮水和灌药，以免发生窒息。

（2）不要为了呼唤、催醒患者而摇晃、拍打、捶击患者，以免患者伤情加重或造成二次损伤。特别是摇晃颈部、胸腰椎部可能使已有的脊柱骨折错位而引发脊髓损伤出现截瘫。

（3）脑外伤后如有血性液体从耳、鼻中流出，可能是颅底骨折造成了脑脊液外漏。禁忌用水冲洗和用棉花堵塞耳、鼻。

（4）不要随意移动有意识障碍的患者，需要移动时要注意观察其呼吸情况，在准备好搬抬人员和搬运器材（如担架）后再移动。

（5）对于有糖尿病病史的患者，如怀疑由此引起的昏迷，应了解除了低血糖的原因外，血糖显著升高也可引起高渗性昏迷。因此，在原因不明时不要随便给患者喂食糖水，以免加重病情。而且，给意识不清的患者喂糖水容易造成呛咳，甚至窒息。

（6）切忌使用冷刺激促使昏迷者苏醒。寒冷刺激会加重缺氧，更能导致末梢循环障碍，诱发休克和死亡。因此，昏迷者一定要注意保暖。

三、可能的相关疾病

引起意识障碍的原因很多，中枢神经系统的疾病和外伤都可以引起，其他系统严重疾病和外伤也可以引起。意识障碍是病情严重程度的观察指标，是重要的生命体征。

1. 低血糖　患者以前患有糖尿病，此次服降糖药或注射胰岛素后未进餐，或近期饮食少但降糖药物或胰岛素未减量，或较长期未进食处于饥饿状态患者。常伴有出汗、心跳快。

2. 高血糖　患者有糖尿病，未用降糖药或注射胰岛素，近期饮食控制欠佳。

3. 乙醇、毒品中毒　大量饮酒、空腹饮酒、饮混合酒等易导致乙醇中毒，吸毒过量所致中毒。

4. 一氧化碳中毒　在洗浴中发病，或发病环境密闭，或家中有煤炉、炭火不完全燃烧时发生。注意不要立即冲入室内救人，应先打开门窗，关掉煤火，以防自己中毒。然后将患者转移至通风处。

5. 药物中毒　患者有长期服安眠药病史或近期与人争吵，情绪波动大，应注意药物中毒。注意寻找患者身旁有无药瓶，或将其长期服用药物一同带往医院给医师判断。

6. 脑血管意外　有高血压病史，血压控制不佳者。

7. 外伤　有外伤出血者，注意压迫出血部位，减少搬动，因为头部外伤患者可能合并其他部位外伤，搬动可能加重其他部位损伤。

8. 心源性晕厥　如听不到心跳或心跳很慢者，要注意心脏病导致晕厥。听不到心跳者要立即现场心肺复苏。

9. 肺性脑病　有肺气肿病史，近期咳嗽加重未作处理者，应注意该病。

10. 肝性脑病　有肝硬化病史，进食较多动物蛋白质食物后，或近期便秘，合并感染等应注意。

11. 尿毒症脑病　尿毒症患者，超过 3 天未进行血透者。

12. 中暑、脑卒中、休克、高热、溺水、触电、毒蛇虫咬蜇伤、过敏等病情发展到一定程度时都可能出现昏迷等意识障碍。

四、发病机制

任何原因引起大脑高级神经中枢功能损害时，都可出现意识障碍。昏迷是觉醒状态、意识内容和躯体运动完全丧失的严重意识障碍。其解剖基础在大脑皮质和皮质下激活系统，多种因素包括缺血、缺氧、缺乏能量供应或神经递质代谢障碍等，可影响大脑皮质及皮质下激活系统，导致昏迷。

第四节　休　克

休克（Shock）是由于各种致病因素（如感染、过敏、中毒、窒息、创伤、出血）引起的有效循环血容量急剧减少，导致组织、器官微循环灌注不足，致使组织缺氧、细胞代谢紊乱和器官功能受损的综合征。

一、现场表现

按导致休克的病因，休克分为低血容量性休克，心源性休克，梗阻性休克，分布性休克（包括感染性休克、神经源性休克、过敏性休克）（详见本节三、发病机制和相关疾病）。根据休克的发展过程可分为早、中、晚三期。不同类型的休克现场表现有不同的特点。

1. 早期患者往往表现为精神差、精神紧张、烦躁不安、感觉乏力，观察可发现患者出冷汗、脸色苍白或发绀、四肢湿冷，脉搏细速、心率增快（＜100 次/分），呼吸频率增快，可有恶心、呕吐，若有条件测量血压，血压低于正常。

2. 中期患者表情淡漠、反应迟钝、意识模糊或欠清、烦躁，全身软弱无力，面色苍白、皮肤黏膜发绀或花斑、四肢冰冷，脉搏细速（＞120 次/分）、无力或不易扪及，呼吸浅促，尿量更少或无尿，浅静脉萎陷、指甲床指压试验显示毛细血管充盈时间延长（压迫指甲后甲床由白色转红润的时间超过 2 秒）；血压进行性下降（收缩压 90～70 mmHg，脉压差＜20 mmHg）。

3. 晚期患者意识模糊或昏迷，全身皮肤黏膜发绀明显，还可出现瘀斑，四肢厥冷，脉搏微弱、血压测不出、呼吸微弱或不规则、体温不升，无尿，全身皮肤黏膜和内脏广泛出血，如鼻腔、牙龈、内脏出血等。此期患者多由于多系统器官功能衰竭而死亡。

4. 过敏性休克患者往往因过敏因素导致喉头水肿阻塞声门，造成上气道梗阻。患者表现为极度呼吸困难，喉部可闻及喉鸣音，吸气时锁骨上窝、胸骨上窝及肋间隙明显凹陷，在短时间内会导致心跳、呼吸骤停而危及生命。

5. 感染性休克患者可出现发热、寒战等；低血容量性休克患者可有明显出血、低体温等；心源性休克患者可出现心悸、气促或胸闷等；梗阻性休克患者可能会出现呼吸困难或胸痛等；剧烈疼痛可导致神经源性休克。

6. 人们往往将意识丧失、晕倒等同于休克，这种观点是错误的，如未出现前述症状和表现，单纯的意识丧失应考虑晕厥或其他意识障碍相关的疾病，而不是休克。

二、现场救护措施

1. 紧急措施

（1）体位选择：是紧急措施中最基础的，施救者应立刻将患者摆放头和躯干抬高 20°～30°、下肢抬高 15°～20°的体位（图 4-4-1）。

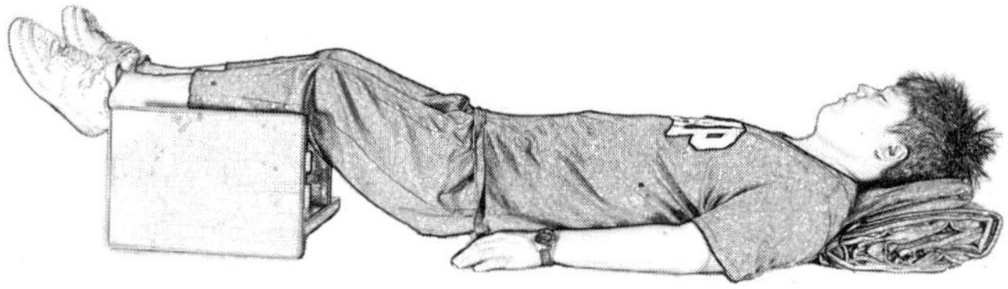

图 4-4-1 休克体位

（2）减少搬动：搬动时动作要轻。应密切关注患者神志、瞳孔、脉搏、呼吸的变化。

（3）松解领裤等扣带，保持周围环境安静，对患者进行安抚。

（4）保持相对正常的体温，体温过低时注意保暖，畏寒者要加盖棉被，环境高温时尽量散热。

（5）保持呼吸道通畅，清除口鼻腔异物，昏迷患者取侧卧位或者头偏向一侧。

（6）指压内关、合谷、足三里、人中等穴位（图 3-5-1、图 3-9-1），其中人中穴按压不能太重太久，最多 4 次。

2. 不同类型的休克，现场急救有不同方法。

（1）过敏性休克：若判断患者为过敏性休克，立即去除引起过敏的原因，如立即停用可疑过敏原或过敏药物；蜜蜂蜇伤拔除残留在皮肤上的毒刺等（详见第三章第七节），使患者就地平卧，注意保暖，保持安静。

（2）心源性休克：如果患者或同伴亲属能提供简单的病史，初步判断为心源性休克伴有急性心力衰竭时，最好采用平卧位，不用枕头；不能平卧者，可采用 30°半卧位。使双下肢下垂，以减少静脉回心血量，减轻心脏负荷。急性冠状动脉综合征（ACS）是心源性休克最常见的原因（占 75%），介入治疗（PCI）是 ACS 最重要的治疗方法，但 PCI 有紧急的时限性，要求在 12 小时内进行，所以对可能是心源性休克要尽快送能做 PCI 的医院。

（3）创伤性休克：若患者存在外伤，应立即现场止血包扎（详见第六章第二节），减少搬动，转运时动作应轻柔，以免加重外伤或者造成重要脏器损伤。尤其是有脊柱骨折的患者，转运时应进行轴线搬运，避免损伤脊髓；腹部受伤取屈膝仰卧位使腹部松弛；怀疑骨盆骨折者一定要做好骨盆固定（详见第六章第四节）。创伤患者常有低体温，一定要注意保暖，包括去除湿冷衣服、增加环境温度、覆盖身体。

（4）如患者呼吸及心跳停止时，立刻以心肺复苏进行施救。

3. 条件具备下最佳措施（包含条件不具备时慎用的措施）

（1）肾上腺素是治疗过敏休克首选药物，0.5 mg，立即皮下注射或肌内注射，如无效可在 5～15 分钟重复给药。小儿略减。如症状不缓解，为改善缺氧症状，立即给氧气吸入。对于非医疗从业人员，尤其是在丛林、野外从事危险职业的人员，在距医疗中心距离较远的时候，自身携带急救药品也可发挥关键作用。目前国外推荐自注射肾上腺素笔，简单方便，是名副其实的“救命笔”。自 20 世纪 70 年代问世至今，在严重过敏反应治疗中发挥了重要的作用（详见本章第七节）。

（2）环甲膜穿刺术：过敏性休克患者出现喉头水肿时的对症处理，并尽量建立人工气道，可就地实施环甲膜穿刺术。环甲膜穿刺是气道梗阻的重要现场急救方法，它具有快捷、有效、简单的特点，且不需要复杂的急救设备，稍接受过急救训练的人都可以掌握。具体操作过程如下：

1）操作时摸到喉结后，往下 2～3 cm 处有一凹陷，即为环甲膜的位置（图 4-4-2）。周围无重要器官，仅为一层较薄的皮肤、皮下组织，其下即为气管。

2）患者仰卧位，头后仰，局部消毒（危急时可不消毒）后术者用示指与中指固定喉结两侧，用粗针头注射器刺入（图 4-4-3），有突破感后觉得阻力突然消失，回抽注射器如有空气抽出，则穿刺成功，随即呼吸道梗阻的症状得到缓解。

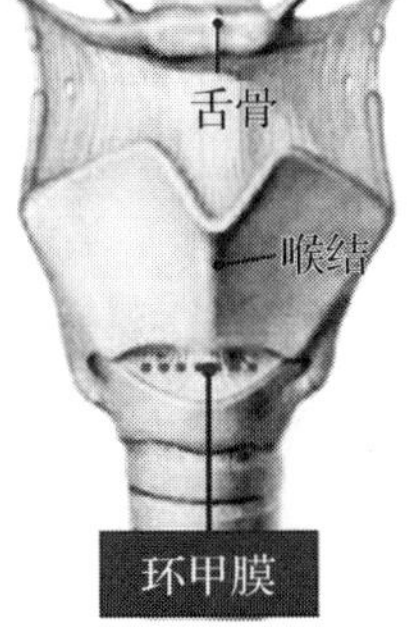

图 4-4-2　环甲膜的位置

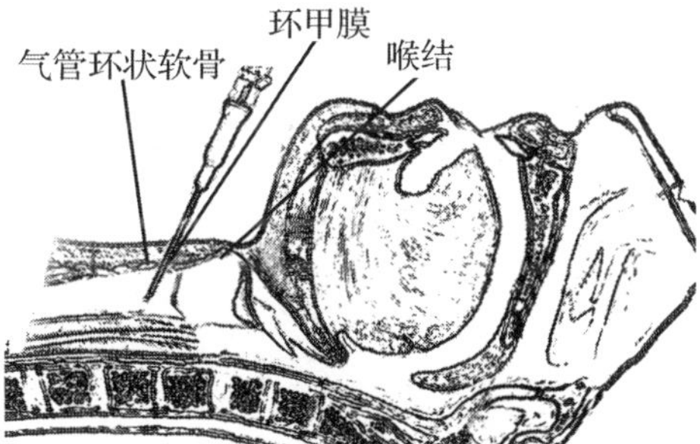

图 4-4-3　环甲膜穿刺术示意图

3）穿刺时应注意切勿穿刺过深损伤喉后壁黏膜，抽到空气后勿再继续进针；如穿刺时遇阻力一般为血凝块或分泌物堵塞，可以快速注入少许空气，若此法无效，应考虑进针过深抵住喉后壁黏膜，应将针头回退，保证针头在喉腔内。

4）环甲膜穿刺仅为急救，通气效率有限，不宜放置过久，应尽快呼救专业急救人员或将患者尽快送至医院抢救室建立更有效的人工气道。

(3) 休克情况严重者建立静脉通道快速补充血容量，复方氯化钠（林格液）、低分子右旋糖酐、0.9%氯化钠注射液、5%葡萄糖注射液均可，一般先输入500～1000 mL，首选复方氯化钠。

(4) 过敏性休克尽早使用糖皮质激素，首次地塞米松10～20 mg加入50%葡萄糖40 mL静注，然后用地塞米松20 mg加入5%葡萄糖500 mL静滴。

(5) 对于烦躁不安者，可给予适量的镇静药。成人可用苯巴比妥（鲁米那）0.1 g肌注。因创伤、骨折所致的休克，患者疼痛剧烈时，可适当应用止痛药，如哌替啶（度冷丁）50 mg肌注。但若休克原因不明，尤其是怀疑有腹内脏器穿孔者，用止痛药可掩盖其症状而易误诊，应慎用。

4. 适得其反或要命的“措施”（注意事项和禁忌证）

(1) 尽量少搬动、少打扰患者，保持其安静。

(2) 松解患者衣领、裤带，使之平卧。休克严重的头部应放低，脚稍予抬高。但头部受伤、呼吸困难或有肺水肿者不宜采用此法，而应稍抬高头部。

(3) 注意患者保暖，但不能过热，以免增加耗氧和心脏泵血负担。

(4) 患者脱水时可适量补充盐水或运动饮料，但不能大量饮白开水以防出现组织水肿。

(5) 若患者有严重的脊柱外伤或可能存在重要内脏损伤出血，切忌盲目搬动而损伤脊髓或重要脏器。

(6) 患者有发热，病因不清时不要降温，以免掩盖病情。

三、发病机制和相关疾病

根据病因和血流动力学状态的特点，休克分为4类，每种类型的发病机制不同。

1. 低血容量性休克　由于体液、血液的骤然减少，回心血量不足，导致有效循环血容量减少，其结局是心排量不足、血压下降。相关疾病有外伤出血、大面积烧伤、宫外孕、呕吐、腹泻、大量出汗、多尿等。

2. 心源性休克　由于心肌受损或心脏结构异常致心功能严重受损，导致心肌收缩障碍、心脏射血功能障碍、心室充盈障碍，其结局是心排量不足、血压下降。相关疾病有心肌梗死、冠心病、急性暴发性心肌炎、心肌病、严重心律失常、急性心包压塞以及各种心脏病晚期等。

3. 分布性休克　指心排量的分布异常，外周血管扩张、阻力低，其结局是心排量正常或轻度升高、血压下降。相关疾病最主要有严重感染、脓毒症等所致感染性休克；有剧烈疼痛、脊髓损伤、麻醉平面过高或创伤等引起神经源性休克；由花粉、药物、疫苗、毒虫咬蜇伤、异体蛋白质等致敏物质而引起过敏性休克。

4. 梗阻性休克　由心血管回路中血流受到梗阻造成，导致心室舒张末期充盈不足或因后负荷增加导致心排量减低，其结局是心排量和血压下降。相关疾病有肺栓塞、肺动脉高压、心脏压塞、缩窄性心包炎、张力性气胸、主动脉夹层等。

研究显示休克中，分布性休克占 66%（其中脓毒性休克占 62%），低血容量性休克占 16%，心源性休克占 17%，梗阻性休克占 2%。

第五节　晕　厥

晕厥是指一过性全脑血液低灌注导致的短暂意识丧失。其特点为发生迅速、一过性、自限性并能够完全恢复。发作时因肌张力降低、不能维持正常体位而跌倒。其诱因既可能是良性的，也可能是威胁生命的。

一、现场表现

根据引起发病的原因将晕厥分为反射性晕厥（神经介导性晕厥）、直立性低血压晕厥和心源性晕厥。心源性晕厥又分为心律失常性晕厥和器质性心血管病性晕厥（详见本节三、相关疾病）。

反射性晕厥最常见，占 70%～80%；心源性晕厥是第 2 位的，占 2%～3%。晕厥在儿童及青少年时期常见，有报道称以晕厥占儿科急诊的 1%～2%，年长儿多见，女性多于男性。反射性晕厥是最常见的晕厥形式，占儿童晕厥的 40%以上。

虽然心源性晕厥所占比例不高，但危害大，猝死风险高，其 1 年内病死率可高达 33%，儿童和青少年运动员猝死事件中，19%的猝死者曾有晕厥或晕厥先兆。

1. 诱发原因　不同的晕厥有时会有其具体的诱发情况。

（1）反射性晕厥具体有以下几项。

1）血管迷走性晕厥：由于恐惧、疼痛、操作、恐血，不适的视觉、听觉、气味刺激或疼痛等情绪引起。

2）情境性晕厥：如咳嗽、打喷嚏、胃肠道刺激、排尿、运动后、餐后、长时间站立，或处于拥挤、闷热环境中等引起，其发生主要与一些特殊情境有关。

3）颈动脉窦性晕厥：其发生头部转动或压迫颈动脉窦时，如肿瘤、剃须、衣领过紧等。

4）不典型晕厥：无明显诱发因素和（或）表现不典型。

（2）直立性低血压晕厥可在以下情况时发生。

1）突然变换体位，如较长时间卧位、坐位或蹲位状态下突然起立。

2）持续运动后突然停止，如长跑后。

3）与有低血压作用药物的使用和剂量改变有密切关系。

4）长时间站立，尤其在拥挤、高温环境下等情况时。

（3）心源性晕厥是在有严重的心律失常（心跳过慢或过快或不规则）和器质性心血管疾病基础上突然发病，多发生在应激（如精神紧张）、运动或劳累时。

2. 发作前兆

（1）发病前可有短暂头晕、偏头痛、注意力不集中、全身无力、胸闷、心悸、视物不清、听力下降、耳鸣、面色苍白、恶心、呕吐、大汗淋漓、站立不稳、腹部不适等症状，可持续数秒至数十秒等先兆症状。

（2）也有少数患者无任何先兆症状突然发生晕厥。

3. 发作表现

（1）发作时多数患者感眼前发黑、四肢厥冷，同时全身肌肉松弛，跌倒在地。

（2）短暂意识丧失，突然昏倒，持续时间多在10～30秒，重者需达30分钟以上才能恢复。

（3）可出现面色苍白、恶心、头晕、抽搐、呼吸暂停、心率减慢、瞳孔散大、尿失禁及肢体抽动等。

（4）发作后期在10秒内对周围环境无警觉，随后恢复全部意识和警觉，不留任何阳性体征。

（5）晕厥与昏迷不同，昏迷的意识丧失时间较长，恢复较难。眩晕与晕厥的主要区别是眩晕通常无意识障碍，但极为剧烈的眩晕发作偶有瞬间意识丧失。

二、现场救护措施

关键的一句话：晕厥患者现场救护的主要目标是预防继发性损伤和降低死亡危险性。

1. 紧急措施　晕厥原因很多，血管迷走性最常见，心源性晕厥最凶险。发作时应将晕厥者放置于仰卧位或下肢抬高位，可增加脑血流量。

（1）无论什么原因，要立即将其就地放平，松解领口，把头转向一侧，防止舌后坠，畅通气道。如有呕吐，及时清除口腔呕吐物，注意保暖。

（2）抬高双脚过胸，防止脑缺血，并防止发生摔伤等意外。部分患者无需再进行特殊处理即可恢复。

（3）心源性晕厥所占比例不高，但危害大，猝死风险高，对每个晕厥患者我们都要尽可能了解其是否有严重的心律失常（心跳过慢或过快或不规则）和器质性心血管疾病的病史。

（4）对于出现血管迷走性晕厥前驱症状患者可采取物理抗压动作（图 4－5－1）如双臂或双腿交叉、收腹、双手紧握等预防或延缓晕厥的发生。

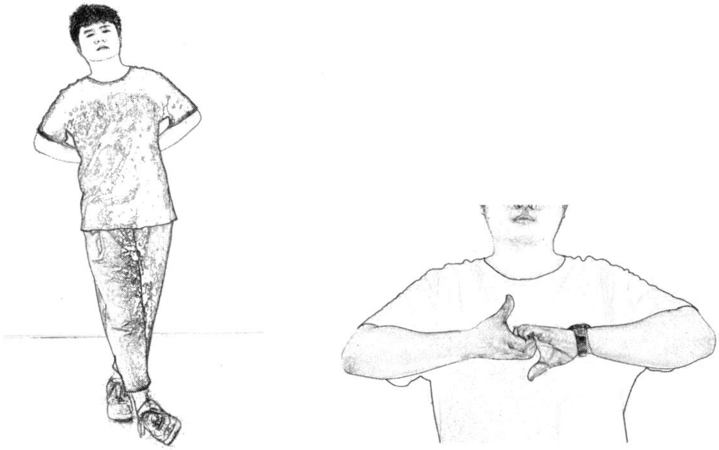

图 4－5－1　物理抗压动作

（5）按压人中、合谷、百会、内关和足三里等穴位（图 3－5－1、图 3－9－1）。

（6）如怀疑晕厥和低血糖有关，在有先兆时可适量饮糖水。

（7）晕厥发作时快速判断是否需要心肺复苏，如呼吸停止，应做人工呼吸，并及时将患者送往医院。少数为心源性晕厥，再次发作及时心肺复苏能挽救生命。

（8）有些晕厥情况提示有高度的危险，应提高必要的警惕。高危因素包括：

1）新发的胸部不适、呼吸困难、腹痛或头痛。

2）在用力或静息时晕厥。

3）突发心悸后，即刻出现晕厥。

2. 条件具备下最佳措施（包含条件不具备时慎用的措施）　各种昏厥患者均可予以吸氧，开通静脉补液通道，快速补晶体液。根据不同情况选择做心电图、心脏超声、头颅 CT、血糖等检查，确定病因后在医师的指导下采取措施预防再发。记录发作时心电图或心电监护、肌张力、瞳孔大小、生命体征，能为日后的判明病因提供不可替代的资料。同时积极对症给药，防止并发症发生。

3. 适得其反或要命的“措施”（注意事项和禁忌证）　晕厥发作可由多种原因引起，难以快速判断具体病因时，不要耽误宝贵的抢救时机，对症治疗后及时送当地医院治疗。知觉未恢复以前，给任何饮料或服药均可能引起窒息导致吸入性肺炎或窒息死亡。晕厥好转后不要急于站起，以免再次晕厥。必要时由家人扶着慢慢起来。

三、可能的相关疾病

晕厥发作多为良性，但也有可能是严重的、威胁生命的信号，目前还有一部分晕厥患者的病因是无法解释的。主要可分为以下 3 种：

1. 反射性晕厥（神经介导性晕厥）　是一种自主神经系统的急性功能障碍，由于各种刺激通过神经介导反射的作用，导致内脏和肌肉小血管扩张及心动过缓。

（1）血管迷走性晕厥：情绪引起如恐惧、疼痛（尤其是医疗操作引起的）、紧张、悲痛、忧郁、饮酒、恐血症；不良状态引起如创伤、疲劳、发热、热环境、脱水；长时间不动的站立引起。

（2）情境性晕厥：如咳嗽、排尿、打喷嚏、吞咽、运动后、餐后、特殊检查和治疗时（如各种内镜检查及心包、胸腹腔穿刺）等引起。

（3）颈动脉窦性晕厥：如颈部按摩、放疗后颈动脉窦受损、周围淋巴结肿大、颈部肿瘤及瘢痕压迫等。

（4）不典型晕厥：无明显诱发因素和（或）表现不典型。

2. 体位性低血压性晕厥　由于自主神经系统的慢性受损，引起血管收缩功能减弱。

（1）原发性自主神经功能衰竭：如单纯自主神经功能衰竭、多系统萎缩症、无自主神经异常的帕金森病等。

（2）继发性自主神经功能衰竭：如糖尿病、淀粉样变性、尿毒症及脊索损伤等。

（3）药物引起体位性低血压：如血管扩张剂、乙醇、利尿药、吩噻嗪类药物、抗抑郁药等。

（4）血容量不足：如出血、腹泻等。

3. 心源性晕厥　包括心律失常性晕厥和器质性心血管疾病性晕厥。

（1）心律失常性晕厥：

1）各种心动过缓：如窦房阻滞、房室传导阻滞、房室交界区功能异常、病态窦房结综合征等。

2）各种心动过速：如室上性、室性、心房折返性心动过速等。

3）药物引起的心动过缓和心动过速。

4）遗传性心律失常综合征。

（2）器质性心血管疾病性晕厥：心脏瓣膜病、急性心肌梗死或缺血、梗阻型心肌病、心脏肿物、急性心包填塞、人工瓣膜异常、急性肺栓塞、肺动脉高压、急性主动脉夹层、发绀性先天性心脏病等。

四、发病机制

晕厥病理生理改变的核心是由于血容量大幅度下降、心输出量急骤降低、血压下降，导致全脑灌注降低，脑得不到最低限度血流供应以致发生意识丧失。

第六节　发　热

发热又称发烧。人和高等动物机体都具有相对稳定的体温。发热是临床常见的疾病症状之一，也是许多疾病所共有的病理过程。临床上通常把体温上升超过正常值的 0.5 ℃称发热。

一、现场表现

正常成人体温维持在 37.0 ℃左右。在一昼夜间人体体温呈现周期性波动，但波动幅度一般不超过 1 ℃。人体温度存在性别、年龄差异。女性的平均体温略高于男性 0.2 ℃。以口腔温度为标准，可将发热程度分为：

低热：体温为 37.3 ℃～38 ℃。

中度发热：体温为 38.1 ℃～39 ℃。

高热：体温为 39.1 ℃～41 ℃。

超高热：体温为 41 ℃以上。

二、现场救护措施

1. 紧急措施

（1）体温≤39 ℃的发热，不需要急于降温，可适当多喝水，可给予温开水、鲜果汁、菜汁等。儿童≥38.5 ℃，孩子有明显不适甚至惊厥则需要降温。

（2）对于≥39.1 ℃的急性高热首先要及时送医院。

（3）就医前对高热患者也应及时降温。世界卫生组织指出，发热首选物理降温，特别是儿童，因儿童高热常发生惊厥。

（4）物理降温时将患者置放于环境安静、阴凉、空气流通处。

（5）用冷毛巾或冷水袋，敷头额、双腋及腹股沟等部位；体温降至≤39.0 ℃时撤除物理降温，高热惊厥的儿童将体温控制在≤38.0 ℃。

（6）因冷水、冰敷有不适当者，特别是婴幼儿，可温水（水温 32 ℃～34 ℃）淋浴、泡浴 5～10 分钟或擦浴 20 分钟。

（7）同时补充水分，中暑的患者可以补充淡盐水。

（8）中医可用按压穴位降温，常用穴位为曲池、合谷（图 3－5－2）、大椎、少商、十宣等穴（图 4－6－1）。小儿高热惊厥时按压人中、合谷、十宣、内关等穴给予患儿疼痛刺激止惊。

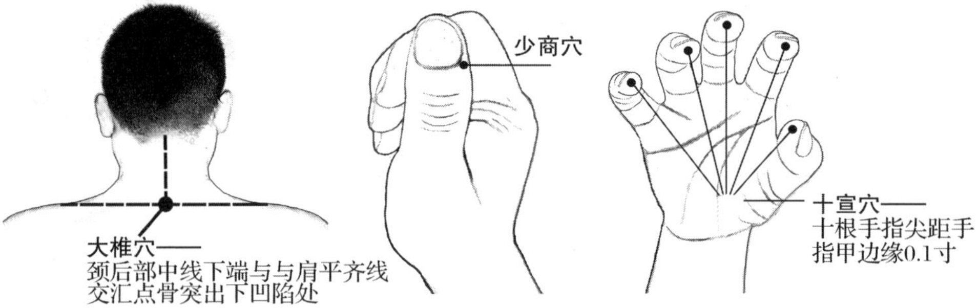

图 4－6－1　中医常用降温穴位图

2. 条件具备下最佳措施（包括条件不具备时慎用的措施）

（1）有条件时可用布包裹的冰袋枕于头部或放置于上述部位；亦可用冷水（28 ℃～30 ℃）或乙醇（30%～50%）于四肢、躯干两侧及背部擦浴，3 岁以下婴幼儿、新生儿禁用乙醇；也可用冷生理盐水（30 ℃～32 ℃）灌肠，对疑为中毒型菌痢者更为适宜，既可降温，又便于取粪便标本送检。

（2）药物降温：常用的退热药　包括解热镇痛药，如对乙酰氨基酚、布洛芬、萘普生、阿司匹林、阿司匹林赖氨酸盐（赖氨匹林）、双氯芬酸（扶他林）、吲哚美辛（消炎痛）等口服。

（3）布洛芬和对乙酰氨基酚均可安全用于儿童退热，其中布洛芬的退热效果更佳。阿司匹林不推荐用于儿童和青少年。也可用布洛芬栓等小儿退热栓，1～6 岁，1 粒/次，1～2 次/日，将栓剂塞入肛门。

3. 适得其反或要命的“措施”（注意事项和禁忌证）

（1）发热是患病时的一种防御性反应，是机体的一种自我保护途径。当发热时，退热不是主要的目的，退热的同时一定要找到引起发热的原因。一般体温≥39 ℃、儿童≥38 ℃才做处理，特别是病因不清时，降温可能会掩盖病情，耽误治疗。

（2）患者寒战时，体温处于上升期，此时不能物理降温，以免产生对抗性刺激，导致体温继续上升。待寒战消失，出现颜面潮红、皮肤灼热、口唇干燥、呼吸和脉搏加快、尿量减少等表现时属高峰期，再行物理降温，效果更佳。

（3）退热中如果有大量出汗，而又出现神志异常、皮肤苍白或全身皮肤发凉等，警惕出现低血容量性休克（详见第四章第三节），应立即停止物理降温。

（4）在一些老年人的传统观念里，认为感冒后捂着出一身透汗病就能好大半，而一些年轻的父母也用这种方法给感冒发热的小孩捂汗。但这种给孩子治感冒的方法可能会好心办坏事，对孩子来说，往往越捂体温越高，还容易诱发高热惊厥等疾病。

（5）不推荐对乙酰氨基酚联合布洛芬用于儿童退热，也不推荐对乙酰氨基酚与布洛芬交替用于儿童退热。

（6）要求物理降温与退热药物配合应用。一般不推荐单独使用物理降温，因为物理降温持续时间较短，操作过程耗时长，易反弹。退热药物降温虽起效较慢，但持续时间较长，且下降趋势平稳。

（7）忌多喝冷饮：如果是不洁食物引起的细菌性痢疾等传染病导致的发热，胃肠道功能下降，多喝冷饮会加重病情，甚至使病情恶化而危及生命。

三、可能的相关疾病

发热是人体患病时常见的病理生理反应，可分为感染性发热和非感染性发热。感染性发热由各种病原体感染引起的，如流感、肺炎、伤寒、疟疾等引起的发热。引起非感染性发热的疾病有中暑、恶性肿瘤、白血病等。不同的疾病，在发热时常有不同的其他症状，大体地说有如下多种情况：

1. 发热伴寒战，可能是肺炎、急性胆囊炎、急性肾盂肾炎、流行性脑脊髓膜炎或败血症等。

2. 发热伴咳嗽、咳痰、胸痛、气喘等，可能是肺炎、胸膜炎、肺结核或肺脓肿等。

3 发热伴头痛、呕吐，可能是上呼吸道感染、流行性脑脊髓膜炎、流行性乙型脑炎等。

4. 发热伴上腹痛、恶心、呕吐，可能是急性胃炎、急性胆囊炎等。

5. 发热伴下腹痛、腹泻、里急后重、脓血便等，可能是细菌性痢疾。

6. 发热伴右上腹痛、厌食或黄疸等可能是病毒性肝炎或胆囊炎等。

7. 发热伴关节肿痛，可能是风湿热或败血症等。

8. 发热伴腰痛、尿急、尿刺痛，可能是尿路感染、肾结核等。

9. 发热伴有局部红肿、压痛，可能是脓肿、软组织感染等。

10. 间歇性发热伴寒战、畏寒、大汗等，可能是疟疾或伤寒等。

11. 发热伴皮下出血及黏膜出血，可能是流行性出血热、重症病毒性肝炎、败血症或急性白血病等。

四、发病机制

在正常情况下，人体的产热和散热保持动态平衡。由于各种原因导致产热增加或散热减少，则出现发热。人体大脑的体温调节中枢通过神经、体液因素调节产热和散热两个过程，以维持体温的动态平衡。安静时产热的主要场所是骨骼肌和肝脏，在运动或疾病伴有发热时，骨骼肌更是产热的主要场所；人体主要的散热部位是皮肤，约 90%的热量通过辐射、传导、对流和蒸发等方式散失。如果这些部位由于各种因素造成功能障碍，即可导致发热。如甲状腺功能亢进、剧烈运动、惊厥或癫痫持续状态等，可导致产热过多，而广泛的皮肤病变、充血性心力衰竭等可导致散热障碍。除这些情况外，人体的大部分发热均可能与致热原作用于体温调节中枢有关（图 4－6－2）。

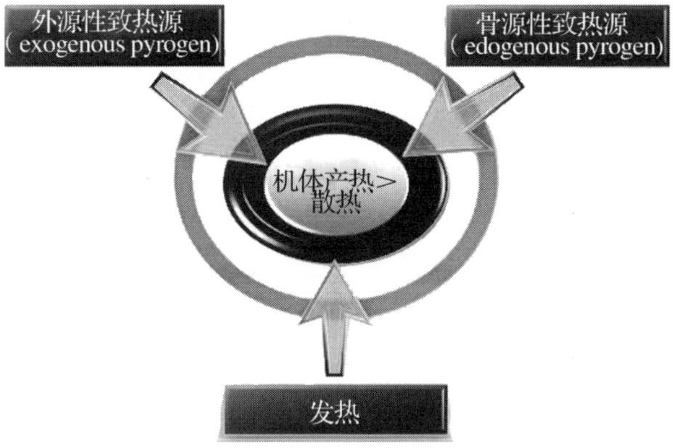

图 4－6－2　人体体温调节中枢示意图

致热源包括外源性和内源性两大类。

1. 外源性致热源　外源性致热源的种类甚多，主要有各种微生物病原体及其产物，如细菌、病毒、真菌及支原体，炎性渗出物及无菌性坏死组织等。外源性致热源多为大分子物质，特别是细菌内毒素分子量非常大，不能直接作用于大脑的体温调节中枢，而是通过激活血液中的中性粒细胞、嗜酸性粒细胞和单核-吞噬细胞系统，使其产生并释放内源性致热源引起发热。

2. 内源性致热源　如白介素、肿瘤坏死因子和干扰素等。一方面直接作用于大脑的体温调节中枢的体温调定点（温阈），使温阈上升，发出升高体温的指令，指令通过垂体内分泌因素使代谢增加或通过运动神经使骨骼肌阵缩（临床表现为寒战），使产热增多；另一方面可通过交感神经使皮肤血管及竖毛肌收缩，停止排汗，散热减少。这一综合调节作用使产热大于散热，体温升高引起发热。

第七节　过　敏

过敏医学上称过敏性疾病，又称变态反应性疾病。世界卫生组织的数据显示，过敏受到环境和遗传共同作用，是全球第六大疾病。全球20%的人群受到过敏困扰，儿童和青少年群体逐渐成为这一趋势的主体。

引起过敏的物质称过敏原或变应原。在生活中，涉及人类生活的吃、穿、用、住、玩，存在于现代生活的每个环节中，从食物、气体、香味、花粉、温度、日光、灰尘、药物，到服装面料、装饰材料，都可能成为过敏原。引起严重过敏反应的主要因素包括食品、药品和昆虫叮咬，其中有20%的因素是不确定的。

可导致过敏的食物有170余种，少数几种食物导致了大多数更严重的疾病，这些食物是花生、坚果、鱼、贝类、蛋、奶、小麦、大麦、大豆和种子，与90%以上的食物过敏相关。

很多人认为，造成过敏的是那些美丽的花朵。事实上，引起过敏的花粉可能不是花，而来自于树木。春天引起过敏的植物主要有杨树、柳树、榆树、柏树；精液过敏为少见，但也可引起过敏，甚至引起严重过敏反应。有学者说："除了水、葡萄糖和盐之外，都可以成为变应原。"

一、现场表现

1. 皮肤　发生在皮肤的过敏通常表现为瘙痒、丘疹、红斑、风团、麻木，还有脱皮、水疱、面部水肿等。

2. 眼睛　结膜充血发红、结膜水肿、奇痒难忍、流泪、畏光、异物感、结膜囊分泌物增多，儿童患者可表现为揉眼或频繁眨眼。

3. 呼吸道　鼻痒、黏膜或结膜的充血水肿，流鼻涕、鼻塞、打喷嚏、口腔和唇舌的不适或肿胀、咳嗽、喘息、声哑；肺部常会出现支气管痉挛和呼吸道黏膜水肿，从而引起呼吸困难、喘息或胸闷、哮喘和咳嗽等症状，严重者可出现呼吸困难，甚至窒息。

4. 消化道　可表现为呕吐、反流、喂养困难、拒食、易激惹、腹痛、腹胀、腹泻、便秘，偶尔由于肠缺血或肠梗死可能会导致明显消化道出血；进食几分钟或数小时后，口咽部（唇、舌、上腭）和咽喉部出现不适感觉，如舌部麻木、运动不灵敏、蚁走感、疼痛、肿胀或痒感，上唇和（或）下唇的肿胀、大小便失禁等。

5. 心血管系统　口唇发绀、心悸、头晕眼花、胸痛、心跳加快及晕厥等表现。低血压是严重过敏反应中最危险的一种并发症。血压的降低程度轻重不一，轻度降低会导致头晕目眩，重者导致意识丧失及整个心血管系统的衰竭。

6. 要强调的是　接触可疑过敏原或其他激发因素后，几分钟到数小时出现下述至少 2 项表现要马上考虑到是严重过敏反应可能危及生命：

（1）皮肤黏膜受累，如全身性荨麻疹、全身瘙痒、潮红，口唇、舌及悬雍垂水肿和（或）麻木等。

（2）呼吸系统受累，如声哑、咳嗽、胸闷、气短、喘息、呼吸道痉挛、喘鸣、窒息、呼吸困难、发绀等。

（3）血压降低或受累器官功能障碍，如麻木、肌张力下降、晕厥、大小便失禁。

（4）持续性胃肠道症状，如痉挛性腹痛、呕吐。

严重过敏反应通常在接触过敏原后 2 小时内发生，食物过敏通常在 30 分钟内发生，注射药物或昆虫叮咬则发生过敏反应更快。食物过敏、昆虫毒液过敏以及注射用药过敏从症状出现到发生严重过敏反应的中位时间分别为 30 分钟、15 分钟和 5 分钟。

在众多严重过敏反应的症状中，皮肤黏膜的症状最常见。其次是心血管症状和呼吸道症状。严重过敏性反应也可以没有皮肤黏膜的表现，而呼吸道和心血管症状或体征也可能会危及生命。呼吸道症状通常发生在儿童，心血管症状则多见于成人。恶心、呕吐症状也可能与严重过敏反应有一定关系。

二、现场救护措施

1. 紧急措施　如有严重过敏反应发生，应尽快到医院就诊，不要因现场已用药，迟疑不决而延误病情。

（1）立即停止进入并移除可疑的过敏原或致病药物。结扎注射或虫咬部位以上的肢体以减缓吸收。

（2）患者取平卧位，同时抬高患者下肢（图 4－4－1）。防止过敏性休克低血压致意识丧失，如果患者有呕吐，应保持患者头部偏向一侧并清除异物，以防患者误吸呕吐物导致窒息。如果患者突然站立或坐起，可在数秒内致死。

（3）保持呼吸道通畅，有意识障碍者，头偏向一边，防止呕吐物误吸导致窒息。

（4）发现过敏可以自己按揉穴位。首选穴位：曲池（图 3－5－2）；第二个穴位：合谷（图 3－5－1）；第三个穴位：足三里（图 3－9－1）；第四个穴位：迎香（图 4－7－1），按揉 1～3 分钟。还可试用印堂、尺泽、风池、曲泽、胆经等穴位。

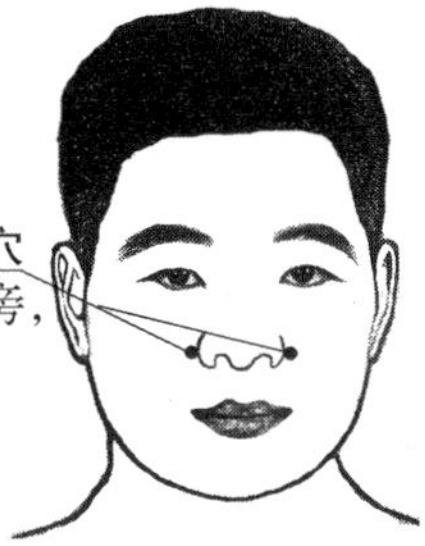

图 4-7-1　迎香穴示意图

（5）一但呼吸停止、心脏骤停，应立即进行心肺复苏术。

（6）防止过敏的食物。

1）生姜：其含有的维生素 C 和镁，可缓解鼻黏膜症状。

2）蜂蜜：可缓解支气管哮喘。

3）葡萄：葡萄籽富含花青素，葡萄皮有白藜芦醇，都具有抗氧化作用，可以减轻过敏症状。

4）西蓝花：含莱菔硫烷，具有抗氧化作用，可防止过敏。

5）大蒜：其大蒜素可抑制人体内的炎症反应。

6）金针菇：金针菇菌柄中含有一种蛋白，可以抑制哮喘、鼻炎、湿疹等过敏性病症。

7）西红柿：含有丰富的维生素 C、胡萝卜素、茄红素，有抗菌、消炎的功效，不管是直接用在脸上还是食用，都对皮肤和身体有益。

8）糙米：所供养的红细胞生命力强，又无异体蛋白进入血流，故能防止过敏性皮肤病的发生。

9）洋葱：所含的天然抗组胺物质槲皮素可减少感染，缓解过敏症状，可以使哮喘的发作概率降低 50%左右。

2. 条件具备下最佳措施（包含条件不具备时慎用的措施）

（1）一旦发现过敏先兆，如打喷嚏、眼睛发痒、流鼻涕等，应立即服用抗过敏药物，以免病情进一步恶化。因此，抗过敏药物应是家庭常备药物之一，尤其是过敏体质者最好随身携带。如马来酸氯苯那敏（扑尔敏）、苯海拉明、左旋西替利嗪、非索非那定。

（2）严重过敏反应患者的死亡大多是上下气道或心血管受累，尽早使用肾上腺素，成人量 0.5 mg/次，儿童量 0.3 mg/次。注射部位推荐大腿前外侧。无效可 5～10 分钟重复给药。

对于非医疗从业人员，尤其是在丛林、野外从事危险职业的人员，在距医疗中心距离较远的时候，自身携带急救药品也可发挥关键作用。目前国外推荐自注射肾上腺素笔，简单方便，是名副其实的“救命笔”（图 4－7－2），自 20 世纪 70 年代问世至今，在严重过敏反应治疗中发挥了重要的作用。

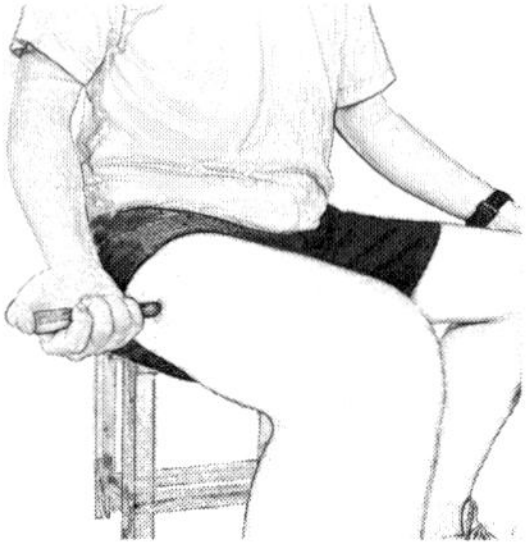

图 4－7－2　自注射肾上腺素笔的使用

中式肾上腺素笔（过敏性休克抢救盒），是将医院使用的肾上腺素针剂［1 mg/（mL・支）］、砂轮、注射器和消毒棉片整合在一个便携式药盒中。

对于发生过全身过敏反应的患者，建议每天随身携带至少一支肾上腺素笔。某些严重过敏反应的患者，一支药物往往不能缓解症状。

（3）有条件者，尽快给予吸氧。

（4）喉头水肿极其危险时行环甲膜穿刺术（详见本章第四节）。

3. 适得其反或要命的“措施”（注意事项和禁忌证）

（1）救护过敏患者，切记不要背在背上往医院跑，尤其是过敏性休克患者，在组织灌注不足的情况下，会加重脑部的缺血缺氧，甚至导致呼吸心脏骤停。

（2）患者贴身衣物以纯棉、浅色、宽松为宜，应避免剧烈搔抓和摩擦。

（3）避免饮酒和辛辣食物，避免过敏原接触。

（4）保持适宜的环境温度、湿度，尽量减少生活环境中的变应原；应勤换衣物和床单，不养宠物，不铺地毯，少养花草等。

三、可能的相关疾病

过敏性疾病包括危及生命的过敏休克反应、食物过敏、药物过敏、过敏哮喘、鼻炎、结膜炎、湿疹、花粉和昆虫过敏、皮肤变态反应性疾病、渗出性中耳炎、喉过敏性疾病、乳胶过敏、霉菌过敏、尘螨过敏、昆虫叮蜇过敏反应等。其中最常见的是由花粉、尘螨、真菌和宠物等致敏因素引起的过敏性鼻炎和过敏性哮喘。

四、发病机制

过敏指的是由于不正常的免疫反应对自己正常的自体组织产生伤害，人体将某些外源抗原性物质如某些药物或化学物质、生物制品等解读为有害的物体产生而引起变态反应。致敏原和抗体作用于致敏细胞，释放出血管活性物质可引起外周血管扩张、毛细血管床扩大、血浆渗出、瘙痒、平滑肌收缩和反射作用、血容量相对不足等一系列的表现，加之过敏常致喉咽水肿、支气管痉挛等使胸内压力增高，致使回心血量减少，心排血量降低，轻则皮肤出现红斑丘疹，重则导致肿胀发热等炎症表现，更甚者可危及生命。

第八节　急性疼痛

突然发生的严重疼痛称急性疼痛，又称伤害感受性疼痛，是一种生存保护机制，可使我们避开对人体有害的刺激，通常与手术创伤、组织损伤和很多疾病状态有关。急性疼痛的发生妨碍了患者的生活、工作、学习和娱乐，更重要的是急性疼痛有时提示某种病情的恶化，甚至有生命危险。因此，对急性疼痛患者现场救护时的首要任务不是止痛，而是对这种伤害的性质、程度和危险性进行判断。首先判断是否有病情恶化，甚至危及生命的急症，然后决定就地救护或紧急送医院。

身体的很多状态和疾病都会引起急性疼痛，包括创伤、手术、检查、烧伤、感染、放射性损伤、寄生虫、免疫反应、赘生物、中毒、肿瘤、营养代谢性疾病、血管疾患、内分泌疾病、遗传性或先天性疾病、心因性疾病以及未知的其他疾病。

本节只介绍很可能与病情恶化，甚至生命的急症有关的急性疼痛。特别是即刻致命性疼痛如急性冠脉综合征、大面积肺栓塞、主动脉夹层、张力性气胸等或延误致命性疼痛如各种急腹症、急性脑血管病等。

一、现场表现

1. 急性头痛　突然发生的头痛需考虑蛛网膜下腔出血、脑出血、脑卒中、脑外伤、颅内占位病变，尤其是后颅窝占位病变的可能，其他还有血管畸形、中枢神经系统血管炎、颈动脉和椎动脉夹层动脉瘤等。

（1）蛛网膜下腔出血（SAH）：头痛是 SAH 患者最主要的现场表现，常表现为起病急骤，头痛、呕吐、面色苍白、冷汗、颈强直，其疼痛程度剧烈，难以忍受会导致患者情绪躁动、食欲下降、失眠、血压增高等，部分患者有不同程度的意识障碍，少数可出现癫痫发作和精神症状。还有些患者可出现局灶性神经功能缺损如视力障碍、偏瘫、偏盲、失语等。与青壮年相比，老年人头痛症状相对较轻。

（2）脑出血：既往多有高血压病史，多在活动中起病，也表现为头痛、恶心、呕吐、颈强直，可伴有血压增高，其现场表现的特点是不同程度的意识障碍和突发的神经功能缺损症状，表现有肢体瘫痪、失语、感觉减退、感觉过敏、复视、眼睑下垂、站立和步态不稳、记忆力减退、计算力下降、情感障碍、人格改变。

（3）高颅压性头痛：是由于颅内压增高所致，是颅脑损伤、颅内占位病变（如脑肿瘤、脑脓肿、脑血肿、脑寄生虫囊肿）、脑出血、脑积水和颅内炎症等所共有的表现，现场主要表现剧烈头痛伴频繁呕吐、颈肌强直，疼痛呈弥漫性、持续性，呈胀痛、牵拉痛而非搏动性痛，咳嗽、摇头、用力排便可加剧头痛。特征的表现为喷射式呕吐，患儿频繁呕吐，可清晨即呕吐，与进食无关，呕吐后可进食，频繁、持续抽搐发作及昏迷。颅内占位病变可先有局限性神经定位征，依占位不同而异，如局灶性抽搐、单瘫，后有颅高压征。

（4）颅内感染性头痛：常有突出的发热、头痛症状，伴频繁呕吐、颈肌强直。头痛常剧烈，呈弥散性、持续性跳痛或撕裂样痛，转头或咳嗽时头痛加剧，剧烈的颈后疼痛有提示价值。脑炎最突出的表现是意识障碍，如嗜睡、谵妄、惊厥、昏睡或昏迷，还会有皮肤感觉过敏、听觉和视觉刺激过敏；失语或局限性癫痫发作、偏瘫、肢体动作不协调、身体平衡功能失常。也可有视物模糊、复视、视力减退或失明、面瘫及听力失常等表现。颅内感染有脑膜炎、脑膜脑炎、脑炎和脑脓肿。

（5）心脏源性头痛：急性心肌梗死可表现为以头痛为主，甚至是唯一的表现，可能是突然剧烈发作，头痛部位不固定，双侧或单侧分布，枕部、额颞部多见，少数放射至颈肩部。头痛的性质也不尽相同，多为钝痛、挤压样痛或锐痛，个别可表现为爆裂样疼痛或偏头痛样的搏动性痛。患者伴有胸痛、胸部压迫感、心悸等典型的心肌缺血症状。

心脏源性头痛患者一般没有长期的慢性头痛史，但常常存在心血管危险因素。几乎不存在耳鸣、眩晕等具有明显神经系统特征的伴随症状。头痛易被劳累或运动诱发，休息或含服硝酸甘油缓解。随心肌缺血得到改善或完全缓解，头痛也明显改善或停止发作。

（6）一氧化碳（CO）中毒、有机磷农药中毒、除草剂百草枯中毒，食入含有多量硝酸盐的食物、新腌制的咸菜、变质陈腐蔬菜的硝酸盐及亚硝酸盐中毒早期有头痛，或呈紧缩感，或搏动性剧痛，并可伴有头昏、头胀、耳鸣、恶心、呕吐、乏力等。进一步发展，短时间内可出现各种危险的表现，如昏迷、惊厥、呼吸异常、心律异常、瘫痪等。

2. 急性胸痛　胸痛是指位于胸前区的疼痛不适感，也就是心窝部以上地方疼痛。急性胸痛的病因多种多样、病情严重性差异极大，不仅包括引发心源性猝死急性冠状动脉综合征（ACS）、急性主动脉夹层（AD）、急性肺栓塞（PE）及张力性气胸（TP）和心包填塞（CT）等高危胸痛，也包括稳定性冠心病、胸部外伤、食管痉挛和反流、带状疱疹、肋软骨炎、肺炎、胆囊炎和胰腺炎、肋间神经痛、神经官能症等中低危胸痛。

生命体征不稳定胸痛患者，发现有神志模糊和（或）意识丧失、面色苍白、大汗及四肢厥冷、低血压（＜90/60 mmHg）、呼吸急促或困难、缺氧，则可以判定为高危胸痛患者，存在较大的生命危险性，需马上紧急处理。在抢救同时，需要及时了解患者的其他胸痛症状或者相关疾病，以及时帮助患者尽快脱离生命危险。

（1）急性冠脉综合征：是指冠状动脉内不稳定的粥样硬化斑块破裂或糜烂继发新鲜血栓形成所导致冠状动脉完全或不完全闭塞性血栓，它包括不稳定型心绞痛、心肌梗死及心源性猝死（CSD）。有高血压病、糖尿病、血脂异常、吸烟史、冠心病家族史等心血管危险因素。

现场表现主要包括发作性胸部闷痛，好像有重物压在胸口上，伴窒息感或紧缩感或濒死感，可放射至上肢、后背部或颈部、上腹部，常有大汗，大汗对预测ACS有重要价值，有些患者还有恶心、呕吐的症状，甚至晕厥。有皮肤湿冷、面色苍白、烦躁不安、颈静脉怒张等。劳累、情绪激动、气候骤变等均可诱发，持续数分钟至数十分钟，休息或含服硝酸甘油可缓解，持续时间超过 20 分钟未缓解，需考虑急性心肌梗死的可能性。

（2）主动脉夹层：是指主动脉腔内血液从主动脉内膜撕裂口进入主动脉中膜，并沿主动脉长轴方向扩展，造成主动脉真、假两腔分离，甚至主动脉破裂。主动脉夹层属于最为凶险的心血管急症，一旦发生如不及时治疗，24 小时内病死率高达 50%。

主动脉夹层引起的胸痛表现为心前区或胸骨后突发、持续性刀割样、撕裂样的剧痛，可放射至头一直到下肢等部位，疼痛部位随着夹层进展而改变，可伴血压明显升高、双侧肢体血压差别较大等；有烦躁不安、大汗、四肢湿冷、脉搏细速、面色苍白等休克的表现，但血压常不降低；常在做某些突发动作时出现，如提重物、打球及异常激动时，甚至打哈欠、咳嗽、用力排便等动作也可诱发，含服硝酸甘油无效。

（3）肺栓塞：是指各种栓子，包括血栓、脂肪、羊水、空气等堵塞肺动脉或其分支所引起的疾病，临床以血栓栓塞最常见，血栓主要来自静脉系统（如下肢深静脉）和右心房，是我国一种常见的、潜在的、危及生命的心血管急症，具有高发病率和高死亡率的特点。

急性肺栓塞现场表现多种多样，均缺乏特异性。患者常见呼吸困难、胸痛、咯血、发热、晕厥等症状，其中胸痛、咯血和呼吸困难“三联征”为典型的现场表现，但有经典三联征表现的不足20%。最常见的症状即为呼吸困难、胸痛呈尖锐刺痛或刀割痛，但部位不确定，可局限于胸部，亦可向肩背、上腹部放射。疼痛随呼吸的节律变化，并且患者使用硝酸甘油无法缓解。少量咯血，不能向患侧躺下，也不能平躺，只能坐着呼吸。因为缺氧而大汗淋漓，只能坐着努力呼吸。进展很快，不到半小时就会让胸膜腔压力高到极限，危及生命。有长途乘车和飞行史、下肢静脉炎、骨折等深静脉血栓形成危险因素；长期卧床、近期手术、创伤、产妇、长期服用避孕药、慢性肺心病、癌症也是危险因素。

（4）张力性气胸：胸部创伤、肺部疾病等使肺组织和脏层胸膜破裂致气体进入此前为负压、密闭状态的胸膜腔，形成气胸，使肺组织被压缩。如果在肺、呼吸道和胸廓之间存在单向活瓣机制，气体可以进入胸膜腔但不能排出，就形成张力性气胸。张力性气胸可改变胸腔的负压，引起肺不张、纵隔移位等，可因呼吸循环衰竭致死。

张力性气胸急性发作症状以突发针刺样或刀割样胸痛、呼吸困难和刺激性咳嗽为多见，胸痛可向肩、背、上腹部放射。极度呼吸困难、缺氧严重者出现发绀，甚至窒息。亦可有表情紧张、烦躁不安、发绀、冷汗、脉速，甚至呼吸衰竭、意识丧失等严重表现。患侧胸部饱胀、肋间隙增宽、呼吸幅度减低，伴或不伴有皮下气肿，颈静脉怒张。

肺大疱、肺结核、慢性阻塞性肺疾病、矽肺、肺纤维化等慢性肺病病史、体型瘦长等是危险因素，瘦高个“竹竿形”年轻人也要警惕气胸。多数患者往往在静息状态下起病，少数患者可能发生在剧烈运动或胸腔内压力急剧上升时，如咳嗽、喷嚏、屏气、便秘或高喊大笑等，以及航空、潜水等均可造成气胸的发生。

（5）心包填塞：各种类型的心包炎、心室破裂、心脏手术、肿瘤、肾衰竭、严重的体循环淤血等均可造成心包填塞。除了呼吸困难及胸痛等症状外，患者常常伴有血压明显下降、脉压差减小，大多有焦虑不安等情绪变化。

3. 急性腹痛

（1）急性阑尾炎穿孔：突然上腹部、剑突下或脐周围疼痛，经数小时后腹痛逐渐下移，最后固定于右下腹部，并逐渐加剧。阵发性剧痛或跳痛，常伴有恶心、呕吐，部分患者有全身疲乏、四肢无力、头痛、头晕。有的发病时还会有发热，甚至寒战高热，右下腹有压痛和肌紧张，此时应考虑急性阑尾炎并有穿孔的可能。

（2）急性胆道感染、胆结石：发病前常有饮食不当、饱食或脂餐、过劳或受寒，或某些精神因素所引起，突然发生右上腹或中上腹部阵发性绞痛，几小时后转为右上腹部持续性痛伴阵发性加剧，可同时有右肩和右胸背疼痛。可有畏寒、发热、恶心、呕吐，少数患者有黄疸，右上腹肌紧张、有压痛。多在夜间突然发作。发冷发热，寒战高热，体温高达 40 ℃～41 ℃，黄疸较深，此时应考虑急性化脓性胆管炎或结石梗阻。

（3）重症急性胰腺炎（SAP）：是临床常见急腹症，有暴饮暴食史，表现为突发性中、左上腹持续性剧痛或刀割样疼痛，上腹腰部呈束带感，阵发性加剧，常向左肩或两侧腰背部放射。恶心、呕吐，严重时腹胀、黄疸、发热、腹部压痛及腹肌紧张。呕吐物为粪样，黄疸越重，提示病情越重。

（4）腹部闭合性损伤：外伤尤其是棍棒、拳打脚踢、挤压、冲击、碰撞、坠落等钝性伤后持续性剧烈腹痛，并有恶心、呕吐、腹胀、便血、呕血、尿血，腹肌紧张；男性有阴茎异常勃起、睾丸疼痛；出现休克表现（详见本章第四节）。

（5）腹部脏器穿孔或破裂：发病突然，腹痛剧烈，强迫体位，蜷缩怕动，动时腹痛加剧。早期出现明显腹肌紧张，并很快波及全腹部，伴恶心、呕吐，面色、皮肤黏膜苍白，全腹压痛、腹部拒按，易并发休克。脉搏增快、脉压减小、出冷汗、四肢凉、寒战、高热。部分肝、脾破裂患者伴肩部疼痛。

（6）急性肠扭转：起病急骤，腹痛剧烈呈绞痛性。腹痛期间有间歇期隐痛，阵发性渐进性加重，伴恶心、呕吐、腹胀，排便、排气停止。早期无腹肌紧张，但后期出现腹肌紧张；可触及到明显疼痛的包块。疼痛可呈波浪式的由轻而重，然后又减轻，经过一段平静期而再次发作。发作时可感觉气体下降，到某一部位时突然停止，患者自觉似有包块移动。有时患者自己可以听到亢进肠鸣音。

（7）绞窄性肠梗阻：腹痛多为持续性伴有阵发性加重，疼痛较剧烈。呕吐在早期为反射性的，呕吐物为食物或胃液，可呈棕褐色或血性。然后有一段静止期，再发呕吐。高位肠梗阻静止期短，呕吐较频繁，呕吐物为胃液、十二指肠液和胆汁；低位肠梗阻静止期可维持 1～2 天再呕吐，呕吐物为带臭味的粪样物。腹胀在发病一段时间以后开始出现，可有固定压痛。可在腹壁看到肠型样的凸起或肠蠕动波。停止排便排气，有时可排出血性液体或果酱样便。病情加重时出现脉搏细速、血压下降、面色苍白、皮肤弹性减退、四肢发凉等中毒和休克征象，少数患者可触及包块。

（8）急性缺血性肠病：患者可能伴有严重弥漫性动脉硬化、心脏瓣膜病、心力衰竭、心律紊乱和心肌梗死等疾病，或有烧伤、胃肠道大出血、急性胰腺炎等血容量不足等病史。病情发展极为迅速，早期临床表现又无特殊性，很容易被忽视。该病的特点是早期腹痛虽然剧烈但腹软，腹肌不紧张；一旦发生广泛肠坏死，典型的临床表现为突发的剧烈腹痛，伴频繁呕吐和腹泻，伴有里急后重，常伴血便；部分患者有后背放射痛，一般止痛药物无效。如发展到肠梗阻即出现相应的表现；如发展到肠壁完整性破坏，可因溃疡形成、穿孔出现相应的表现。

（9）宫外孕破裂：宫外孕早期无明显临床症状，大部分患者均伴有不同程度的停经现象，但也可无明显停经史，也可出现腹痛、月经停止、阴道少量出血、晕厥、恶心、呕吐等现象。宫外孕破裂后表现为突发下腹撕裂样疼痛，随后遍及全腹，放射至肩部，常伴恶心、呕吐甚至休克，可有肛门坠胀感。患者常有不规则阴道流血，色暗红、量少，一般不超过月经量，少数患者阴道流血量较多，类似月经。

（10）主动脉夹层急性期：胸背部或腹部突发剧烈的疼痛为主动脉夹层急性期最常见的症状，约发生于90%的患者。出现胸痛及腹痛与夹层出现的位置有关，疼痛呈撕裂或刀割样，难以忍受。患者表现为烦躁不安、大汗淋漓，是内膜突然撕裂的表现。患者有焦躁、恐惧和濒死感觉，且为持续性，镇痛药物难以缓解。急性期约有1/3的患者出现面色苍白、四肢皮肤湿冷、脉搏快弱和呼吸急促等休克现象。

二、现场救护措施

1. 急性头痛

（1）急性头痛患者现场处理的关键是迅速识别凶险头痛，尽快送到医院。

（2）始终保持患者呼吸道通畅，呼吸危急时立即行环甲膜穿刺；躁动患者有条件时在保证呼吸道通畅的前提下给予镇静药口服，血压明显升高时服降压药。

（3）持续冰枕头部降温，按摩止痛。可轻轻抚摸患者头部并给予适当按摩，使颜面部肌肉放松，减轻头痛；穴位按摩也有助于减轻患者头痛，百会（图3-5-1）是治疗头痛的主穴，常用的还有合谷和风池等；也可揉捏太阳穴10～15次（图4-8-1），或推按印堂穴和上星穴，具体操作为拇指置于印堂穴并上推至上星穴，连续5～8次（图4-8-2）。

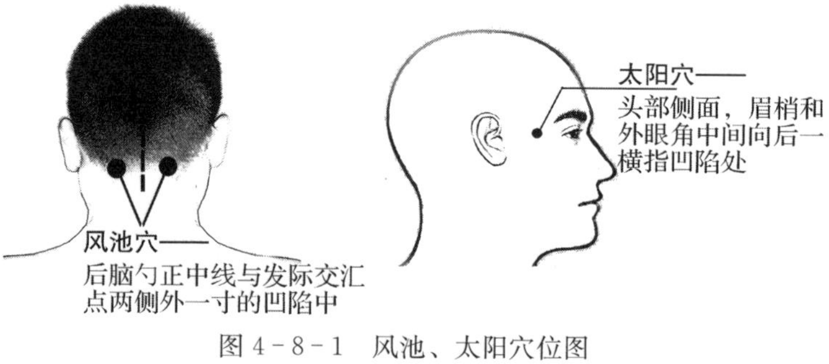

图4-8-1　风池、太阳穴位图

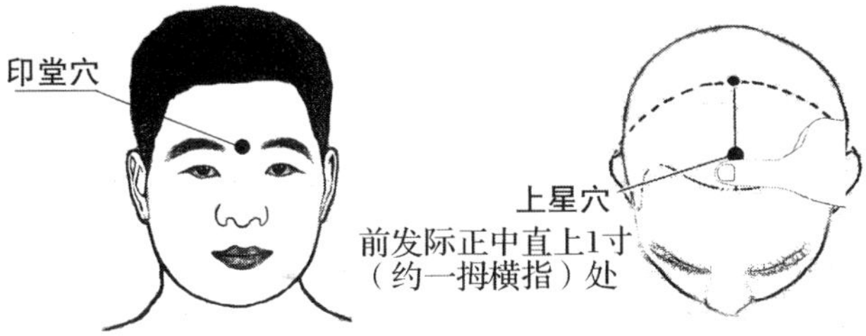

图 4-8-2　印堂、上星穴位图

2. 急性胸痛

（1）患者在发生疑似急性高危胸痛症状后，尽早向急救中心呼救，避免因自行用药和长时间多次评估症状而导致就诊延误。

（2）存在既往冠心病史、心绞痛病史、心肌梗死病史或存在高血压、冠心病、糖尿病、血脂异常、吸烟等高危因素的患者出现胸痛。需要让患者立即平卧，严重呼吸困难时给予半卧位或坐位，背部必须要有依靠；怀疑急性主动脉夹层者取头高脚低位或平卧位；自发性气胸患者予半坐卧位；肺栓塞患者应取健侧卧位。

（3）不要拍打或按压疼痛部位，避免突然改变体位；在转送时禁止采取背患者的方法，减少患者搬动次数、尽量减少汽车行驶中的颠簸；保持情绪稳定，减少胸腹压增加的因素，如咳嗽、用力排便等。

（4）有条件者可测量血压、脉搏，有氧气供应的情况下，要让患者及时吸氧，保持室内空气流通，保障室内环境安静。密切监测患者的生命体征，镇静止痛，保持大便通畅，避免用力。

（5）心绞痛患者外出时携带硝酸异山梨酯（消心痛）等药物，并告知正确使用方法、剂量，一旦有心绞痛出现均先给予药物治疗。患者口服硝酸甘油，对于情况无好转的患者给予速效救心丸服用；如未得到缓解，胸痛症状持续 15 分钟，近期无消化道溃疡、出血病症，则可服用 300 mg 阿司匹林。怀疑急性主动脉夹层，若伴有血压增高现象，可先服用氨氯地平片、硝苯地平缓释片、卡托普利片等降压药物，促使血压平稳。

（6）心绞痛可按压有关穴位，如内关（图 3-5-1）、膻中、郄门、极泉等穴（图 4-8-3），特别是内关穴。采用拇指按法，用拇指腹按压，方向垂直向下，力度要由轻到重逐渐增加，以局部有酸、麻、胀、热等感觉，患者能耐受为度。嘱患者症状减轻时及时告知。按压时间为 2～5 分钟。

（7）张力性气胸者有条件时应立即排气，在危急状况下可用粗针头在患侧第 2 肋间锁骨中线处穿刺入胸膜腔，高压气体喷出，即能达到排气减压效果。于插

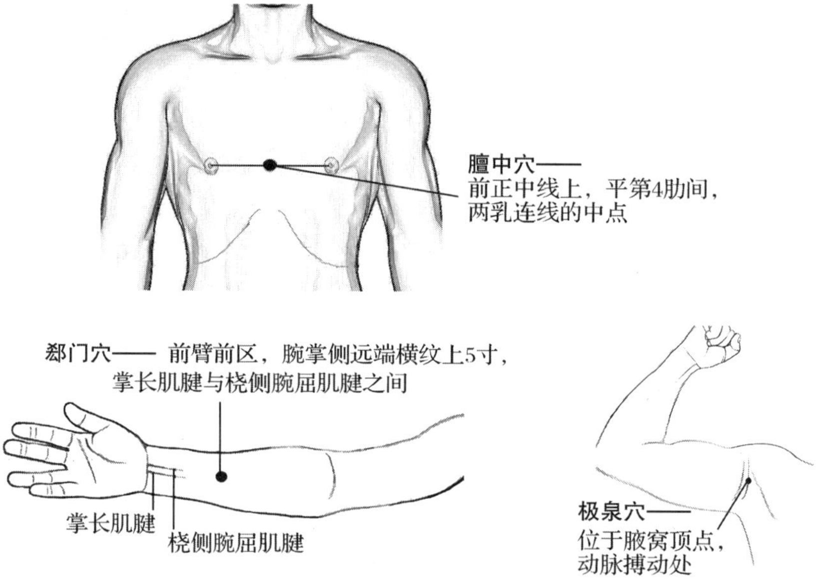

图 4－8－3　膻中、郄门、极泉穴位图

入针的接头处，缚扎一无菌橡胶手指套或者避孕套，将指端剪一小口，可起到活瓣作用，即吸气时可以从穿刺针处排气，呼气时指套闭合，阻止空气进入。

（8）胸痛家庭急救处理误区：

1）拍打胸背。民间传言，胸痛出现后需要用力拍打胸背，以此加速胸部的血液循环，进而缓解胸痛症状。从现代医学出发，这样做将会加速送命，若患者为危及病重的胸痛，任何紧张、兴奋的情绪或活动，均会导致胸痛加重，使得患者猝死。

2）服用阿司匹林。有胸痛症状时服用阿司匹林，只针对急性心肌梗死。若患者非心肌梗死而是主动脉夹层，服用阿司匹林将会致命。针对贲门黏膜撕裂、严重反流（食管炎）引发的急性胸痛，若患者服用阿司匹林，将会导致消化道大出血症状出现。因此，必须要正确认知胸痛出现的原因，对症治疗。

3）剧烈咳嗽。有些心脏病患者用“咳嗽自救法”自救。实际上，患者剧烈咳嗽，将会导致患者的血液循环停滞。主要是因为剧烈咳嗽会激活患者的交感神经，导致心肌的供血需求量增加。剧烈咳嗽还会导致血压升高，对患者心肌梗死、肺栓塞、主动脉夹层等病症引发的胸痛会产生不利影响。

3. 急性腹痛

（1）对腹痛病因尚不能明确者，予以对症支持治疗并观察病情。禁用吗啡或哌替啶。卧位，双下肢屈曲，使腹肌放松以减轻疼痛。要嘱其禁饮禁食。

（2）传统的观念对于急腹症的镇痛治疗，往往是在明确诊断后才开始进行。现代医学观念强调的是镇痛要趁早，但目前相关文献对于“趁早”这一概念无明确的把握。

（3）对有休克表现的患者取中凹卧位，有利于呼吸道通畅和静脉回流，以缓解休克的症状，防止发生脑水肿。

（4）针灸或按摩内关（图 3－5－1）、足三里（图 3－9－1）、天枢、中脘、公孙等穴（图 4－8－4），每穴约 200 次。

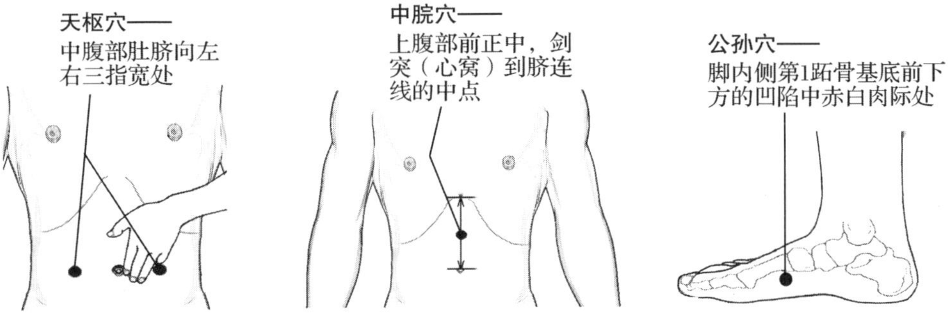

图 4－8－4　天枢、中脘、公孙穴位图

三、相关疾病

1. 头痛　头痛的发病率高，且病因十分复杂。根据国际头痛学会（IHS）对头痛的分类，头痛可分为 3 大类 12 种类型。

（1）功能性头痛：①偏头痛。②紧张性头痛。③丛集性头痛。④不伴有器质性疾病的头痛。

（2）症状性头痛：①与头颅外伤有关的头痛。②与脑血管疾患有关的头痛。③与非血管性颅内疾患有关的头痛。④与某些物质或某些物质戒断有关的头痛。⑤与非头部感染有关的头痛。⑥与代谢性疾病有关的头痛。⑦与头颅、颈部、眼、耳、鼻、副鼻窦、牙齿等有关的头痛。⑧颅神经痛、神经干痛。

（3）其他不能分类的头痛。

2. 胸痛发病的主要原因

（1）致命性胸痛包括：ACS、主动脉夹层、心包填塞、急性肺栓塞、张力性气胸。

（2）非致命性胸痛包括心源性胸痛和非心源性胸痛。

1）心源性胸痛。如稳定型心绞痛、急性心包炎、心肌炎、肥厚性梗阻型心肌病、主动脉疾病、二尖瓣脱垂等。

2）非心源性胸痛。①胸壁疾病：肋软骨炎、肋间神经炎、带状疱疹、急性皮炎、皮下蜂窝织炎、肌炎、肋骨骨折等。②呼吸系统：肺动脉高压、胸膜炎、自发性气胸、肺炎、急性气管支气管炎、胸膜肿瘤、肺癌等。③消化系统：胃食管反流病、食管痉挛、食管裂孔疝、食管癌、急性胰腺炎、胆囊炎、消化性溃疡和穿孔等。④心理精神：抑郁症、焦虑症、惊恐障碍等。⑤其他原因：过度通气综合征等。

3. 腹痛发病的主要原因　涵盖胸腔疾病、阻塞腹腔内血管、扭转或破裂脏器、腹膜炎症、腹腔器官急性炎症、阻塞或扩张空腔脏器。

（1）腹腔脏器病变：①炎症性，如急性胰腺炎、胆囊炎、阑尾炎。②穿孔性，如溃疡病穿孔。③梗阻性，如肠梗阻、肠扭转、嵌顿疝。④出血性，如肝、脾破裂，宫外孕。⑤血管性，如肠系膜动脉急性栓塞、腹主动脉瘤。⑥其他，如急性胃扩张、妇科疼痛等。

（2）腹腔外脏器病变：如急性下壁心肌梗死、主动脉夹层、急性胸膜炎等。

四、发病机制

1. 生理性疼痛　主要是由于损伤局部刺激的增加足以使之反应形成疼痛，但此刺激并不使组织产生炎性反应或神经损伤。如平时的冷、热、压力等对伤害感受器的刺激所引起的疼痛感觉，一旦刺激除去，疼痛也随之消失。

2. 病理性疼痛　常由炎性反应或神经损伤引起。病理性疼痛常与疾病所致的损伤、手术和创伤本身有关，是由损伤部位的炎性反应、神经损伤直接刺激伤害感受器而引起的疼痛。

两者之间的主要区别是：前者属于正常的感觉反应，后者属于不正常状态下的病理反应。

参考文献

[1] 钟磊发，周谷成，俞如旺，等. 浅谈青少年猝死 [J]. 生物学教学，2018，43 (5)：69 - 70.

[2] 何忠杰，赵哲炜. “公众围猝死”的定义、分期与应对防范策略 [J]. 中华卫生应急电子杂志，2018，4 (6)：321 - 326.

[3] 中华医学会心血管病学分会，中华心血管病杂志编辑委员会，《中国循环杂志》编辑委员会. 急性心肌梗死诊断和治疗指南 [J]. 中华心血管病杂志，2001，29 (12)：710 - 725.

[4] 李玉娟. 心律失常引起心脏猝死原因的探讨 [J]. 医学综述，2009，15 (2)：243 - 245.

[5] 刘文玲. 晕厥的危险分层——欧美晕厥诊断与处理指南解读 [J]. 实用心电学杂志，2018，27 (3)：153 - 156，161.

[6] 周希敏，徐曙东，陈宇清. 隐匿型冠心病阵发性出汗与心肌缺血关系探讨 [J]. 中西医结合心脑血管病杂志，2003，1 (7)：386 - 387.

[7] 迟传义. 隐匿型冠心病以阵发性出汗作为临床症状（附 130 例病例分析）[J]. 中外健康文摘，2012，

09（7）：50－51.
[8] 何伟民. 心脏病报警的10个信号 [J]. 人人健康，2017，36（7）：54－55.
[9] 彭敏，郑昊，丁书文. 多汗与心病 [J]. 中医药学刊，2006，24（9）：1676－1677.
[10] 刘长乐，刘瑞蒙，李广平. 心动过速性心肌病的研究进展 [J]. 天津医药，2018，46（3）：333－336.
[11] 李颖. 中青年如何预防心脏猝死？[N]. 科技日报，2015－07－13（004）.
[12] 何金山. 心脏性猝死的进展 [J]. 临床心电学杂志，2015，24（3）：210－212.
[13] 李清云. 癫痫猝死研究进展 [J]. 医学理论与实践，2018，31（15）：2232－2233，2240.
[14] 李建璋. 青年人猝死 [J]. 实用休克杂志（中英文），2018，2（3）：173－176.
[15] 王佩燕. 关注非心源性猝死 [J]. 继续医学教育，2006，20（24）：77－81.
[16] 郭继鸿. 心脏性猝死：道高一尺魔高一丈 [J]. 中华心血管病杂志，2015，43（8）：659－661.
[17] 李广平. 缓慢性心律失常与猝死 [J]. 临床心电学杂志，2007，16（5）：344－347.
[18] 梁辉军. 脑卒中的急诊救治新进展 [J]. 世界复合医学，2019，5（7）：195－198.
[19] 王美娟，潘雪薇，张媛媛，等. 中药治疗出血性脑卒中的研究进展 [J]. 中国实验方剂学杂志，2019，25（17）：226－234.
[20] 李先锋，吴贤丽，韦金儒. 国外脑卒中防治策略的研究进展及启示 [J]. 世界最新医学信息文摘，2018，18（60）：16－17.
[21] 陈斌. 缺血性脑卒中二级预防研究进展 [J]. 中国实用医药，2019，14（22）：194－195.
[22] 朱晓燕，杜佩红. 青年患者对脑卒中警示症状的认知及急救意识调查 [J]. 职业卫生与应急救援，2019，37（4）：338－342.
[23] 郭丽花，胡如英，龚巍巍，等. 脑卒中危险因素研究进展 [J]. 中国老年学杂志，2017，37（17）：4413－4416.
[24] 中国卒中学会急救医学分会. 脑卒中院前急救专家共识 [J]. 中华急诊医学杂志，2017，26（10）：1107－1114.
[25] 金婉婉，李博，梁敏，等. 脑卒中早期识别与急救知识及相关因素的调查分析 [J]. 全科护理，2019，17（24）：3063－3066.
[26] 王岗，方邦江，于学忠，等. 中国急性缺血性脑卒中中西医急诊诊治专家共识院内救治解读 [J]. 中国急救医学，2018，38（11）：937－940.
[27] 张立仲，陈彬，李向阳. 急性脑卒中患者急诊急救的有效措施研究 [J]. 沈阳医学院学报，2017，19（5）：422－423，427.
[28] 李琳琳，杨清成. 急性脑梗死溶栓治疗方法研究进展 [J]. 中华卫生应急电子杂志，2019，5（3）：177－181.
[29] 中国老年医学学会急诊医学分会，中华医学会急诊医学分会卒中学组，中国卒中学会急救医学分会. 急性缺血性脑卒中急诊急救中国专家共识2018版（上） [J]. 心脑血管病防治，2019，19（3）：201－204.
[30] 中国中西医结合学会急救医学专业委员会. 中国急性缺血性脑卒中中西医急诊诊治专家共识 [J]. 中华危重病急救医学，2018，30（3）：193－197.
[31] 中华医学会神经病学分会，中华医学会神经病学分会脑血管病学组. 中国急性缺血性脑卒中诊治指南（2018）[J]. 中华神经科杂志，2018，51（9）：666－682.
[32] 中国老年医学学会急诊医学分会，中华医学会急诊医学分会卒中学组，中国卒中学会急救医学分会. 急性缺血性脑卒中急诊急救中国专家共识2018版（下） [J]. 心脑血管病防治，2019，19（4）：

287 - 291.

[33] 王丽平. 心脑血管意外网传急救方法靠谱吗 [N]. 健康报，2017 - 04 - 21 (004).

[34] 李静，陈松，吕传柱，等. 中国急性缺血性脑卒中急诊诊治专家共识院前急救解读 [J]. 中国急救医学，2018，38 (11)：946 - 949.

[35] 陈功. 对出血性脑卒中患者进行院前急救的效果探究 [J]. 当代医药论丛，2018，16 (24)：29 - 30.

[36] 韩丽丽. 脑卒中急诊急救研究进展 [J]. 包头医学院学报，2015，31 (9)：140 - 142.

[37] 张诗锐. 在对脑卒中患者进行院前急救时应用镇静药物的效果分析 [J]. 当代医药论丛，2019，17 (10)：130 - 131.

[38] 陈叙波，朱常勤，贾宁，等. 中冲放血急救干预对于急性脑梗死超早期患者血液流变学水平的影响 [J]. 中医临床研究，2017，9 (35)：32 - 33.

[39] 余楠楠. 指尖放血急救脑卒中有实效 [N]. 中国中医药报，2014 - 01 - 15 (004).

[40] 张海军，李春玲. 针刺法对改善磁共振弥散成像发现的对超急性脑卒中患者意识障碍的临床疗效研究 [J]. 大家健康 (下旬版)，2013，7 (3)：14.

[41] 马蓉. 急性脑卒中治疗的研究进展 [J]. 重庆医学，2019，48 (6)：1010 - 1013，1017.

[42] 冯方，王芙蓉. 亚低温治疗在急性重症缺血性脑卒中的应用 [J]. 内科急危重症杂志，2017，23 (03)：182 - 184.

[43] 凡华，张献辉. 脑卒中院前急救时镇静药物的应用效果分析 [J]. 系统医学，2017，2 (18)：17 - 18，21.

[44] 高宏琴. 急性脑卒中患者的院前急救措施 [J]. 中外医学研究，2013 (1)：127.

[45] 卜建宏，王长德，等. 中国急性缺血性脑卒中急诊诊治专家共识中医救治解读 [J]. 中国急救医学，2018，38 (11)：941 - 945.

[46] 高长玉，吴成翰，赵建国，等. 中国脑梗死中西医结合诊治指南 (2017) [J]. 中国中西医结合杂志，2018，38 (02)：136 - 144.

[47] 何俊华. 脑卒中急性期的临床综合治疗及疗效分析 [J]. 中国医学创新，2013，6 (11)：46 - 47.

[48] 李文，赵文红，蒋涛，等. 院前-院内一体化急救护理程序在急性脑出血患者救治中的应用 [J]. 现代临床护理，2015，14 (8)：58 - 61.

[49] 刘广会. 缺血性和出血性脑卒中危险因素分析 [J]. 中国卫生工程学，2018，27 (02)：1671 - 4199.

[50] 俱西驰，王伟，屈秋民，等. 青年出血性脑卒中病因探讨 [J]. 西部医学，2018，30 (6)：880 - 882.

[51] 郑梦雨，张小卿. 巨刺法治疗缺血性脑卒中应用研究 [J]. 中医药临床杂志，2019，31 (07)：1204 - 1207.

[52] 杨程，张婕，李花，等. 中医药治疗脑梗死的临床研究进展 [J]. 时珍国医国药，2018，29 (08)：1963 - 1965.

[53] 杨晓蕾. 出血性脑卒中基因研究进展 [J]. 新医学，2019，50 (9)：667 - 670.

[54] 红十字会与红月会国际联合会. 2011 年国际急救与复苏指南 [EB/OL]. https：//wenku. baidu. com/view/ea663d482b160b4e767fcf3a. html.

[55] 赵磊，张宏，仓宝成，等. 美军战术区患者救护气道管理及启示 [J]. 解放军医院管理杂志，2017，24 (5)：494 - 496.

[56] 王胥人，桂莉，王毅欣. 美军战术战伤救护最新指南解析及启示 [J]. 解放军护理杂志，2017，34 (20)：44 - 47.

[57] 孙成力，陆文，徐花，等. 中医急救的特色评述 [J]. 山东中医杂志，2017，36 (07)：617 - 620.

[58] 朱现民. 人中穴的急救应用探究 [J]. 中国中医急症，2011，20 (10)：1594 - 1596.
[59] 洪昆达，万甜，王林林，等. 吴炳煌教授徒手急救法临床经验介绍 [J]. 中国针灸，2011，31 (3)：260 - 262.
[60] 吕有魁，何宗宝. 人中穴“醒脑开窍”作用机制的研究进展 [J]. 中国中医基础医学杂志，2016，22 (01)：147 - 149.
[61] 廖晓华. 穴位按压治疗厥脱 45 例 [J]. 现代医药卫生，2012，28 (10)：1507 - 1508.
[62] 单学娴，赵中卒. 七大意外，避险记住这些关键词 [J]. 大众健康，2019，35 (7)：18 - 25.
[63] 王春耀，杜斌. 2014 年欧洲危重病医学会休克及血流动力学监测共识 [J]. 中华急诊医学杂志，2015，24 (2)：139 - 141.
[64] 管向东，聂垚. 休克治疗的理念与进展 [J]. 中华重症医学电子杂志，2015，1 (1)：53 - 57.
[65] 张松. 心源性休克诊治进展及指南解读 [J]. 医学研究杂志，2017，46 (10)：1 - 3，17.
[66] 郑宏来. 各种休克体位的护理体会 [J]. 价值工程，2011，30 (29)：285.
[67] 钟毓贤，石现，胡森. 针灸治疗失血性休克的研究进展 [J]. 中国中西医结合急救杂志，2011，18 (1)：55 - 57.
[68] 林兵，吴伟，张伟清. 针刺患者足三里、关元穴对感染性休克的治疗效果研究 [J]. 中华医院感染学杂志，2017，27 (4)：766 - 769.
[69] 傅立新，史慧妍，常文秀，等. 电针水沟穴抗轻、中度休克：多中心随机对照研究 [J]. 中国针灸，2008，28 (07)：473 - 476.
[70] 傅立新，史慧妍. 人中穴抗休克研究进展 [J]. 中国中医急症，2007，16 (2)：218 - 219.
[71] 姚瑞，杜优优，孙同文，等. 心源性休克研究进展 [J]. 中西医结合心血管病电子杂志，2016，4 (19)：1 - 5.
[72] 刘良明. 创伤失血性休克早期救治规范解读 [J]. 创伤外科杂志，2017，19 (12)：884 - 887.
[73] 刘双庆，赵晓东.《创伤失血性休克诊治中国急诊专家共识》解读 [J]. 中华急诊医学杂志，2018，27 (9)：957 - 959.
[74] 杨新春，韩雅玲. 心源性休克诊断和治疗中国专家共识 (2018) [J]. 中华心血管病杂志，2019，47 (04)：265 - 277.
[75] 郭杨. 休克的分类及分期 [J]. 中国社区医师，2008，24 (21)：9.
[76] 中国医师协会急诊医师分会. 急性循环衰竭中国急诊临床实践专家共识 [J]. 中国急救医学，2016，36 (1)：1 - 8.
[77] 中华心血管病杂志编辑委员会，中国生物医学工程学会心律分会，中国老年学和老年医学学会心血管病专业委员会，等. 晕厥诊断与治疗中国专家共识 (2018) [J]. 中华心血管病杂志，2019，47 (2)：96 - 107.
[78] 刘文玲. 晕厥的危险分层——欧美晕厥诊断与处理指南解读 [J]. 实用心电学杂志，2018，27 (3)：153 - 156，161.
[79] 杨苑，刘晓燕. 儿童心源性晕厥的病因研究进展 [J]. 儿科药学杂志，2019，25 (04)：54 - 58.
[80] 何坤，董湘玉. 儿童血管迷走性晕厥研究进展 [J]. 兰州大学学报 (医学版)，2019，45 (02)：81 - 87，92.
[81] 李晓，张海澄. 晕厥诊断与治疗中国专家共识 (2014 年更新版) 解读 [J]. 临床误诊误治，2015，28 (08)：1 - 2.
[82] 陈惠平，曹克将. 晕厥的常见病因与鉴别诊断 [J]. 中华全科医学，2015，13 (1)：4 - 5.

[83] 中华医学会儿科学分会心血管学组，《中华儿科杂志》编辑委员会，北京医学会儿科学分会心血管组，等. 儿童血管迷走性晕厥及体位性心动过速综合征治疗专家共识 [J]. 中华儿科杂志，2018，56 (1)：6 - 9.
[84] 张健. 急诊症状处理——晕厥. 中国临床医生，2004，32 (12)：44 - 48.
[85] 赵银凤. 针灸百会穴治疗血管迷走性晕厥的临床研究 [J]. 养生保健指南，2019，18 (32)：273.
[86] 郭炳彦，李拥军. 2018 版欧洲心脏病学会晕厥诊断与管理指南解读 [J]. 河北医科大学学报，2018，39 (7)：745 - 747.
[87] 许延忠，王联芬，许月红. 咳嗽晕厥综合征 [J]. 中国综合临床，2003，19 (12)：1059 - 1060.
[88] 胡文香. 儿童血管迷走性晕厥诊治进展 [J]. 中国城乡企业卫生，2019，34 (03)：44 - 46.
[89] 陈智娟. 穴位按摩对突发性短暂性晕厥的治疗效果探讨 [J]. 中国临床研究，2019，11 (8)：92 - 94.
[90] 彭飞. 按压内关穴抢救反射性晕厥 21 例分析 [J]. 按摩与导引，1998，14 (6)：14.
[91] 唐丽平，李春芳，黄志红，等. 大学生晕厥的常见原因分析及防治对策 [J]. 中国校医，2015，29 (2)：144 - 145.
[92] 余金波，智宏，马根山，等. 2018 年欧洲心脏病学会晕厥诊断与管理指南解读 [J]. 中国介入心脏病学杂志，2018，26 (9)：492 - 496.
[93] 蒋黎，黄志. 儿童晕厥的常见病因及临床研究进展 [J]. 儿科药学杂志，2017，23 (08)：56 - 60.
[94] 方萍，陈椿. 神经介导性晕厥的诊治进展 [J]. 实用医学杂志，2016，32 (4)：511 - 513.
[95] 岳阳，姜树军，刘平，等. 不同类型神经介导性晕厥诱因特点的研究 [J]. 中华保健医学杂志，2013，15 (5)：395 - 396.
[96] 高雪杰. 不同类型神经介导性晕厥诱因特点的临床研究 [J]. 世界最新医学信息文摘，2017，17 (53)：7.
[97] 籍振国，秦利强，张晓华，等. 神经介导性晕厥及体位性低血压性晕厥的诊疗思考 [J]. 医学与哲学，2015，36 (18)：20 - 23.
[98] 陈伯钧，蔡海荣. 心源性晕厥，重在评估及病因治疗 [J]. 医师在线，2016，6 (24)：28 - 29.
[99] 杨旭丽，高虹，罗韶金，等. 心源性晕厥的诊断和评估 [J]. 现代医院，2015，15 (01)：71 - 74.
[100]《中华传染病杂志》编辑委员会. 发热待查诊治专家共识 [J]. 中华传染病杂志，2017，35 (11)：641 - 655.
[101] 刘正印. 不明原因发热患者的处理 [J]. 中华内科杂志，2015，54 (11)：976 - 977.
[102] 李冀. 物理降温，当真有效？[J]. 大众健康，2017，33 (1)：91.
[103] 钱炎萍，王荣英，羌燕，等. 新型辅助降温服的研制 [J]. 护理学报，2019，26 (10)：77 - 78.
[104] 钱秀玲，王执勇，郭玉华. 物理降温和药物降温在婴幼儿发热中的应用 [J]. 中国卫生标准管理，2019，10 (5)：161 - 163.
[105] 袁玮忆. 物理降温联合不同药物对高热患儿的疗效观察 [J]. 当代护士（下旬刊），2019，26 (7)：77 - 79.
[106] 孙艳美. 打破降温误区，了解物理降温的适用范围与禁忌症 [J]. 东方食疗与保健，2016，14 (4)：159 - 159.
[107] 徐海燕. 儿童物理降温的应用现状及护理 [J]. 世界最新医学信息文摘，2017，17 (82)：30 - 31，33.
[108] 胡湛棋，廖建湘，付丹. 高热惊厥患者的临床急救对策探析 [J]. 齐齐哈尔医学院学报，2016，37 (23)：2933 - 2934.

[109] 叶淑秋. 沐浴与温水擦浴对高热新生儿降温效果比较 [J]. 临床合理用药杂志，2018，11 (8)：144 - 145.
[110] 邹翠娟. 温水擦浴与冰袋冷敷对发热幼儿降温效果的比较 [J]. 中国现代药物应用，2019，13 (2)：235 - 237.
[111] 史源平. 高热患儿物理降温 [J]. 中国农村卫生，2015，8 (16)：74 - 74.
[112] 宋宁. 发热的常见原因及高热的对症处理 [J]. 临床荟萃，2017，32 (1)：81.
[113] 张静. 高热患者物理降温的护理进展 [J]. 中华护理教育，2010，07 (10)：473 - 474.
[114] 罗双红，舒敏，温杨，等. 中国 0 至 5 岁儿童病因不明急性发热诊断和处理若干问题循证指南（标准版）[J]. 中国循证儿科杂志，2016，11 (2)：81 - 96.
[115] 郑翠红，吴冠虹，李华萍，等. 不同降温方式对发热大鼠降温效果影响的实验研究 [J]. 护理学杂志，2017，32 (1)：43 - 46.
[116] 沈红，刘中民. 急诊与灾难医学 [M]. 北京：人民卫生出版社，2015.
[117] 中国实用乡村医生杂志编辑部. 变态反应性疾病：一个不容忽视的问题 [J]. 中国实用乡村医生杂志，2015，22 (17)：1.
[118] 周晓鹰，唐颖娟，魏涛，等. 环境因素和过敏性疾病 [J]. 常州大学学报（自然科学版)，2019，31 (04)：76 - 85.
[119] 杜小曼，李燕明. 过敏性疾病的发展历史和未来展望 [J]. 临床药物治疗杂志，2019，17 (1)：14 - 17.
[120] 黄瑞文. 过敏来犯，躲不是办法 [J]. 大众健康，2019，35 (4)：90 - 91.
[121] 李全生，魏庆宇. 欧洲变态反应与临床免疫学会《严重过敏反应指南》解读 [J]. 中国实用内科杂志，2015，35 (8)：686 - 690.
[122] Scott H. Sicherer，Hugh A. Sampson，马仕坤，等. 食物过敏：流行病学、发病机制、诊断、预防与治疗手段综述及更新 [J]. 中华临床免疫和变态反应杂志，2018，12 (01)：85 - 98.
[123] 张夜曲，胡燕. 儿童食物过敏的营养管理 [J]. 中华儿科杂志，2019，57 (3)：238 - 240.
[124] 周梦瑶，谢晓丽. 肠道菌群与婴幼儿食物过敏的研究进展 [J]. 四川医学，2019，40 (7)：751 - 754.
[125] 陈骋，张焕萍，马赞厢. 食物过敏研究新进展 [J]. 中华临床医师杂志（电子版)，2017，11 (5)：855 - 859.
[126] 叶卉初，钱晨，侯安存. 儿童食物过敏的诊断与治疗进展 [J]. 临床和实验医学杂志，2018，17 (20)：2238 - 2241.
[127] 王鹿. 又到赏花季，帮你揪出过敏元凶 [J]. 家庭医药·快乐养生，2019，12 (4)：57.
[128] 汤蕊，陈适，孙劲旅. 精液引起严重过敏反应 1 例 [J]. 中华临床免疫和变态反应杂志，2014，8 (2)：163 - 164.
[129] 谢华. 变态反应性疾病概述 [J]. 中国实用乡村医生杂志，2015，22 (17)：2 - 3.
[130] 魏庆宇，李全生. 药物过敏国际共识（2014 版）解读 [J]. 医学与哲学，2015，36 (14)：31 - 34，56.
[131] 刘瑞玲. 食物过敏的诊断和治疗 [J]. 中国临床医生杂志，2014，42 (12)：12 - 14.
[132] 车丹丹，狄正鸿. 特应性皮炎的治疗进展 [J]. 医学综述，2019，25 (18)：3634 - 3640.
[133] 李晓桐，翟所迪，王强，等.《严重过敏反应急救指南》推荐意见 [J]. 药物不良反应杂志，2019，21 (2)：85 - 91.

[134] 上海市疾控中心. 皮肤过敏怎么办 [J]. 生命与灾害, 2018, 26 (06): 30-31.
[135] 姜楠楠, 尹佳, 文利平, 等. 中国人群 1952 次严重过敏反应回顾性研究: 临床特点、诱因及治疗 [J]. 中华临床免疫和变态反应杂志, 2016, 10 (03): 247-254.
[136] 中华医学会眼科学分会角膜病学组. 我国过敏性结膜炎诊断和治疗专家共识 (2018 年) [J]. 中华眼科杂志, 2018, 54 (6): 409-414.
[137] 卢雯雯. 中药治疗过敏性疾病的实验研究进展 [J]. 中国中医药现代远程教育, 2017, 15 (6): 139-142.
[138] 李菲菲, 缪晚虹. 中西医对过敏性结膜炎的认识及治疗概况 [J]. 现代中西医结合杂志, 2019, 28 (21): 2379-2383.
[139] 中华医学会儿科学分会消化学组. 食物过敏相关消化道疾病诊断与管理专家共识 [J]. 中华儿科杂志, 2017, 55 (7): 487-492.
[140] 张罗, 王向东, 王成硕. 严重过敏反应的诊断和治疗 [J]. 中华耳鼻咽喉头颈外科杂志, 2015, 50 (8): 619-621.
[141] 楼滨城. 过敏性休克的急救 [J]. 医药导报, 2011, 30 (1): 1-4.
[142] 李静, 李胜君, 陈雪, 等. 过敏性休克的研究进展 [J]. 中国中医药现代远程教育, 2011, 09 (24): 149-153.
[143] 美国国家过敏及感染性疾病研究院. 严重过敏反应临床诊断标准 (初稿) [J]. 新医学, 2006, 38 (08): 493.
[144] 王啸. 揉这几个穴位防止花粉过敏 [J]. 人人健康, 2018, 37 (5): 54.
[145] 杨永清, 陈汉平. 针灸抗过敏研究进展 [J]. 中国中西医结合杂志, 1993, 13 (03): 190-192.
[146] 肖小丹. 谈花不用再色变　花粉过敏之中医见 [J]. 首都食品与医药, 2017, 24 (09): 60-62.
[147] 闵仲生, 冯瑶. "过敏季"来袭　试试中医妙招抗过敏 [J]. 家庭医学 (下), 2017, 15 (5): 22-23.
[148] 李恩灿, 范潇予, 林琳, 等. 抗过敏药物临床应用研究进展 [J]. 国际药学研究杂志, 2018, 45 (3): 176-181.
[149] 新华网. 抗过敏药物使用不能随心所欲五个注意事项需警惕 [J]. 世界最新医学信息文摘, 2019, 19 (55): 25.
[150] 刘保国, 李志英, 李宗珊, 等. 抗组胺药临床应用 [J]. 临床合理用药杂志, 2015, 8 (3): 85-86.
[151] 李玲. 儿童严重过敏反应的快速识别与早期处理 [J]. 临床医药文献电子杂志, 2015, 2 (28): 5955-5956.
[152] 刘宇鹏, 高俊峰, 刘丽娟, 等. 严重过敏反应诊断和治疗中存在的若干问题探讨 [J]. 医学与哲学, 2012, 33 (22): 62-63.
[153] Arlene Weintraub. FDA 欲助力降药价 [N]. 医药经济报, 2017-11-13 (F04).
[154] 窦侠. 全身过敏反应时可以救命的笔. 有来医生网, 2017-02-28.
[155] 于琴, 左永杰, 刘红霞. 特应性皮炎外治进展 [J]. 新疆中医药, 2018, 36 (2): 93-95.
[156] 谢华. 变态反应性疾病概述 [J]. 中国实用乡村医生杂志, 2015, 22 (17): 2-3.
[157] 生命与灾害编辑部. 世界过敏性疾病日 [J]. 生命与灾害, 2019, 27 (6): 49.
[158] 陈玉迪, 耿鹏, 涂平, 等. 抗组胺药物在变态反应性疾病中的应用 [J]. 临床药物治疗杂志, 2019, 17 (1): 23-26.

第五章　突发事件现场救护

第一节　突发事件现场危险情况的特点

一、定义

突发事件是指突然发生，造成或者可能造成严重社会危害，需要采取应急处置措施予以应对的自然灾害、事故灾难、公共卫生事件和社会安全事件。

二、特点

1. 突发性　反映了突发事件具有极大的偶然性和随机性。突发事件能否发生，于什么时间、什么地点、以什么样的方式爆发，以及爆发的程度等情况，人们都始料未及，难以准确地把握；突发事件的起因、规模、事态的变化、发展趋势以及事件影响的深度和广度也不能事先描述和确定，是难以预测的。由于其突发性，使它在较短的时间内迅速成为社会关注的焦点和热点，并产生巨大的震撼力和影响力。

2. 复杂性　首先，造成突发事件的原因相当复杂。有纯自然因素造成的突发事件，如地震、台风、沙暴、暴风雪等；有人为因素造成的突发事件，如政治事件、经济事件、军事事件、重大交通事件、恶性疾病流行、恐怖事件等；还有自然因素和人为因素共同影响而造成的突发事件。

3. 破坏性　从某种意义上说，突发事件以人员伤亡、财产损失为标志。不论什么性质和规模的突发事件，都会不同程度地给国家和人民造成政治、经济上的损失或精神上的伤害，都会影响政治局面的稳定、破坏经济建设、危及正常的工作和生活秩序，甚至威胁人类的生存。突发事件造成的损害有直接损害和间接损害。这种损害性不仅体现在人员的伤亡、组织的消失、财产的损失和环境的破坏上，而且还体现在突发事件对社会心理和个人心理所造成的破坏性冲击，并进而渗透到社会生活的各个层面。

4. 信息不全性　由于种种因素，突发事件，特别是突发事件初期，信息不通、信息不全导致小道消息流行，谣言四起，民众陷入困惑、紧张、恐惧中。

5. 后果影响的全球性　随着人们的社会经济生活联系日益全球化，危机的发生、影响已经超出发生地的范围，成为地区和全球共同面临的问题。

6. 公共属性　突发事件所危及的对象不是特定的人，而是不特定的社会群体，在事件影响范围内的人都有可能受到伤害。

第二节　突发事件的现场伤情分类

急救伤者一般有两类：第一类为短时间内有生命危险的危重伤者；第二类为病情紧急但短时间内尚无生命危险的伤者。“第一目击者（first responder）”或“医疗救护员”应迅速评估危重病情，包括对意识、气道、呼吸、循环等几方面进行评估，分秒必争地现场抢救急危重症或意外伤害导致生命垂危的伤者，从而达到“挽救生命，减轻伤残”的目的。

依据国家卫生管理部门制定的《灾害事故医疗救援工作安全管理办法》规定，在现场医疗救援中按轻、中、重、死亡进行病情分类。我们分别以“红、黄、蓝、黑”4 种颜色标志病情色别带，置于伤者上臂，便于医疗救护人员辨认并能采取相应急救措施。

一、伤检方式

1. 经典的伤者分检方式　鉴别需要立即转运到医院的伤者和可延迟转运的伤者，一般是先根据紧急程度，再根据生存的可能性进行鉴别。

2. 新型的伤者分检方式　根据紧急程度、生存可能性以及可用的医疗资源进行鉴别。

二、快速伤情分检方法

快速伤情分检方法分四步（图 5－2－1）。

第一步：行动检查。能否行动：能行动→绿色；不能行动→第二步。

第二步：呼吸检查。判断有无呼吸。没有呼吸→黑色；呼吸＞30 次/分或＜6 次/分→红色；呼吸＜30 次/分或＞6 次/分→第三步。

第三步：血液循环。桡动脉或毛细血管回流时间。无脉搏或毛细血管回流时间＞2 秒→红色；脉搏有力→第四步。

第四步：清醒程度。检查头颅是否受伤。能回答问题→绿色或黄色；不能回答问题→红色。

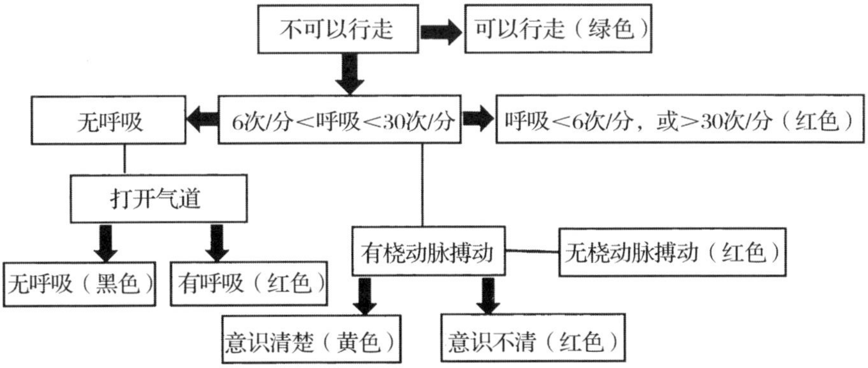

图 5-2-1　快速伤情分检方法

三、分类标识、救治顺序

采用国际标准的四色伤情分类卡。

1. 红色（Ⅰ）　伤情危重，立即需要稳定或手术治疗（救命手术），安排医护人员和抢救型救护车立即转送；又称“第一优先”。

发生率占伤亡总数的 20%～25%，伤者的重要部位或脏器遭受严重损伤，生命体征出现明显异常，呼吸心跳随时可能骤停；常因严重休克，也不适宜立即转院（但可在医疗监护的条件下从灾难现场紧急后送），因此重伤者需要得到优先救治。

2. 黄色（Ⅱ）　伤情重、较重，紧急。有生命危险，但可稍延迟救治，在红色之后转送；又称“第二优先”。

发生率占伤者总数的 25%～35%，伤情介于重伤与轻伤之间。伤者的重要部位或脏器有损伤，生命体征不稳定，如果伤情恶化则有潜在的生命危险，但短时间内不会发生心跳、呼吸骤停。

3. 绿色（Ⅲ）　伤情轻、较轻，可延迟或不需送院治疗，视情况安排转送；又称“第三优先”。

轻伤在整个事故中所占的比例最高，发生率至少为 35%～50%。轻伤者的重要部位和脏器均未受到损伤，仅有皮外伤或单纯闭合性骨折，而无内脏伤及重要部位损毁，因此伤者的全部生命体征稳定，不会有生命危险。

4. 黑色（Ⅳ）　死亡或不可救治的创伤。已死亡者安排在停尸区。

死亡占伤亡总数的 5%～20%。创伤造成的第一死亡高峰在伤后 1 小时内，严重的重伤者如得不到及时救治就会死亡。死亡的标志为脑死亡和自主循环停止，心电图持续呈一条直线；同时，伤者心脏停搏时间已超过 10 分钟，且现场一直无人进行心肺复苏，或者伤者有明显可见的头、颈、胸、腹任一部位粉碎性破裂、断离甚至焚毁，即可现场诊断伤者生物学死亡。

第三节　交通事故逃生和现场救护

车祸猛如虎。道路交通事故，特别是汽车车祸频繁多发，涉及面广，隐患众多。中国道路交通伤造成的伤亡人数连续 20 年高居世界前两位。近年来，虽然交通事故发生率逐年减少，死亡和受伤人数逐年下降，但是总量依然较大，仍造成了大量人员伤亡和巨大经济损失，是好发的事故灾难，已被公认为当今世界最大的公害之一。

一、交通事故逃生

车辆发生车祸可出现各种情况，不同情况下逃生要点不同，常见的有：

1. 撞车

（1）撞车瞬间两腿尽量伸直，两脚踏实，双臂护胸，手抱头，身体后倾。

（2）迎面碰撞时，如碰撞的主要方位不在司机一侧，司机应紧握方向盘，两腿向前伸直，两脚踏实，身体后倾，保持平衡。

（3）迎面碰撞时，如碰撞的主要方位临近司机座位或者撞击力度较大，司机将应尽量向后躺，双手撑住方向盘，尽可能减小方向盘对胸腹部的过度强烈的冲撞，并两脚抬起，以免受到挤压。

（4）车厢内的乘客，可迅速向前伸出一只脚，顶在前面座椅的背面，并在胸前屈肘，双手张开，保护头部，背部后挺，压在座椅上。或迅速双手用力向前推扶手或椅背，两脚一前一后用力向前蹬，使撞击时的力消耗在手肘或腿弯之间，从而缓冲身体向前冲的速度。同时，不要大叫大喊，而应紧闭嘴唇，咬紧牙齿，以免相撞时咬伤舌头。后排的乘客应将身子尽量向后躺，并且双臂夹胸、双手抱头，采取这样的姿势承受冲撞，伤害可以小些。

2. 刹车失灵或爆胎

（1）当出现刹车失灵时换低挡，加拉手刹，同时打开警示灯。车速始终无法控制，可试着冲向柔软的障碍物，让车速慢下来。

（2）用手刹来进行刹车时要操控得当，不能猛拉手刹车。正确的方法是缓缓地拉起手刹车手柄，分几次采用拉紧、松开、拉紧的方法，使车辆减速停下来，拉手刹车的手柄时要摁进手刹柄的保险按钮，使手刹操作过程自如，防止拉紧时手刹车锁死。

（3）手动挡车也可通过抢挡减速停车。抢挡一般直接抢入二挡，抢入后再松油门抬离合器，然后再伺机推入一挡，并关掉电门，利用发动机气缸压缩的作用使车辆停车。

（4）如果是在一些下坡等危险路段出现刹车失灵，为防止险情进一步扩大，必要时可利用路边的沙泥堆、草堆、路沟、树林、岩石等障碍物给车辆阻力而停车。

（5）遇爆胎时，要紧紧拉住方向盘，保持车辆的直线行驶，轻点踏制动踏板，使车辆缓慢减速，待车速降至适当时尽量将车逐渐停靠路边，不能急踩、猛踩刹车。

3. 车辆倾覆甚至落入深沟

（1）当车辆发生倾覆时司机要沉着驾驶，切不可盲目弃车。第一步要做的是关掉引擎，防止泄漏的汽油燃烧或爆炸，汽车在翻滚时驾驶员应及时拉下手制动。要把电门钥匙关到底，使车辆的方向盘处于锁止的状态，这样你就能紧紧抱住方向盘。

（2）驾驶员应紧紧抓住方向盘，两脚钩住踏板，使身体固定，随车翻转。

（3）乘客不要大声喊叫，不可指挥司机，应保持镇定，双手紧紧抓住前排座位或扶杆、把手等车内的固定物，低下头，利用前排座椅靠背或手臂保护头面部，让身体夹在座椅中，稳住身体，使身体随车体翻转，避免身体在车内滚动而受伤。

（4）非万不得已不要试图在汽车下冲深沟或翻滚，或高车速时跳车，这样做非常危险。

（5）如果必须跳车时，应向车辆通行方向的后方或翻转方向的相反方向跳越，跳车时身体抱成团，头部紧贴胸前，双脚双膝并紧，肘部紧贴身体两侧，双手捂住耳部，蜷曲着身子跳下，跳车后宜顺势滚动，以减轻与地面的冲撞力。

（6）若在车中感到不可避免要被抛出车外时，应在被抛出车厢的瞬间，猛蹬双腿，以增大离开危险的距离。

（7）当车辆翻出路外时，应判断车辆是否还会继续往下翻滚，在不能判明的情况下，应维持车内秩序，组织人员依次离开，让靠近悬崖外侧的人员先下。否则，重心产生偏离，引起车辆继续往下翻滚，会造成更大伤害。

（8）一旦汽车停止翻滚，应马上想办法砸窗逃离车厢。翻车后车厢变形，常无法开启车窗、车门，此时切不可用手掌或拳头猛击车窗玻璃，以免伤及动脉，导致大出血。最好找硬物敲碎玻璃，万不得已时，可用衣物包着肘关节击碎玻璃，或用皮鞋跟蹬碎玻璃，小心取下碎玻璃片后再爬出去。

4. 失火

(1) 保持冷静才能抓住逃生机会。在大巴车上遭遇火灾时，乘客发现火情第一时间要通知司机。车辆里面，特别是大巴车上都会配备车载灭火器，立即停车后，视火情大小使用车载灭火器灭火。如果不能解决，乘客要听从指挥，抓紧从靠自己最近的车门有序逃生。

(2) 车子失火时司机应立即将车辆熄火。如因碰撞变形，车门无法打开，可从前后挡风玻璃或车窗处逃生。车上人员身上着火时，应先离开车子，然后向水源处滚动，边滚边脱去身上的衣服。

(3) 车子失火时车门逃生是首选的逃生方法。现在的大、中巴车门多是由气压提供动力的电控开关，如果火焰已烧坏电控系统，车门不能自动打开，此时要迅速找到车门上方的红色应急开关，旋转阀门，能打开车门。如果车门附近有火，要用衣服包住头冲出去。

(4) 打开车窗跳车。当车门实在无法开启，车窗也是一个有利的逃生出口。有些大巴车车窗可以打开，如果乘坐的是密封玻璃的空调车，窗户不能开启，则需要使用车上的安全锤敲碎玻璃窗。一般空调车均配备了安全锤，并在玻璃窗上标明敲击的位置

(5) 如果找不到安全锤，可利用一切尖锐且坚硬的物品，如高跟鞋等敲碎玻璃。敲打玻璃时，不要敲击玻璃的正中位置，应从玻璃的边缘和四角下手，尤其是玻璃上方边缘最中间的位置，那是车玻璃最薄弱的地方。从窗户出来的时候，要注意缺口的碎玻璃，不要被刺伤、刮伤。

(6) 在车辆没有侧翻的时候，不要轻易从天窗逃生。从车顶上的天窗逃生，一方面需要足够的力气才能攀爬；另一方面发生火灾时烟雾上蹿，人往上爬反而不利于逃生。若是车辆侧翻了，乘客则可旋转车厢顶部的红色开关，打开紧急逃生出口。

(7) 遮住口鼻。车上出现火灾，烟雾中含有大量一氧化碳和其他有害气体，吸入后容易造成窒息而导致死亡。用毛巾或衣物遮掩口鼻，可有效防止窒息的发生。

(8) 低姿行进。因火势顺空气上升，在贴近地面的空气层中，烟害往往是比较轻的。俯身低姿行走，可以较好地避开烟尘并且可以避免火焰直接灼伤。

(9) 短暂屏气，切忌喊叫。由于空间狭小密闭，浓烟中一氧化碳的浓度很高。呼吸1～3分钟就会死亡。所以在冲出火灾现场的瞬间，屏气将助你逃离火海。烟雾和火焰会随着人的叫喊吸入呼吸道，从而导致严重的呼吸道和肺脏损伤，故在火灾现场不要大喊大叫。

(10) 当汽车发动机起火时，驾驶员应迅速停车，切断电源。让司乘人员迅

速打开车门下车，迅速用随车灭火器对准着火部位的火焰正面猛喷，扑灭火焰。

（11）若发动机罩内起火，在打开罩时，要避免大量空气进入，使火势更旺。可略微掀起发动机罩，向里面喷射灭火剂。灭火剂应对准火焰底部横向喷射，由外而内逐渐熄灭火焰。

5. 车辆落水

（1）车辆落水后，留给车内乘员安全逃生的时间仅仅只有2分钟。第一时间准备自救，不要把时间用在打电话上，事故发展不会给你足够的时间求救，大部分的丧生者都是由于打电话错过自救时间。

（2）车子落入水时，无需等待，第一时间打开车门逃生最安全，趁着有电（大多数车窗是电动窗）的情况下解除安全锁，迅速解开安全带、打开车门或摇下车窗迅速逃出。因为在车体刚落水的时候车门是最容易打开的，所以此时为逃生的最佳时机，无论是天窗逃生、敲碎玻璃逃生，都不如奋力推开车门来得直接。

（3）如果车门、车窗无法完全打开，破窗而出是车辆落水后逃生的关键。在车完全入水前用安全锤砸开车窗，没有安全锤时可拔下汽车头枕下的两个尖锐插头或车载灭火器等金属重物砸开车窗；砸车窗的四个角最容易破开窗户，不要用高跟鞋、小锤子等力量不够的东西浪费时间和体力。敲打后窗玻璃胜过前窗。

（4）砸窗破开的口子不一定能允许人逃离，但可以让水以最快的速度进入车内，以最快速度达到车内外压力平衡。

（5）若车头先落水，轿车后排会形成一个“空气舱”，后备箱翘起在水面之上。若能第一时间打开后备箱门，拉开后排座椅，便能成功逃生，但逃生路线相对较长，拉开后排座椅难度也较大。

（6）如果车辆已经入水较深，甚至水面没过车顶，此时基本上很难打开车门，车窗也无法降下，需用工具打破车窗或天窗；如无法从车窗逃出，只能尝试打开车门；若车外水压大到令车门很难开启、车门无法打开时，一定要镇定，在进入车内的水接近颈部时，等车内外的压力终于均等后，先吸一口氧气，后尝试打开车门。

6. 车祸后即刻

（1）车祸后在离开车体以前，应检查自己的肢体是否受到损伤。在颈椎、胸椎、腰椎损伤后身体活动受限时，不能随意移动身体。否则，遭受二次损伤后，椎体错位，极易造成瘫痪。

（2）在出事地点放置警告牌。标准的警告标志是红色三角形警告牌，置于事故现场前后各约百米处。迅速拨打110报警，说清出事的确切地点和性质。保护事故现场。

(3) 禁止在现场用火或抽烟。因为油箱很可能已受损，汽油外泄，若有明火，可能会引发大火甚至爆炸。即使在晚上，也只能凭手电筒或车灯处理事故现场。

(4) 除非汽车已着火，或伤者附近有漏出的汽油，一般不要随意把伤者移出事故现场，这一方面会加重伤势，另一方面常会破坏事故现场。但若伤者被挤压在两车或车辆与固定物之间，或处于重压之下，人尚存活，必须迅速设法将其救出，移到安全地带。

(5) 若伤者昏迷，呼吸困难，或严重挤压伤，或大出血不止，须在现场立即进行抢救。巡查一下四周有无被撞击而抛出车外的人，或受了惊吓而四下乱窜的人。若有，要妥善加以安置和安慰。

(6) 在交通要道和高速公路上，切不可贸然停车抢救车祸受伤者，以免引发追尾相撞的更大惨祸。要先示意后面车辆，然后驶离出事地点。

(7) 安全之后尽可能帮助他人。确保自己逃出车外，并且处境安全之后，可捡起路边的砖头，打碎车窗玻璃，帮助车内的其他乘客逃离危险。如果乘客的衣服起火了，可用水帮助其扑灭。最好不要用灭火器对人直接喷射，灭火器中的药剂可能会造成伤口感染。如果自己身上有火，千万不要奔跑，流动的空气会让火越烧越旺，最好的办法是躺在地上打滚灭火。

(8) 远离易燃易爆区。如果大巴车是在加油站、加气站等容易发生爆炸的场所起火，驾驶员应视实际情况尽可能地将车辆驶离，以免造成更大的事故。

二、现场救护措施

由于高速公路车辆行驶速度快、能量大，往往事故撞击时造成的身体损伤十分严重，加之致伤机制复杂，可出现撞击、碾压、撕裂、抛掷、燃烧、爆炸等损伤，且常为多发复合损伤，失血休克等严重并发症多见，若事故一旦发生，司乘人员应严格遵循“保持冷静、设置警示、人车分离、迅速报警”的处置原则。

1. 首先是评估事故现场是否安全，确认安全的前提下，救护人员再进入现场，能有效减少车辆事故后造成的二次伤亡。

2. 在事故现场 100 m 外摆放显著的警示标志，提醒过往车辆减速绕道行驶，确保施救安全。

3. 车辆应立即熄火、制动或采取其他措施，如用石头固定车轮对制动失效的车辆进行制动，滑坡地带还需拉紧手刹，并也用石头固定车轮，防止再次滑行。

4. 立即拨打 122 交通事故处理电话和 120 急救电话，报告出事地点、受伤人员及伤情，同时应根据具体情况对伤者进行现场急救。

5. 若事故涉及起火、爆炸，或运输车辆上有危险品、爆炸品、化学剧毒物质、病原体等，应立即组织现场人员疏散至安全地点。

6. 对伤者的现场抢救包括对心跳呼吸停止者，现场施行心肺复苏。

7. 对昏迷的伤者应注意开放气道。头略向一侧倾斜，有利于口、鼻腔内的分泌物、血液、黏液和其他异物排出。然后，取出伤者身上的尖刀、金属币、钥匙等物，以免压伤。

8. 对有创伤的伤者进行必要的现场止血、包扎、固定等创伤现场救护（详见第六章）。

9. 在抢救时要特别预防伤者的颈椎错位，脊髓损伤。凡重伤者从车内搬动、移出前，首先应在原地放置颈托或进行颈部固定，以防颈部活动，引起颈椎错位而损伤脊髓，因而发生高位截瘫。故可就地取材，采用硬纸板、硬橡皮、厚的帆布剪成前后片，用布条等缠绕包扎，酌加固定。

10. 对弹离座位的伤者，不能随便抬抱，因伤者很可能脊柱受到损伤，搬运不当会造成已有创伤的脊柱损伤加重，甚至断裂，从而导致伤者终身瘫痪。正确的方法是先将伤者作为一个整体转至平卧位，上颈托后，由 3～4 人步调一致地将伤者托起，注意一人负责保护其头部，以免头颈前倾、后仰或旋转。托起时，可由一个人喊口令，施救者同时托起伤者，并将其移至木板上，再用布带把伤者固定在木板上搬运。

11. 如果发现开放性气胸的伤者，应进行严密封闭包扎；伴呼吸困难张力性气胸者，条件许可时，可在第二肋骨与锁骨中线交叉点行穿刺排气；对于多根多段肋骨骨折所致胸壁浮动呼吸反常运动、呼吸困难者，应立即用衣物、棉垫等充填，并适当加压包扎，以限制浮动。

第四节　火灾逃生和现场救护

火灾是威胁公众安全和社会发展的主要事故灾难之一。其不受时间、空间限制，发生频率很高，而且群死群伤率高、后遗伤残多，对社会、国家、家庭和个人可造成多方面的巨大损害。

一、火灾逃生

1. 发现起火，首先一定要控制情绪，不要慌张，冷静判断，正确决策。

（1）当你发现自己所处的场所发生火灾，要在第一时间弄清楚火势大小，并报警。可通过烟气蔓延方向或楼道应急广播判断起火位置、火势情况。根据火势大小和自己所处环境，及时做出是扑灭起火、还是迅速逃生、或是固守待援的决定。不要慌张乱跑，也不要盲目逃生。

（2）要了解平时的疏散通道和出口。如果你心里比较清楚什么地方是安全通道，对逃生会有很大帮助。

（3）沉着冷静，扑灭小火。当发生火灾时，如果火势并不大，尚未对人造成威胁时，可使用消防器材或直接用水奋力将小火扑灭。千万不要惊慌失措地乱冲乱跑。灭火时尽量背对着出口，一旦灭火失败，可从该出口迅速撤离火场。

（4）使用灭火器灭火时，要将喷嘴对准火焰根部喷射，并左右摆动，不要被向上升腾的火焰和烟气所迷惑，对上部喷射将无济于事，反倒贻误时机。而一旦当火焰沿窗帘、墙壁等纵向蔓延，烟气蔓延速度是惊人的，可达3～5米/秒。那时就不要勉强灭火了，要赶紧逃生。

（5）一般来说，火灾初期烟火不大，受困人员发现或得知火灾发生的消息时，没意识到火灾的严重性，忙于穿衣服或携带贵重物品而耽搁时间。更有甚者已经逃离了火灾现场，存在侥幸心理重新返回火场取贵重物品结果自投罗网，殊不知这宝贵的几分钟可能失去了生还的机会。

（6）当身上衣服着火时，应赶紧设法脱掉衣服或就地打滚，压灭火苗；如能及时跳进水中或让人向身上泼水、喷灭火剂则更有效。

（7）不贪财物。身处险境时应尽快撤离，不要因害羞或顾及贵重物品，把宝贵的逃生时间浪费在穿衣或寻找、搬离贵重物品上。

2. 只要感觉火势不能扑灭时，当机立断，马上确定正确的逃生方式。

（1）迅速判断危险地点和安全地点，选择合适的逃生办法，尽快撤离险地。千万不要盲目地跟从人流，相互拥挤或乱冲乱跑。

（2）在火灾发生初起阶段，火势还没有蔓延到整个住宅建筑，受困者又比较熟悉安全出口时，优先选择门窗进行逃生。

（3）一旦发生火灾，人们总是习惯沿着进来的出入口和楼道进行逃生，当发现此路不通时，才被迫去寻找其他出入口，殊不知此时已失去最佳逃生时间。所以入住酒店等高层建筑时，一定要再熟悉一条离自己最近的安全疏散路线，做到有备无患。火场逃生过程中，要一路关闭背后的门，减低火和浓烟的蔓延速度，给自己留有后路。

（4）如果是在房间内发生火灾，首先赶快到门口，用手背触摸房门，如果房门变热，则不能贸然开门。如果房门不热，说明火势可能还不大，则可通过正常途径逃离。此时应带上钥匙打开房门离开，但一定要随手关好身后的门。如果在通道上遇到了浓烟，则要立即停止前行，千万不能试图从浓烟里冲出来，除非有自救呼吸器或防毒面具，应退守房间。

3. 当能逃离火场时，果断选择正确路线。

（1）由于高层建筑发生火灾时垂直疏散距离长，因此，要在短时间内逃脱火灾险境，必须要具有良好的心理素质及快速分析判断火情的能力，冷静、理智地作出决策，利用一切可利用的条件，选择合理的逃生路线和方法，争分夺秒地逃离火场。

（2）逃生者最好戴上防毒面具，如果现场没有防毒面具，可以就地取材，用毛巾、口罩或类似的棉织物蒙鼻。一般情况下，毛巾对折八层效果最佳，烟雾消除率可达 60%；向头部、身上浇冷水，或用湿毛巾、湿棉被、湿毯子等将头、身裹好，贴近地面，沿墙壁摸索行进、低身撤离。千万不要使用电梯逃生，也不要强行穿过浓烟烈火区进行逃生。

（3）一般火场中最为致命的是烟气，烟气上蹿速度是很快的，快到令人措手不及。一栋高度百米建筑，半分钟烟气就能到达顶层，这也是高层失火逃生难的真正原因所在。高层着火时，尽可能了解火势蔓延和烟气弥漫的方向，判断着火位置，才能有效逃生。

（4）国家消防建筑规范要求，100 m 以上的高层建筑需设置避难层，一旦发生火灾，人们可以尽快进入避难层，等待疏散和救援。通常，高层建筑至少应设有两道以上的楼内逃生楼梯，遇有火情，普通电梯不能使用时，人们可利用楼梯进行疏散逃生，一道被堵就从另一道逃生。逃生时要尽可能关闭楼梯间的防火门，防止烟火侵入。

（5）高层建筑发生火灾后，逃生尽量向下而不是向上。由于浓烟烈火向上蔓延的速度很快，人们逃生时要尽量向下跑。只有在火势很大，着火点以下楼层完全被封，无法向下逃生时，再考虑往上逃到较为安全的楼层，等待救援。

（6）如果身处着火层之下，则可优先选择防烟楼梯、封闭楼梯、室外楼梯、普通楼梯、观光楼梯及室内疏散走道等进行逃生，按照疏散指示标志方向向楼下逃生，直至室外安全地点。高层建筑中的防烟楼梯间、封闭楼梯间是火灾时最安全的逃生通道。

（7）躲避位置以火势和烟气蔓延到的楼层以上 3～5 层为宜（一般消防云梯只到 30 层，位置越高被救越晚）。要尽量靠近建筑主要通道的房间，以便在救援人员到达后第一时间被发现，不要轻易选择洗手间等狭小密闭的房间，待在有窗户并且没有防盗窗的房间里往往会第一时间获救。

（8）如果身处着火层之上，且楼梯、通道没有烟火时，可选择向楼下快速逃生；如烟火已封锁楼梯、通道，则应尽快向楼上逃生，并选择相对安全的场所如楼顶平台、避难层等待救援。

（9）逆风疏散。应根据火灾发生时的风向来确定疏散，从而达到抑制方向，迅速逃到火场上风处躲避火焰和烟气。逃离火场时，带孩子的人要把孩子抱着走，不能拉着孩子跑。逃生者要把被子、毛毯等用水淋湿裹住身体，低身冲出受困区。

（10）如果身处着火层时，则快速选择通道、楼梯逃生。离开房间时，先用手背轻触房门，如果已经发热，则说明大火或烟雾已经封锁房门，此时切不可轻易开门，退避房内，关闭房门。可用毛巾、被子等堵塞门缝，并泼水降温，另寻其他逃生路径，如通过阳台、室外走廊转移到相邻未起火的房间再行逃生。如果住宅建筑中没有连通的阳台但是阳台相距较近时，可将室内的床板或门板置于阳台之间，搭桥通过。

（11）还可利用墙外排水管、避雷线滑下，或将衣服、皮带、床单、窗帘、被面等撕成条状连接起来当作救生绳，下滑至未着火楼层或地面逃生。以上方法不适合年龄小、年纪大、伤者等行动不便的人。因为衣服是有接缝的，接缝都是用线缝制的，这个部位非常的薄弱，所以当用衣服来结绳时一定要注意加固接缝处。

（12）如果居住在 2、3 层，实在需要跳楼自救的话，应尽量往救生气垫中部跳，或朝有水池、软雨篷、草地的方向跳；如有可能，可先向地面抛棉被、床垫、沙发垫等较厚较大的松软物品，然后裹着被子或打开大雨伞，或用双手攀着窗台往下滑，尽量缩小跳楼的高度，并尽量做到双脚先落地，减轻受伤程度。如果逃生者在 3 层或 3 层以上的住宅中，切不可通过阳台跳楼逃生。人从 10 m 以上的高处跳下，生还的希望极小，因此遇上火灾切勿轻易跳楼。

4. 当火势已致无法逃离火场时，决不冒险，迅速选择躲避位置，建立防御，等待救援。

（1）等待救援不是盲目地等待，要尽量保护自己所避难地方的相对安全。逃生困难时，可将防烟楼梯间、有窗外室厅、阳台等作为临时避难场所，千万不可滞留走廊、普通楼梯间等火灾易波及而又没有消防设施保护的地方。

（2）若身处被大火包围的楼层内，所有安全通道和向外联系均被切断，也没有任何逃生器具或设施的情况下，先选择可暂时躲避的空间，最好选择室内有水源、有窗、空间不狭小的地方，如有窗、较大的卫生间，拧开水龙头放水。特别是浴缸中要始终保持在较高水位，危急时还可躺在浴缸中暂时躲避，提高获救的可能性。然后将选择好空间的可燃物清除干净，同时清除与此室相连室内的可燃物，消除明火对门窗的威胁。

（3）厨房、卧室、狭小密闭卫生间等都不适合躲藏。需要特别提醒的是，火灾中千万不可钻到床底下、衣橱内、阁楼上试图躲避火焰或烟雾，这些都是火灾现场最危险的地方，又不易被消防人员发现而获救。

（4）退守房间后要采取积极主动的防火自救措施，如关闭房门和窗户，千万不要开窗门；摸一下门把手，如果门把手的温度非常高，说明门外的火非常大，此时要把门缝用浸湿的毛巾、毛毯塞住，或用水浸湿棉被，蒙上门窗，防止烟火渗入，并不断浇水。

（5）尽量靠近沿街窗口、阳台等易被人发现的地方，用打手电筒、挥舞衣物、呼叫等方式向外发送求救信号，引起救援人员的注意。但在通风不畅时，不要大声呼救，以免消耗氧气，吸入更多的有害物质。

（6）在被烟气窒息失去自救能力时，应努力滚到墙边。便于消防人员寻找、营救，因为消防人员进入室内都是沿墙壁摸索着行进。此外，滚到墙边也可以防止房屋塌落砸伤自己。

二、现场救护措施

1. 发生伤情后，现场人员必须沉着冷静。对多人烧伤应区别轻重缓急，有条不紊地进行急救。同时拨打 120 急救电话求援。

2. 迅速帮助伤者脱离火源、热源，如用棉被覆盖，或就地打滚，或跳入水池或用水浇灭。严禁奔跑呼叫或用双手扑打火焰，以免引起头面部、呼吸道和双手烧伤。然后将伤者搬离现场，尽快脱去着火的衣服，热液浸渍的衣裤应用冷水淋湿后剪开取下。如皮肤与衣物黏在一起，不可强行撕开衣物，避免连带其皮肤一起撕脱引起损伤。

3. 除烧伤外，检查有无其他伤害，如有休克、窒息、大出血、骨折时应作必要的处理。

4. 马上冷却创口，迅速用冷水淋冲创口或直接将伤处浸入水中，包括大面积的重度烧伤，冲洗的时间越早越好，最好长达 30 分钟。当伤者发生颤抖时，则应停止冲洗。

5. 用干净的敷料或布料简单包扎创面，创面不可涂有色外用药如紫药水等。以免影响医师对烧伤面积和深度的估计。切忌用手指触摸烧伤处或用口吹烧伤处。

6. 在火灾现场，要特别注意伤者是否有吸入性呼吸道损伤，因为烟雾含有大量化学物质，吸入后能引起肺局部腐蚀和全身中毒，重者可丧失生命。如果有鼻毛烧焦、刺激性咳嗽、痰中有炭屑、声嘶、吞咽困难或疼痛，应清除口鼻分泌物和炭粒，保持呼吸道通畅，有条件者给予导管吸氧；若出现呼吸停止时，应尽快行心肺复苏术。

7. 重伤伤者常常出现嗜睡、谵妄等精神症状，这时应尽力阻止其入睡，以防呼吸道阻塞出现窒息或呼吸抑制，甚至呼吸停止。

8. 抗休克治疗。如果看到伤者极度口渴、烦躁不安，这都是休克的前兆，这时应该给其补液，可口服低浓度盐水，扩充血容量，抗休克。不可喝生水或过多喝开水。

9. 经以上初步处理后，迅速送往附近医院。

第五节　拥挤踩踏逃生和现场救护

拥挤踩踏是在短时间内迅速集聚大量人员，并且秩序失去控制，发生混乱、拥挤，导致大量人员被挤压、踩踏、窒息、致伤、致死的事故。该类事故造成了人员大量伤亡和严重的负面社会影响，是大型群体性事故灾难和社会安全事件。

一、拥挤踩踏逃生

1. 在拥挤的人群中，要时刻保持警惕，当发现有人情绪不对，或人群开始骚动时，应尽量避开人群，向人流少或不同的方向疏散。如果路边有商店、咖啡馆等可以暂时躲避的地方，应迅速进入避开人流。

2. 应听从事故现场管理人员指挥调度，或者按照场所紧急安全疏散通道有序撤离和疏散。撤离、逃生时严禁动手推搡、奔跑抢先，大家步调一致，尽量拉起绊倒的人。

3. 发觉拥挤的人群向着自己行走的方向拥来时，应该马上避到一旁，或两手十指交叉相扣，护住后脑和后颈部。在遭遇拥挤人群的时候，应该尽量走到人群的边缘，或者靠墙，避免自己被挤入人群中心。但是不要奔跑，以免摔倒。和大多数人的前进方向保持一致，不要试图超过别人。切记不要逆着人流前进。

4. 倘若已经陷入拥挤人群而且被裹挟向前，一定保持镇定，充分利用周围人群的依靠，稳住重心。不要停下来，稳步跟进，如果身材矮小，还应踮起脚尖，看清前面情况，避免被盲目挤来挤去摔倒。如果钱包或鞋之类的东西掉了，千万不要冒险去捡。

5. 如果被体重 90 kg 的人压住，就足以使你的肋骨折断并压迫肺部。因此，遭遇挤压时要采用“拳击式”防护，一手握拳，另一只手紧握握拳手的手腕，手肘撑开，平放于胸前，微微向前弯腰，形成一定空间，以保持呼吸道通畅（图 5－5－1）。即使鞋子被踩掉，也不要弯腰提鞋或系鞋带。

6. 如有可能，抓住一样坚固牢靠的东西（例如路灯柱之类），待人群过去后，迅速而镇静地离开现场。切记远离店铺的玻璃窗，以免被破碎玻璃扎伤。

7. 当带着孩子遭遇拥挤的人群时，要尽快把孩子抱起来。

8. 当发现自己前面有人突然摔倒了，马上要停下脚步，同时大声呼救，告知后面的人不要向前靠近。如果要救人，一定不要弯腰施救，而应该侧身来救，并在力保自己不会被挤倒的情况下施救。

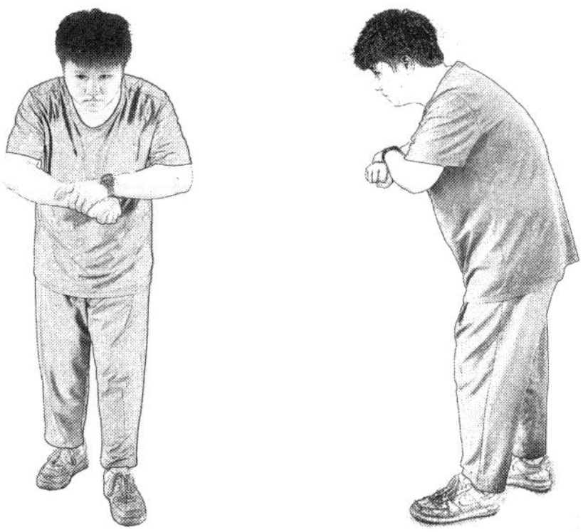

图 5－5－1　“拳击式”防护姿势

9. 若被推倒，要设法靠近墙壁。面向墙壁，身体蜷成球状，双手在颈后紧扣，以保护身体最脆弱的部位。倒地时，两手十指交叉相扣、护住后脑和颈部；两肘向前，护住双侧太阳穴；双膝尽量前屈，护住胸腔和腹腔的重要脏器，侧躺在地（图 5－5－2）。若无法呈侧卧状，那也要尽量呈俯卧位，双手抱头，双肘尽量支撑身体，腰向上呈弓形（图 5－5－3），以尽量保护头颈、胸腹等重要部位。

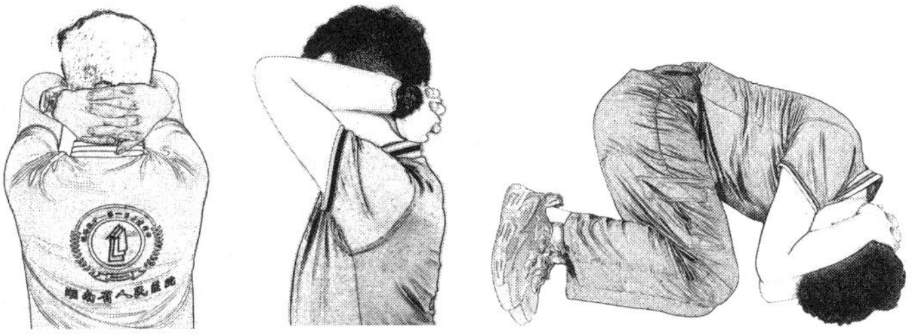

图 5－5－2　侧卧位护身姿势

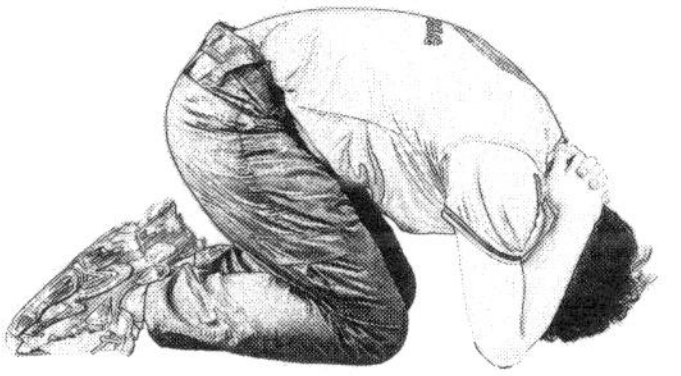

图 5－5－3　俯卧位护身姿势

二、现场救护措施

1. 尽量将伤者及时脱离危险区。检查伤者，如已失去知觉，且呈俯卧状，应小心地将其翻转（详见第四章第三节二、现场救护措施）。

2. 伤者救出后，清除伤者口鼻内泥块、凝血块、呕吐物等异物，保持伤者呼吸道畅通，使伤者头后仰，防止因舌根后坠堵塞喉部。

3. 呼吸心跳停止者，立即心肺复苏（详见第二章第二节）。在转运途中也要坚持持续心肺复苏。

4. 伤者无意识但仍有呼吸和脉搏，或神志淡漠，可能有严重内出血，或呼吸困难、有呼吸道窒息风险等情况的伤者要第一优先急救，他们可能随时出现呼吸心脏骤停，应保持呼吸道通畅。怀疑休克者要处于休克体位（详见第四章第四节），密切观察其呼吸和脉搏，随时准备施行心肺复苏术。

5. 对意识清醒，但有活动障碍的伤者，要注意不可随意搬动，以免其颈椎、腰椎、肢体骨折部位的二次损伤；转运前做好必要的现场救护处置，如脊柱特别是颈、胸、腰椎的固定和四肢、骨盆骨折等的固定（详见第六章第五节）。

6. 被挤压的伤肢应避免活动，对能行走的伤者要限制活动，伤肢不应抬高，也不应做热敷或按摩。

7. 伤者口渴时可给予碱性饮料，以防止酸中毒，防止肌红蛋白与酸性尿液作用后在肾小管中沉积。

8. 搬运伤者要稳，避免颠簸和扭曲。运送时尽可能不摇动伤者的身体。若遇脊椎受伤者，应用硬木板担架搬运，并将其身体固定在担架上。切忌一人抱胸、一人搬腿的双人搬抬法，这样搬动易加重脊椎损伤。

9. 运送伤者时，特别要注意保持伤者的呼吸道通畅，防止窒息，随时观察呼吸、体位、出血、面色变化等情况，注意伤者姿势；寒冷季节注意给伤者保暖，而高温季节则注意避暑降温。

第六节　洪灾逃生和现场救护

洪涝灾害是全球影响范围最广、对人类的生存与发展危害最大的自然灾害。我国自古以来就是一个洪水频发的国家，是世界上洪涝灾害最严重的国家之一。在各种自然灾害中，无论是发生的普遍性和破坏性，还是发生的经常性，水灾都居各种自然灾害之首。所以有“洪水猛兽”“五害之属水为大”的说法。

一、洪灾逃生

1. 当能留守在家时，为防止洪水涌入屋内，首先要堵住大门下面所有空隙。最好在门槛外侧放上沙袋，沙袋可用麻袋、草袋或布袋、塑料袋，里面塞满沙子、泥土、碎石。应在楼上储备一些食物、饮用水、保暖衣物以及烧开水的用具。

2. 如果洪水不断上涨，一层一层地向高层及高处移动，当无法再向高处转移时，应仔细观察、判断水势是否继续上涨，上涨的洪水是否危及生命，附近是否有更安全的场所，是否可以安全到达。必须转移时，一定要制定出严密、安全、可行的预案。

3. 如果时间充足，应尽快向山坡、高地等高处转移。在离家之前，还要把煤气、电源总开关等关掉，时间允许的话，将贵重物品用毛毯卷好，收藏在楼上的柜子里。出门时最好把房门关好，以免家中物品随水漂流掉。野外遇山洪，不要沿着洪道方向跑，要向两侧快速躲避。

4. 如果来不及转移，也不必惊慌，除非身处危房或水淹没屋顶时被迫撤离，否则不要轻易涉水逃生。要立即爬上屋顶、大树或高墙，等候救援人员营救，或等水停止上涨再逃离。不可攀爬带电的电线杆、铁塔，也不要爬泥坯房的屋顶。

5. 利用通信设施联系救援。无通信工具时可利用眼镜片、镜子在阳光的照射下反光发出求救信号；也可点燃树枝或其他可燃物，同时在火堆旁放置湿树枝或青草，利于火堆升起大量浓烟，以引起搜救者的注意；夜晚利用手电筒及火光发出求救信号；当发现救援人员时，应及时挥动鲜艳的衣物、红领巾等物品，发出求援信号。

6. 如果必须逃离，尽量不要只身游泳逃生，应先利用任何入水能浮的物品，如树木、桌椅、板凳、床板、箱子、柜、门板、木盆等，还有足球、篮球、排球、空的饮料瓶、木酒桶或塑料桶、大件泡沫塑料捆扎做成救生装置，在其保护下逃生。

7. 涉水逃生要避开危险地带，如危房、危墙及其周围，洪水淹没的下水道，马路两边的下水井、窨井、地下通道等，电线杆及高压线塔周围，化工厂及储藏危险物品的仓库，河床、水库及沟渠、涵洞，行洪区、围垦区，山洪或泥石流。

8. 如果发现距离自己较近处有电线断落在水中，不能撒腿就跑。应该采用单腿跳跃的方式离开现场。否则，可能会在跨步电压下导致触电。如发现较远处有电线落在水中，千万不要自行处理电线，应当立即在周围做好记号，提醒其他行人不要靠近。

9. 当只身落入水里，要屏气并捏住鼻子，避免呛水，马上试试能否站起来。如水太深，不能站起，尽可能抓住身边漂浮的任何物体。如会游泳，也要避开危险情况就近登陆。如不会游泳，千万不要慌乱，切记不要双手上举或胡乱划水等试图使自己上浮，殊不知这样做只能适得其反。文献认为70%的溺死是因惊慌失措所致，发生了淹溺后只要不乱了方寸，90%的人都有生还的希望。有一定自救知识同时冷静的人，即使不会游泳，也在一定的时间内不容易被溺死。可取的自救方法有：

（1）最重要的是不要害怕沉入水中，一定要屏住呼吸，放松全身，去除身上的重物。

（2）先让身体沉下，由于水的浮力下沉到一定深度人体就会停止下沉并自然上浮。

（3）一旦身体停止下沉并上浮时，应立即双臂掌心向下，从身体两边像鸟飞一样顺势向下划水，同时双脚像爬楼梯那样用力交替向下蹬水以加速自身上浮。

（4）当身体上浮时应冷静地采取头向后仰、面向上方的姿势，争取先将口鼻露出水面，一经露面，立即进行呼吸，同时大声呼救。

（5）迅速观察四周，是否有露出水面的固定物体，并向其靠拢。

（6）可通过踩水保持身体浮于水面，但不会游泳及踩水的人不能将手上举或拼命挣扎，这样不但消耗体力，而且更容易使人下沉。

（7）如果再次下沉，就照原样再做一次，如此反复，让全身放松，尽可能保存更多的体力，坚持更长的时间。

二、现场救护措施

1. 溺水　在洪灾中最常发生的就是溺水，其现场救护最重要的是当出现心跳呼吸停止后的心肺复苏（详见第二章第二节）。

2. 外伤　由于洪灾的破坏性致各种外伤十分常见，如骨折、伤口出血、各脏器的闭合性损伤等，相应的现场救护详见第六章。

3. 毒蛇、毒虫咬蜇伤　洪灾淹没和捣毁了毒蛇、毒虫的洞穴或巢穴，还有洪灾时段多是暑湿而导致毒蛇、毒虫纷纷出巢咬蜇伤人员，相应的现场救护详见第三章第七节。

4. 触电或雷击伤　在洪水来临时，有些人并不是溺水身亡，而是由于没有停电之前，水中带电而触电身亡。如果发现有人在水中触电倒地，千万不要急于靠近，防止自身触电，应先迅速切断电源，再抢救伤者。救助者应穿上胶鞋或站在干燥木板凳子上，戴上塑胶手套，用干燥木棍等不导电的物体挑开电线，相应的现场救护详见第三章第三节。

5. 在洪灾环境下，由于生活环境和工作环境普遍较为恶劣，同时降水量、温度、空气湿度、地表植被等条件的变化以及各类生物生活环境的改变，促使许多病原体迅速繁殖和传播，致使受灾和救援人员容易罹患各种疾病。

（1）皮肤病在洪灾常见疾病中占首位。最常见的是湿疹，其次是足癣和股癣、接触性皮炎、虫咬皮炎、毛囊炎、脓疱疮、痱子和日晒性皮炎。

（2）由于连降大雨，使气温骤降，受灾和救援人员终日受风吹雨淋的寒气袭击，再加上缺衣少食，抵抗力下降，上呼吸道感染、流行性感冒及其他呼吸系统传染病极易流行。

（3）洪涝水灾极易引起水源严重污染，饮水来不及消毒，易发生消化道传染病的暴发流行。常见有细菌性痢疾、急性胃肠炎、甲型病毒性肝炎、戊型病毒性肝炎、手足口病以及其他感染性腹泻等，甚至可发生霍乱、伤寒和副伤寒疾病的流行。

（4）洪涝水灾后长期积水，使蚊虫大量孳生繁殖，传播疾病。如疟疾、流行性乙型脑炎、登革热、丝虫病等。

6. 对于洪灾期间可能发生的疾病，由于条件极为有限，最好的应对方法是预防，尽量避免和减少各种疾病的发生。预防的方法有：

（1）做好清洁卫生，避免接触污物。即使天气炎热也要穿好衣物，预防太阳直射皮肤，并适量擦涂防护霜等，避免日光性皮炎和晒伤。尽可能保持内衣干爽和皮肤干燥，及时洗澡、换衣。没有条件洗澡时，可用消毒湿巾，对足、腋下、手及皮肤皱褶部位进行清洁，避免皮肤病的高发。

（2）针对昆虫较多的特点，及时做好洪水过后的消毒、杀虫、灭鼠等工作。个人要喷洒花露水和驱蚊剂，防治蚊虫叮咬。一旦发生皮肤病要及时用药，避免搔抓，防止继发细菌感染。

（3）不喝生水，只喝开水或符合卫生标准的瓶装水、桶装水，装水器具必须干净。对临时饮用的井水、河水、湖水、塘水等，一定要进行消毒。

（4）要保证食品卫生。食物要煮熟煮透、生熟分开，餐具须清洁并消毒后使用，进食前要洗手，不吃腐败变质或被洪水浸泡过的食物，不吃淹死、病死的禽畜肉和鱼虾等，不吃剩饭剩菜，不吃生冷食物。

（5）针对洪灾后气温下降等因素，要做好防寒防湿保护措施，饮食中适量加入胡椒粉等发热食材，预防感冒和呼吸系统疾病。

（6）预防性服药，如疟疾、肠道传染病的药物预防。

（7）如果患病则应该及早治疗，持续观察，避免因忽视初期的轻微症状导致病情加重，甚至发展为全身疾病。

第七节　地震逃生和现场救护

地震是一种危害性极大的自然灾害。我国是世界上地震发生频率最多的国家之一，也是地震导致死亡率最高的国家。强烈的地震在顷刻之间就可造成大范围的房屋等建筑物的破坏和大量的人员伤亡，而地震恰恰又最难预测和预防。因此，只有掌握正确的逃生和救护知识与技能，才可能将伤害降到最低。

一、地震逃生

1. 一旦发生地震，应根据自己所处场所的不同情况，采取不同的避险逃生办法。任何一种避险方法的使用都是有一定条件的，如躲在桌子底下的条件是建筑物不倒塌。地震时逃生总的原则：伏而待定，不可疾出；伏地、掩护、抓牢；近水不近火；震时迅速确定避险地点；震后快速撤离；保护身体重要部位。

2. 在室内

（1）地震发生时，要第一时间把门打开。在平房，若正处在门边、窗边，且窗外无其他危险建筑，如果时间来得及，应迅速利用棉被、毛毯、枕头等身边物品保护住头部，离开有倒塌危险的房屋，逃到比较安全的空旷地上。

（2）抗震性能强的建筑物，不管人员所处楼层和位置，地震时一律引导就近躲避，伏而待定，不可急出。抗震性能一般的建筑物，在平房、楼房的 1～2 层的人员，地震时引导其迅速撤离到室外的安全地方；在楼房 2 层以上，逃生概率太低，人员应就近躲避。相反可能在你跑的一瞬间，错过了寻找躲避地震最佳位置的时间。

（3）如果是 6 层左右高的建筑物。对于 3 层以上的人员，可采取“向上跑”的避险方式，在地震时向楼层高处跑，因为随着楼房在震时发生倒塌，人将被埋压在楼层的顶部。这样可以获取宝贵的 72 小时黄金救援时间。

（4）在室内，第一时间是关闭室内所有电源，熄灭炉火，关闭煤气管道总闸或拧紧煤气罐阀门。远离外墙、门窗、橱窗、阳台以及可能破碎、坠落和倾倒的物体，例如玻璃制品、灯具、广告牌、摆放不稳重物、易碎品的货架和高大家具。

（5）尽量躲进跨度小的空间，如卫生间、厨房、储物间、宿舍，而且卫生间有水，至少可以保证一个星期左右不会被渴死。当躲在厨房、卫生间时，尽量远离炉具、煤气管道及易破碎的碗碟。

（6）在室内有一个非常重要的避险逃生区域，通常称其“生命三角”（图 5－7－1），它是利用比较坚硬的物件，如内承重墙的墙根、墙角、暖气管、桌子、沙发、稳固的书架、舞台、讲台、排椅、柱子、运动器具、坚固的机器、设备、炕沿等地方，人躲避在旁边。发生倒塌的时候，承重墙和比较坚实的物件支撑形成三角区可起到保护身体的作用。但切不可一味花费时间寻找三角区，以免被四处乱飞的各种物件击中。

（7）在抗震性能强的建筑物内，建筑物不倒塌，才可躲在坚固的桌子、床底下，避免吊顶、吊扇、顶灯等悬挂物掉落造成人员的伤害。但如果是抗震性能差的建筑物内，则不要钻进柜子、箱子、桌子、床等里面或下面，在强震使天花板

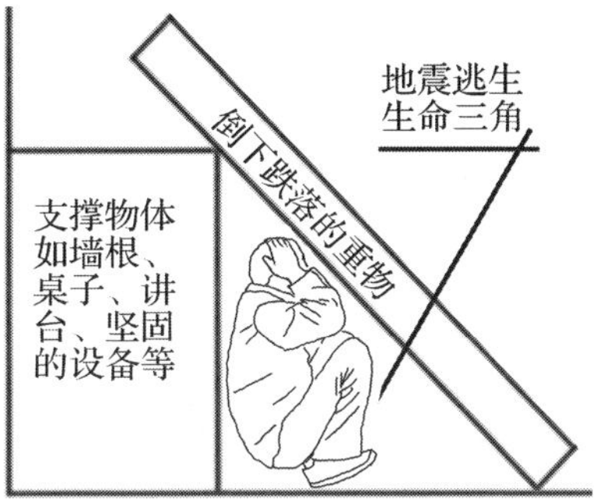

图 5-7-1　室内避险逃生区域——生命三角

倒塌时，桌子、床等家具首当其冲，毁于一旦。人躲在其中，非死即伤。因为一旦钻进去后便立刻丧失机动性，视野受阻、四肢被缚，不仅会错过逃生机会，还不利于被救。

（8）地震时正在电梯里，可以将电梯内所有楼层的按钮同时按下，门开后马上逃离。目前的电梯设备在遇到地震灾害时，会启动“自我保护”机制，自动停靠。所以，地震时在电梯内应该保持膝盖弯曲姿势，并且将背部和头部贴紧电梯内墙。如果电梯内有扶手，那么你可以紧握扶手，尽量抓牢，以此来减少可能发生的坠梯而带来的伤害。地震过后，如果打不开电梯门，要等待救援，不要试图自己强行打开。

3. 宜采用的就近躲避的姿势

（1）蹲下，蜷曲身体，降低身体重心，缩小面积，额头置于膝盖间，双手保护头部。

（2）在地震三角区内趴下，伏而待定；如三角区的长度小于身高，可在其旁蜷紧身体，头部尽可能贴近膝盖，双手护头，面朝下伏在地面上，或侧卧躺下。

（3）拿棉被、毛毯、枕头、坐垫、书本或书包等物品护住头部，用手帕、湿巾等物品捂住口鼻。

（4）低头、闭眼，以防异物伤害。

（5）抓住身边牢固的物体如桌腿、扶手杆、暖气管等。

（6）不要躺卧，因为躺卧被击中的概率要比站立大 5 倍，而且很难机动变位。

4. 地震时撤离应遵从的原则

（1）在晃动停止并确认户外安全后，方可离开房间，不要使用电梯，更不能跳楼。

（2）集体人群按预案快速行动，并加强现场指挥控制。

(3) 不整队但顺次有序，快速行走但不狂奔。

(4) 室内避开悬挂物，室外避开装饰物、玻璃幕墙和围墙。

(5) 跑步时，以徒手为佳，尽可能少带东西。

5. 在户外

(1) 远离避开高大建筑物或构筑物，如楼房、高烟囱、水塔、围墙、玻璃幕墙、窄巷、过街桥、立交桥等可能倒塌的建筑物和跌落的大型物件等；还要避开高耸物或悬挂物，如变压器、电线杆、路灯、广告牌、吊车，以及砖瓦、木料等物的堆放处。

(2) 不要躲避到狭窄的路面、河边、壕沟、桥梁、陡崖、危岩滚石地带、大树、街灯、电线杆和高压线附近，更不能到桥下避震。为避免地震时身体失去平衡，应该蹲在地上。

(3) 如果附近有河、湖、水库或海边，要尽量到地势较高的地方，以防被河堤、库坝裂崩而产生的水灾淹没或海啸的袭击。

(4) 在山地，要避开陡峭山体，防止遇到落石、滑坡、山洪和泥石流，遇到时决不能顺其相同的方向逃跑，而是沿其相垂直的方向。遇落石时，可躲在结实的障碍物下。

(5) 正在开汽车者，在确保安全的情况下，尽快靠边停车，千万不可留在车内，不要把车停在建筑物下、大树旁、立交桥、高墙或者电线电缆下，也不要停在山体、河堤或者大树等附近，尽量选择开阔地停放。不要试图穿越已经损坏的桥梁。尽快下车躲在车旁或找到两辆距离相对较近的车辆，双手抱头蹲在两车中间，以求安全。

(6) 行驶的汽车和列车中的乘客要抓牢扶手、柱子或坐席等，尽量降低重心，以免摔倒或碰伤，并注意防止行李从架上掉下伤人。面朝行车方向的人，要将胳膊靠在前坐席的椅垫上，护住面部，身体倾向通道，两手护住头部；背朝行车方向的人，要两手护在后脑部，并抬膝护腹，紧缩身体，做好防御姿势。

6. 被困在废墟下

(1) 尽量挣脱手脚，小心翼翼地清除压在身上的物体，用周围可以挪动的物品支撑身体上方的重物，避免进一步塌落。设法避开身体上方不结实的倒塌物、悬挂物或其他危险物。搬开身边可搬动的碎砖瓦等杂物，扩大活动空间。设法用砖石、木棍等支撑残垣断壁，以防余震时再被埋压。不要随便动用室内设施，包括电源、水源等，也不要使用明火。

(2) 不要点火。尽量朝有光亮或宽敞的地方移动，避免扬起灰尘。可用湿毛巾、衣物或其他布料等捂住口鼻，防止煤气和灰尘呛闷而发生窒息。

(3) 无法脱险时，要保存体力，间歇性补充能量和水分，节约使用仅有的食品，尽量延长生存时间，耐心等待救援。

（4）不间断地敲击身边能发出声音的物品，如金属管道等，利用其发出的声音进行求救。当听到废墟外面有声音时，应立即发出求救信号。不要盲目大声呼救，因为喊叫可能使人吸入大量有害灰尘并消耗体能。

（5）如果受伤，要设法包扎伤口，避免流血过多，防止伤口感染。

7. 要强调的是强地震发生后，纵波先到（人有震感），到横波到达（房屋破坏倒塌），只有十几秒到几十秒的时间，再加上突如其来的巨大危险让人惊慌失措，在如此情况下是很难做出准确的判断和选择，让人们能有机会正确逃生的一个关键因素是做好平时的准备。

（1）要想在地震中安然无恙，首先得依靠固若金汤的建筑。《防震减灾法》对各地房屋建筑设计和施工的抗震设防有严格的要求。目前，专业单位的建设大多数都执行了此要求，但很多民居特别是农村的自建房没有按要求建筑。

（2）学习和定期温习地震科普知识，如紧急避险和自救互救知识。

（3）熟悉所在地相关避险逃生的环境，了解房屋的抗震情况、房屋内可避险和危险的区域、安全通道、避难场所、地震疏散规划路线。

（4）注意屋内家具的摆放、物品的放置符合避险的要求，如床放在牢固墙体边，远离外墙、窗口、房梁和悬吊物；物品重的放下面，轻的放上面；高大家具作固定；悬挂物系牢固。

（5）准备一个家庭防震包，要结实，放在家里便于取放处。防震包中准备：饮用水、食品、衣物、药品、手电筒、火柴、蜡烛、收音机、干电池等。

（6）做好预案，定期开展地震逃生演练，可让人突发地震时能保持冷静，迅速判断所处环境下宜采用的避险方式。

二、现场救护措施

1. 地震发生在一瞬间，并不是抢救他人的时刻，每一个人都应该当机立断，先保护自己，震后再及时抢救别人。震后进行互救的原则是：

（1）时刻注意自身的安全。

（2）先救近，后救远；先救易，后救难；先轻后重。

（3）先救青壮年和医务人员，以增加帮手。使用工具挖掘时要注意被埋压者的安全。

（4）先救多后救少。应当首先抢救医院、学校、宾馆、招待所等人员密集处的伤者。

（5）接近人体时最好用手挖。在保证救护者安全前提下，现场采取先抢后救的原则。

（6）先保命后保全。救援基本点就是设法保住其性命，然后再设法帮助其脱险。

（7）不可使用明火，防止燃气泄漏发生爆炸。

（8）先救心后救身。进行心理安慰并适当补水、进食等。

2. 震后 1～3 日是外伤收治的高度集中期，震后 1～6 日外伤/伤口类疾病占绝大多数。地震灾害中，现场救护方式一般为：到达现场的医疗救护人员要及时将伤者转送出危险区，在脱险的同时进行检伤分类，标以伤病卡，并按照先救命后治伤、先治重伤后治轻伤的原则对伤者进行紧急抢救。现场抢救的主要措施是止血、包扎、固定和合理搬运，准备转运至适宜的灾区医院。

3. 发现被埋压者后，要科学理智地解救废墟下的幸存者。

（1）救人时，应先确定埋压者头部的位置，用最快速度使其头部充分暴露，并清除口、鼻腔内的灰土，保持呼吸通畅，然后再暴露胸腹腔。如有窒息，应立即进行人工呼吸。

（2）无法短时间内救出时，首先要进行心理安抚，与被困人员进行沟通，了解伤情和被埋压的情况，给予对方生存的信心；确定伤情，避免生拉硬扯；提供水和食物，维持生命。营救过程中，时刻注意加强上方的支撑，防止重物塌落。

（3）对于脊椎损伤者，挖掘时要避免加重损伤。在转送搬运时，不能扶着走，不能用软担架，更不能用一人抱胸、一人抬腿的方式。最好是三四个人扶托伤者的头、背、臀、腿，平放在硬担架或门板上，用布带固定后搬运。

（4）遇到四肢骨折、关节损伤的埋压者，应就地取材，用木棍、树枝、硬纸板等实施夹板固定，固定时应显露伤肢末端以便观察血液循环情况。

（5）搬运呼吸困难的伤者时，应采用半卧位，并将头部转向一侧，以免引起窒息。

4. 救出伤者后的现场救护

（1）呼吸心跳停止者，在现场立即进行心肺复苏。重伤者如呼吸、心跳停止，大出血，头部、内脏受伤应优先抢救（详见第二章、第六章）。

（2）及时检查伤情，遇颅脑外伤、神志不清、面色苍白、大出血等危重症优先救护外伤、出血给予包扎、止血，骨折固定，脊柱骨折要正确搬运。对大面积创伤和严重创伤者，可口服糖盐水，预防休克发生（详见第六章）。对严重开放性、污染的伤面，要除去泥土秽物，用无菌敷料或其他干净物覆盖，并注射破伤风抗毒血清。

（3）地震中由于打击、砸落、弹击、撞击、撕拉、震动、挤压、碰跌等方式，很容易引起颅脑损伤，颅骨骨折经耳朵和鼻子流出脑脊液，此时不少人习惯性的做法是仰起头或堵住流液。殊不知，这样做很容易导致颅内压升高，加重颅内损伤，并且反流液体也容易导致严重的颅内感染。

（4）地震所致的胸部外伤因呼吸道梗阻可致伤者数分钟内死亡，需要紧急现场处理。①多根多段肋骨骨折致反常呼吸，可用棉垫压在反常呼吸的胸壁处，再以布带绕胸包扎。②张力性气胸可致肺受到严重压迫，可用粗头针从前胸壁锁骨中线第 2 肋间插入胸腔排气减压。③开放性气胸应立即覆盖创口，使其转变为闭合性气胸。通过这些简单的现场处理，使伤者在获救的第一时间得到最及时的支持，为接下来的转运创造条件。

（5）地震时强烈的精神刺激可出现精神应激反应，常见的症状是疲劳、淡漠、失眠、迟钝、易怒、焦虑、不安等，要及时加以处理。恐惧心理可加重原有心脏病、高血压的病情，严重时可引起猝死，对此类伤者应特别关注。

（6）挤压综合征的现场处理：地震后除直接创伤致死外，死亡的第二大因素是挤压综合征（crush syndrome，CS）。人体如在地震时被挤压，因长时间（通常 4～6 小时，但也可能小于 1 小时）压迫肌肉丰富的四肢等部位，致肌肉组织缺血性坏死、肢体肿胀，一旦移开重压，会释放大量的肌红素、蛋白、钾等电解质，迅速引起心、肾衰竭而致死。病情凶险、进展迅速，死亡集中出现于解除挤压后数小时。这就是很多被救人员在被挤压时还能说话而救出几分钟后死亡的原因。因此，在移开重物前就要为伤者短时间内口服 2 L 0.9%等渗盐水或滴注 0.9%等渗盐水或含碳酸氢钠、葡萄糖、氯化钠的液体，使伤者碱化尿液，进行有效代谢，把血液中这些东西排出后再移开重物，口服补液的前提是伤者意识清楚。移开重物后伤肢稍加固定、限制活动，严禁加压包扎和用止血带。

参考文献

[1] 安全与健康综合. 车祸逃生技巧 [J]. 安全与健康（上半月版），2011，26（4）：38.

[2] 轶名. 车祸后如何自救 [J]. 消防技术与产品信息，2012，25（1）：49.

[3] 瞿海荣. 事故中驾驶员的自我防护 [J]. 交通与运输，2001，17（06）：39－40.

[4] 季楠. 车祸猛于虎自救加互救 [J]. 大众健康，2012，28（9）：78.

[5] 娄红. 驾车遇困境自救完全手册 [J]. 驾驶园，2008，2（01）：58－60.

[6] 项浙民. 三大措施，拯救你车祸时的安全 [J]. 健康人生，2007，23（3）：46－47.

[7] 凤林. 当危险来临时…… [J]. 安全与健康，2008，23（20）：34.

[8] 徐政平. 车祸自救谈 [J]. 安全与健康（下半月版），2002，17（9）：19.

[9] 江济平. 交通意外时的逃生技能 [J]. 劳动安全与健康，2001，16（7）：6.

[10] 佚名. 大巴车遭遇火灾　如何逃生 [J]. 吉林劳动保护，2019，34（03）：20－22.

[11] 南方. 车祸猛如虎救护有要诀 [J]. 安全与健康（上半月版），2004，19（1）：9－10.

[12] 郭超，张祥，梁美芝，等. 大巴车起火逃生实验：逃生锤破窗最管用 [J]. 安全与健康（上半月版），2012，27（10）：17－19.

[13] 王立祥. 大巴车起火逃生 6 准则 [J]. 农民文摘，2009，26（7）：50.

[14] 张纪翔. 汽车火灾灭火与逃生 [J]. 中国安全生产，2017，12 (04)：52-53.
[15] 高爱玲. 汽车落水自救 [J]. 现代职业安全，2010，10 (09)：118.
[16] 许世维，唐自强，王鹏，等. 汽车自动破窗逃生系统的研发 [J]. 现代制造工程，2016，39 (02)：36-40.
[17] 翟鹏志. 切勿慌张　汽车落水后应该知道的自救方法 [J]. 生命与灾害，2012，20 (08)：8-9.
[18] 华静言，唐佩阳. 汽车落水逃生帖 [J]. 中外女性健康（上半月），2012，20 (10)：52.
[19] 董子叶. 汽车突遇险情时如何自救 [J]. 安全与健康（下半月版），2012，27 (8)：28-30.
[20] 熊燕舞. 紧急破窗：最佳逃生方法——谈客车自动破玻逃生装置的发展与方向 [J]. 运输经理世界，2017，13 (01)：78-80.
[21] 刘杰. 汛期暴雨多发　遭遇险情该如何自救 [J]. 汽车与安全，2016，22 (07)：55-56.
[22] 陈弘烨，刘赐建. 轿车落水即时监控及脱困系统 [J]. 发明与创新：中学生 (B)，2017，14 (1)：25-26.
[23] 陆方舟，陈立旦，沈挺健. 一种基于后备箱通道的轿车落水逃生装置的设计 [J]. 丽水学院学报，2018，40 (02)：59-63.
[24] 潘险峰，唐斌，王玲，等. 高速公路事故创伤急救与战创伤救治的比较研究 [J]. 人民军医，2014，57 (12)：1278-1279.
[25] 徐惠新. 交通事故的现场急救 [J]. 科技创新导报，2014，11 (04)：224.
[26] 崔燕. 遭遇车祸如何急救与自救 [J]. 健康向导，2015，21 (6)：48.
[27] 综合. 火场逃生应急常识须知 [J]. 安全与健康（上半月版），2018，33 (2)：10-11.
[28] 闵芳. 高楼起火，民众如何快速逃生 [J]. 生命与灾害，2017，25 (7)：4-5.
[29] 高飞. 突发事件与自救逃生 [J]. 杭州（周刊），2015 (05)：36-39.
[30] 王玉新，火场逃生的几点思考 [J]. 消防技术与产品信息，2013，26 (9)：27-29.
[31] 张卢妍，闫宁. 住宅火灾的特点及逃生方法 [J]. 安全，2018，39 (04)：61-63.
[32] 李德勇. 火灾逃生不必"慌不择路" [J]. 生命与灾害，2017，25 (04)：28-29.
[33] 陈连华. 高层火灾如何自救逃生 [J]. 就业与保障，2017，29 (24)：36.
[34] 安文. 高层防火早知道　这样逃生能保命 [J]. 吉林劳动保护，2017，32 (08)：42.
[35] 平安. 火灾现场逃生错误行为 [J]. 安全与健康，2011，26 (05)：37.
[36] 王艳，赵湘，李玉飞. 十万火急　火场逃生指南 [J]. 健康博览，2007，15 (11)：4-7.
[37] 唐黎标. 火灾逃生手册 [J]. 山东消防，2003，18 (4)：23-24.
[38] 徐行号. 火场逃生案例点评 [J]. 生命与灾害，2010，18 (11)：20-22.
[39] 新华网. 火灾"黄金九诀"逃生法则 [J]. 中国急救复苏与灾害医学杂志，2017，12 (12)：1213.
[40] 吴磊，江华. 建筑救援专家：高层建筑如何防火和逃生 [J]. 安全与健康，2010，25 (23)：34-35.
[41] 王银昌. 面对火魔　如何逃生 [J]. 云南消防，2000，10 (1)：24-25.
[42] 刘玲. 火场逃生要视情而动 [N]. 人民公安报·消防周刊，2016-06-17 (001).
[43] 佚名. 高楼火灾合理自救是关键 [J]. 成才与就业，2011，29 (3)：33-34.
[44] 王吉. 行家教您：火场逃生"十三招" [J]. 中国消防，2005 (14)：47.
[45] 张献怀. 火海逃生和烧伤早期自救 [J]. 健康博览，2010，18 (11)：20-21.
[46] 李莉，刘岩，刘文斌，等. 群体踩踏事故的危险因素及预防措施 [J]. 上海预防医学，2017，29 (1)：23-26，30.
[47] 周进科，刘翠萍，靳凤彬，等. 拥挤踩踏事件伤亡情况和发生原因分析 [J]. 中华灾害救援医学，

2015，3（2）：67－71.
[48] 佚名. 拥挤踩踏事故求生自救指南［J］. 生命与灾害，2015，23（05）：28－31.
[49] 单学娴，赵中辛. 七大意外，避险记住这些关键词［J］. 大众健康，2019，35（7）：18－25.
[50] 章晋辉，赵群，潘鑫. 拥挤踩踏事故伤研究进展［J］. 中华灾害救援医学，2015，3（2）：112－115.
[51] 王声湧. 踩踏的预防与现场紧急救护［J］. 伤害医学（电子版），2015，4（1）：4－7.
[52] 李靖. 拥挤踩踏　不容忽视的公共安全［J］. 江苏卫生保健，2015，17（05）：48－49.
[53] 陆峰，李明华，吴德根. 踩踏事故的防、避、救——上海外滩踩踏事件后的思考［J］. 中华灾害救援医学，2016，4（2）：96－98.
[54] 高爱玲. 拥挤踩踏发生时怎样逃生［J］. 现代职业安全，2010，10（01）：113.
[55] 吴慧雯. 遇到拥挤踩踏事故怎么办？［J］. 生命与灾害，2010，18（12）：21－24.
[56] 闵芳. 面对踩踏的发生，应该如何自救［J］. 生命与灾害，2015，23（01）：4－5.
[57] 赵中辛，刘中民. 敬畏生命，远离踩踏——踩踏事件的成因与救援［J］. 中华灾害救援医学，2015，3（2）：62－64.
[58] 高爱玲. 都市洪水逃生［J］. 现代职业安全，2010，10（06）：117.
[59] 高宁. 水灾自救逃生术［J］. 农村新技术，2006，24（06）：43.
[60] 韩松，王静，李娜. 我国城市洪涝灾害与应急避险指南［J］. 城市与减灾，2018，31（04）：21－25.
[61] 张纪翔. 洪涝来袭如何自救［J］. 中国安全生产，2017，12（07）：56－57.
[62] 鸿民. 遭遇大面积洪水时该如何正确自救逃生［J］. 生命与灾害，2019，27（07）：20－21.
[63] 苏曼. 洪灾的防范与逃生［J］. 中国消防，2012，33（15）：48－49.
[64] 云南省健康教育所. 遭遇暴雨洪灾　如何自防自救［J］. 农家顾问，2016，34（08）：62.
[65] 佚名. 洪灾和溺水时的逃生方法［J］. 致富天地，2016，18（8）：62－63.
[66] 冯庚. 涉水安全与紧急救援——落水者的自救与求生［J］. 中国全科医学，2013，16（39）：4008－4009.
[67] 湖南安全与防灾编辑部. 最新安全涉水指南［J］. 湖南安全与防灾，2016，19（08）：60－61.
[68] 胡国瑾，刘淑红，魏茂提，等. 部队官兵洪灾救援中疾病发生情况的回顾性分析［J］. 中国急救复苏与灾害医学杂志，2012，07（1）：21－23.
[69] 高璐，丁国永，姜宝法. 洪水事件对人群健康影响的研究进展［J］. 环境与健康杂志，2013，30（06）：546－549.
[70] 徐海环，刘淑红，张继红. 安徽洪灾救援行动中参战官兵皮肤病发生情况分析［J］. 解放军预防医学杂志，2017，35（12）：1551－1553.
[71] 张颂楠. 洪灾环境下常见皮肤疾病的防治概述［J］. 中华灾害救援医学，2015，3（1）：50－52.
[72] 杨六香. 洪灾后注意防疫病［N］. 中国医药报，2017－07－13（004）.
[73] 湖南安全与防灾编辑部. 洪灾后怎样防病［J］. 湖南安全与防灾，2006，9（08）：54.
[74] 华康. 洪灾之后如何防病［J］. 安全与健康（上半月版），2002，17（7）：54.
[75] 李松阳. 地震避险要点［EB/OL］. http：//www. dizhen. ac. cn，2019－05－06.
[76] 王公学，许贺，王萍. GB/T 33735—2017《中小学校地震避险指南》［J］. 标准生活，2017，62（08）：40－45.
[77] 郗蒙浩，赵秋红，王公学. 地震应急避险问题研究［J］. 自然灾害学报，2009，18（5）：70－74.
[78] 普嘉. 别神化学校地震演练作用［N］. 中国青年报，2012－09－13（002）.
[79] 潘怀文. 新时代面向减轻地震灾害风险的地震科普工作思考［J］. 中国应急救援，2018，13（05）：

4-6.
[80] 张英."生命三角"理论正确吗?[N].中国应急管理报,2019-03-20(007).
[81] R. M. Allen, E. S. Cochran, T. J. Huggins,等.墨西哥城地震预警系统的启示[J].世界地震译丛,2020,51(01):86-92.
[82] 王新利.地震救援"真经"亟待权威论证[N].中国社会报,2014-04-23(004).
[83] 高纬时.谨记!地震中逃生十大法则[J].大众科学,2018,39(5):22-23.
[84] 蒋丰.日本人面临地震时为何不"逃"生[N].中国社会报,2015-10-12(007).
[85] 岳茂兴,王立祥,王东明,等.地震现场救援与卫生应急医疗处置专家共识(2017)[J].中华卫生应急电子杂志,2017,3(04):193-205.
[86] 吉林劳动保护编辑部.地震发生不可控 逃生知识要记牢[J].吉林劳动保护,2019,34(04):22-23.
[87] 姚攀峰.农村单层砌体房屋中的地震逃生方法[J].国际地震动态,2009,39(03):37-44.
[88] 北京市地震局,北京市科学技术委员会.防震减灾实用知识手册[EB/OL].http://www.bjdzj.gov.cn,2011-05-10.
[89] 四川省地震局.震后避险方法[EB/OL].http://www.scdzj.gov.cn,2016-10-17.
[90] 福建省地震局.地震安全逃生手册[J].安全与健康,2019,34(07):15-17.
[91] 高飞.突发事件与自救逃生[J].杭州(周刊),2015,13(05):36-39.
[92] 北京急救中心.避震应蹲下护头闭眼[N].健康报,2013-04-24(004).
[93] 辽宁省地震局.地震来临时如何避险逃生[EB/OL].http://www.lndzj.gov.cn,2019-05-20.
[94] 秋叶.地震时该不该躲在桌下或床下[J].阅读,2018,14(30):48.
[95] 韩新,周庆阳,王亮,等."生命三角"能救命吗?[J].新安全 东方消防,2013,34(05):50-51.
[96] 发明与创新编辑部.地震"生命三角"其实靠不住[J].发明与创新(大科技),2018,34(01):17.
[97] 李忠东.地震逃生的误区[J].青年科学,2008,29(Z2):57.
[98] 景丽云.不同场合,如何有针对性地避震[J].生命与灾害,2019,27(07):24-27.
[99] 安文.地震来时,你躲在哪里?[J].中国减灾,2005,15(02):55.
[100] 黄燕玲.地震时如何科学逃生[J].云南档案,2008,24(08):57.
[101] 第十一届全国人民代表大会常务委员会.中华人民共和国防震减灾法 www.npc.gov.cn,2008-12-27.
[102] 四川省地震局.建筑防震也是百年大计.四川省地震局网站,2016-07-14.
[103] 浙江省地震局.地震来了怎么办(六)怎样做好防震准备.浙江省地震局网站,2016-12-12.
[104] 辽宁省地震局.地震前后三十六计[EB/OL].http://www.lndzj.gov.cn,2020-01-06.
[105] 钱丹.地震创伤现场救护进展[J].护理实践与研究,2012,9(09):119-121.
[106] 文玉(整理).地震自救"10大"误区[J].中国减灾,2008,18(12):53-53.
[107] 韦诗友,余乐,杨洁,等.地震医疗救援的胸部外伤救治效果[J].中国胸心血管外科临床杂志,2016,23(01):61-65.
[108] 宋洁,侯世科.地震后挤压综合征围解压期现场救治现状及进展[J].中华灾害救援医学,2015,3(02):108-112.
[109] 於四军,路靖,刘惠亮.挤压综合征现场诊断及处理原则概述[J].中华灾害救援医学,2015,3(09):526-529.

［110］刘志红．地震挤压伤伤者国际管理指南解读［J］．中国社区医师［J］，2013，29（17）：8－9．
［111］陈星，张利岩，罗敏，等．地震废墟下幸存者的现场救护［J］．中国急救复苏与灾害医学杂志，2010，5（11）：1086－1087．
［112］姜洁，李幼平．地震紧急医疗救援与真实世界证据研究［J］．中国循证医学杂志，2019，19（08）：994－997．
［113］李德辉，彭波，陈浩雷，等．昭通鲁甸龙头山镇地震的紧急医疗救援报告［J］．大理学院学报，2015，14（10）：57－59．
［114］赵宏斌．地震灾害救援中的搜寻救护策略［J］．科技视界，2012，2（24）：387－388．
［115］四川省地震局．大地震后如何互救［EB/OL］．http：//www．scdzj．gov．cn，2016－11－18．

第六章　创伤现场救护

第一节　创伤现场救护的基本概念

一、概述

1. 创伤是当今一大公害　因创伤死亡人数占全球死亡率的7%～9%，WHO认为44岁以下人群的第一死亡原因是创伤。据统计，创伤是美国45岁以下人群死亡的首要原因，是65岁以下人群死亡的第4位原因。

2010年创伤已经居我国院前急救疾病谱的首位，占29.65%。每年因创伤死亡人数超过40万，是继恶性肿瘤和心、脑、呼吸道疾病后的第五大死亡原因，是青壮年死亡的首要原因。

近年来，我国交通和建筑业快速发展，随之而来的是创伤的发生率惊人增长，其中交通事故伤占全部创伤的首位。道路交通伤已经成为我国伤害死亡的第一位原因。

2. 创伤后的三个死亡高峰

(1) 第一高峰：伤后即刻至10分钟左右。死因：头颅、胸部毁灭性损伤，脑干损伤、高位颈髓的严重损伤、心脏和大血管的损伤，数量占创伤死亡的50%。

(2) 第二高峰：伤后10分钟左右至数小时之内。死因：颅内血肿、血气胸、肝脾破裂、骨盆及四肢骨折所致的大出血，其死亡数占创伤死亡的30%。

(3) 第三高峰：伤后数天至数周。死因：严重创伤后引发的重症感染和器官功能衰竭，其死亡数占创伤死亡的20%。

3. 创伤后的三个“第一时间”

(1) 控制出血、解除窒息、保持呼吸道通畅等应该在“白金10分钟”内完成。

(2) 休克应该在“黄金30分钟”内有效地干预并控制。

(3) 胸、腹、盆腔的内脏损伤出血、严重的颅脑伤应该在“黄金一小时”内进行确定性和（或）损害控制性手术。

4. 创伤常见原因及其特点

（1）交通伤：占创伤的首位。现代交通伤以高能创伤（高速行驶时所发生的交通伤）为特点，常造成严重的多发性损伤。

（2）坠落伤：以直接摔伤和传导伤为损伤特点，容易导致脊髓损伤和脊柱、骨盆的骨折。

（3）机械伤：以绞伤、挤压伤为主，常造成断肢（指）、骨折和神经、血管、肌腱的损伤。

（4）锐器伤：伤口深、易出现深部组织损伤，胸腹部锐器伤可导致内脏或大血管出血，直接危及伤者的生命。

（5）跌伤：常见于老年人，最易造成前臂、骨盆、股骨颈和脊柱骨折。

（6）火器伤：一般表现为伤口小、深，常损伤深部组织、器官，也可为穿透伤，表现为入口伤轻，出口伤重。

5. 创伤的主要类型

（1）闭合性损伤：见于钝器伤、跌伤和撞伤，体表（皮肤和黏膜）无伤口。受伤处肿胀、青紫，可伴有骨折及内脏损伤。

（2）开放性损伤：见于锐器伤和其他严重损伤，体表有伤口，感染机会增加，失血较多。

（3）多发伤：两个或两个以上部位的严重损伤，其中之一危及生命。该类损伤多较严重，死亡率高。

（4）复合伤：是两种或两种以上不同致伤因子同时或相继作用于机体导致的损伤。致伤因子主要包括火焰、沸水、射线、冲击波、挤压、激光、微波等。

6. 创伤基础生命支持　创伤基础生命支持是指专业或非专业人员在创伤现场对伤者进行徒手急救或初期复苏处理，主要包括现场心肺复苏术和基本创伤救命术（BTLS），后者具体有止血、固定、包扎、搬运四项基本救治技术。创伤基础生命支持在更多的时候只能依靠第一目击者才能得到及时完成。

二、现场救护的目的

创伤现场环境各种各样，均为突发事件，现场条件差，这些均给现场救护带来困难。因此，明确现场救护目的，有助于迅速选择救护方法，从而正确救护，防止惊慌失措、延缓抢救。现场救护的目的是：

1. 有利于抢救和延长生命，赢得专业救治的宝贵时间。

2. 减少出血，防止休克。

3. 保护伤口，预防和减少污染。

4. 固定骨折，防止加重损伤及减少痛苦。

5. 为转运伤者做准备。

三、现场救护原则

创伤在各种突发事件情况下发生，创伤程度不一，现场救护要根据现场条件和伤情采取不同的救护措施。尽管如此，创伤的现场救护又有其共同的规律，需要掌握以下原则。

1. 注意自身和伤者安全，人文关怀贯穿始终。

2. 整体观念　全面检查（意识、呼吸、循环、伤口、头、脊柱、胸、腹、骨盆、四肢）及重点了解伤情。

3. 先抢救生命，后检查创伤，快速有效止血。

4. 包扎，先头胸腹部，后四肢。

5. 固定，先颈部，后四肢。

6. 迅速、准确，动作轻巧，防止加重损伤。

7. 尽可能做好自我防护及事后的必要处置。

四、现场救护步骤

作为突发性事件，现场救护情况错综复杂，尤其是同时有多人受伤、多发伤、复合伤等严重创伤时，现场救护需要快速、有效、有的放矢、有条不紊地进行。下列程序有利于救护人员做到这一点。

1. 观察救护环境，选择就近、安全、平坦的救护场地。

2. 了解致伤因素，如交通伤、突发事件，判断危险是否已解除。

3. 及时呼救，拨打急救电话。

4. 置伤者于适合体位。

5. 迅速判断伤情，首先判断神志、呼吸、脉搏是否正常，是否有大量出血，然后依次判断头、脊柱、胸部、腹部、骨盆、四肢活动情况、受伤部位、伤口大小、出血多少、是否有骨折。如同时有多个伤者，要做基础的检查分类，分清轻伤、重伤。

6. 有呼吸、心跳停止时先抢救生命，立即进行心肺复苏。如具备吸氧条件，应立即吸氧。

7. 有大血管损伤出血时立即止血。

8. 包扎伤口。优先包扎头部、胸部、腹部伤口，然后包扎四肢伤口。

9. 有四肢瘫痪，考虑有脊椎骨折、脱位时，先固定颈部。

10. 固定四肢。

11. 按正确的搬运方法使伤者脱离现场和危险环境。安全、有监护地迅速转运。

五、现场检查

创伤现场救护，首先要通过快速、简洁的检查对伤情进行正确判断。

1. 体位　伤者平卧位，施救者双腿跪于其一侧。

2. 检查生命体征　意识、呼吸和循环情况。

3. 检查伤口　部位、大小、出血多少。检查伤者意识。

4. 检查头部　用手轻摸头颅，检查有否出血、骨折、肿胀；注意检查耳道、鼻孔，有无血液或及脊液流出，如有要怀疑颅骨骨折。

5. 检查胸部　询问疼痛部位，观察胸廓的呼吸运动、胸部形状。救护人双手放在伤者的胸部两侧，然后稍加用力挤压伤者胸部，如有疼痛怀疑肋骨骨折。

6. 检查腹部　观察有无伤口、内脏脱出及腹部压痛部位。

7. 检查骨盆　询问疼痛部位，局部有否肿胀、淤斑、出血及双侧肢体不等长来怀疑骨盆骨折的可能。切勿采用传统骨盆骨折检查方法，即骨盆挤压分离试验。这个方法是用双手放于伤者骨盆的两侧向骨盆中心挤压，专家认为现场采用这种方法有导致盆腔出血的危险。

8. 检查四肢　询问疼痛部位，观察是否有肿胀、畸形，如骨折。手握腕部或踝部轻动，观察是否有异常活动，如有要怀疑骨折。

9. 检查脊柱及脊髓功能　令伤者活动手指和脚趾，如无反应，则怀疑伤者瘫痪。保持伤者平卧位，用手指从上到下按压颈部后正中，询问是否有疼痛，如有一定要警惕颈椎骨折，立即做颈部固定，切记只要有颈部受伤，固定前伤者头颈部切不可有任何活动（详见本章第四节）；保持脊柱轴线位侧翻伤者（图 6-1-1），用手指从上到下沿后正中线按压，询问是否有疼痛，如有要怀疑脊柱骨折，立即做胸腰背部固定。固定前切不可随意搬动伤者（详见本章第四节）。

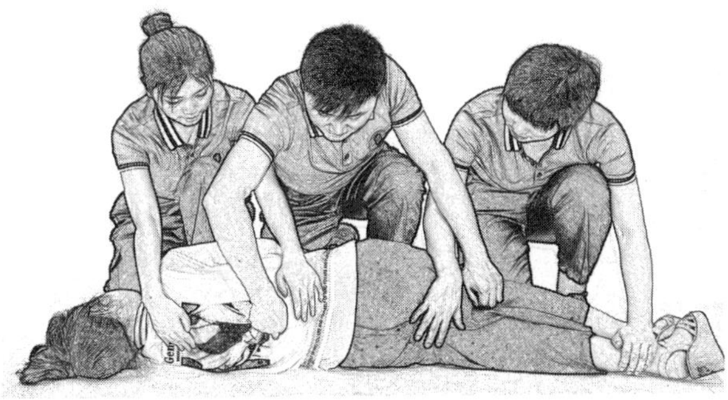

图 6-1-1　保持脊柱轴线位侧翻伤者

六、低体温预防

低体温是指体核温度低于 35 ℃。在外伤后，特别是出血严重时，低体温增加了休克恶化的危险，而在现场救护时经常忽视了伤者保暖的重要性。低体温预防措施包括：

1. 尽量减少伤者的暴露部位，使伤者穿戴防护装备。
2. 应用干的衣服替换湿的衣服。
3. 尽快将伤者转移到隔温表面。
4. 应用低体温预防护理包中的保温毯盖住伤者的躯干，并应用热反射软壳覆盖伤者。
5. 如果没有热反射软壳，也可以用以往应用的暴风雪救生毯和保温毯。
6. 如果上述物品均不可用，应用干毛毯、斗篷、睡袋，或任何可以保存热量和保持伤者干燥的物品。

第二节　现场止血技术

一、概述

出血是创伤的突出表现，因此，止血是创伤现场救护首要的基本任务。有效地止血能减少出血，保存有效血容量，防止休克发生。

1. 出血类型　根据出血部位，分为内出血和外出血。内出血——外表看不见；外出血——外表看得见。

根据血管损伤的种类分为以下 3 种：

（1）动脉出血——呈喷射状，量多，色鲜红。

（2）静脉出血——流出，量中等，色暗红。

（3）毛细血管出血——渗出，量少，色由鲜红变为暗红。

2. 出血量的判断及危险性　健康人自身血液的重量占全部体重的 7%～8%，普通人的血液量为 4000～5000 mL。

＜5%（200～400 mL）可自行代偿。

＞20%（800～1000 mL）面色苍白、心慌、肢凉，出现休克。

＞40%（2000 mL 以上）有生命危险。

3. 现场止血目的　减少出血、维持血容量、防止休克，挽救生命，缓解伤者的不稳定情绪。

4. 现场止血用材料　常用的材料有无菌敷料、粘贴创可贴、气囊止血带、表带式止血带、绷带，就地取材的有毛巾、三角巾布料、丝袜、衣服等。禁止或慎用电线、铁丝、绳子等替代止血带。

二、现场止血基本技术

1. 加压包扎止血法　用于头部、四肢小动脉、小静脉的出血及大面积毛细血管渗血。用消毒纱布或干净的手帕、毛巾、衣物等敷于伤口上，然后用三角巾或绷带加压包扎。压力以能止住血而又不影响伤肢的血液循环为合适。若伤处有骨折时，须另加夹板固定。

（1）直接加压：用于大部分普通伤口。用敷料、纱布覆盖伤口，用手施加压力直接压迫，用三角巾、手帕、清洁的布料包扎，注意敷料超过伤口，不去除血液浸透的敷料，只需外层另加一块保持压力。

（2）间接加压：当伤口有异物，如扎入身体导致外伤出血的剪刀、钉子、玻璃片等，一般不拔除，保留异物，并用布卷在伤口边缘将异物固定，然后用绷带或布带加压包扎（图 6-2-1）。

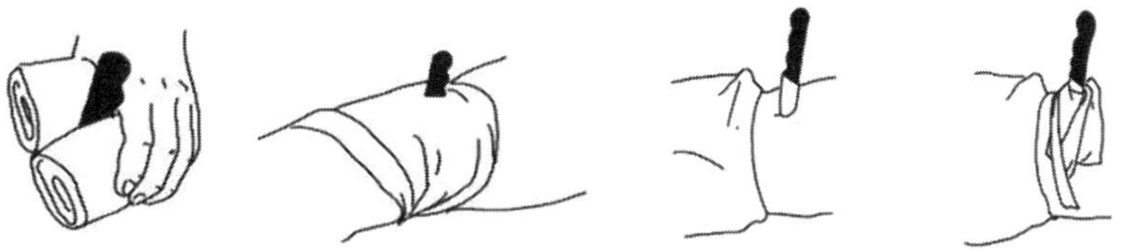

图 6-2-1　间接加压包扎止血法

2. 加压屈肢止血法　用于前臂出血时，在肘窝部加垫、屈肘；上臂出血时，在腋窝内加垫，上臂紧靠胸壁；小腿出血时，在腘窝加垫，屈膝；膝或大腿出血时，在大腿根部加垫，屈髋；然后用三角巾或绷带将位置固定（图 6-2-2）。但有骨折、怀疑骨折或关节损伤的肢体不能使用加压屈肢止血法，以免引起骨折错位和剧痛。使用时要经常注意肢体远端的血运循环，如血液完全被阻断，每隔 45～60 分钟缓慢松开固定带 3 分钟，防止肢体坏死。

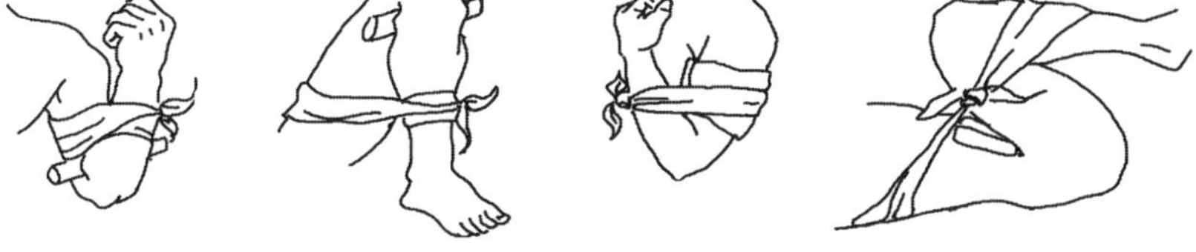

图 6-2-2　加压屈肢止血法

3. 填塞止血法　用于颈部、臀部或其他部位较大而深的伤口，出血多、组织损伤严重的应急现场救治，用消毒纱布或敷料等填塞伤口后，再用加压包扎法包扎。一般不塞胸腔、腹腔、盆腔伤，此法的缺点是如果堵塞不充分则止血不甚彻底，易出现纱布遗忘且增加感染机会。

对于深部伤口出血，如肌肉、骨端等，一定要用大块纱布条、绷带等敷料填充其中，外面再加压包扎（图 6－2－3），以防止血液沿组织间隙渗漏。注意不要将伤裂的皮肤组织、脏物一起塞进去，所用的填塞物一定要尽量无菌或干净，并且应使用大块的敷料，以便既能保障止血效果，又尽可能地避免在随后的进一步处理时遗漏填塞物在伤口内。

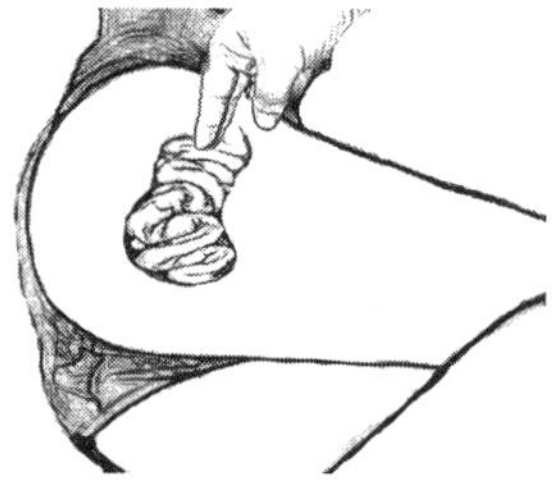
图 6－2－3　填塞止血法

4. 止血带止血法　用于四肢大血管破裂大出血。由于本方法是通过阻断肢体的血流来止血，同时也使正常机体组织的血液供应中断致组织损伤，甚至坏死，所以本方法不能作为首选的止血方法，只有在其他止血法无效，出血量大的时候使用。

常用止血带有布制止血带、橡皮止血带、卡式止血带和气性止血带 4 类。后者现场救护很少用，旋压式止血带是新近应用的止血带。

止血带必须扎在伤口的近心端。肘关节以下的伤口，应将止血带扎在上臂上 1/3 处，不能扎在上臂的中 1/3 和下 1/3 处，因该处神经走行贴近肱骨；膝关节以下伤口应将止血带扎在大腿中下 1/3 交界处。大多数情况下能应用的方法为橡皮止血带、布制止血带止血。

扫码看“布带绞棒式止血带止血”示范视频

（1）具体操作方法：

1）布制止血带：将三角巾或其他布料折成 5～8 cm 布带绕伤肢一圈，打个活结；取一根小棒（筷子、笔杆、木杆等）穿在布带圈内，提起小棒拉紧，将小棒扭转绞紧，将绞棒一端插入活结环内，最后拉紧活结固定绞棒，使止血带压力稳定（图 6－2－4）。

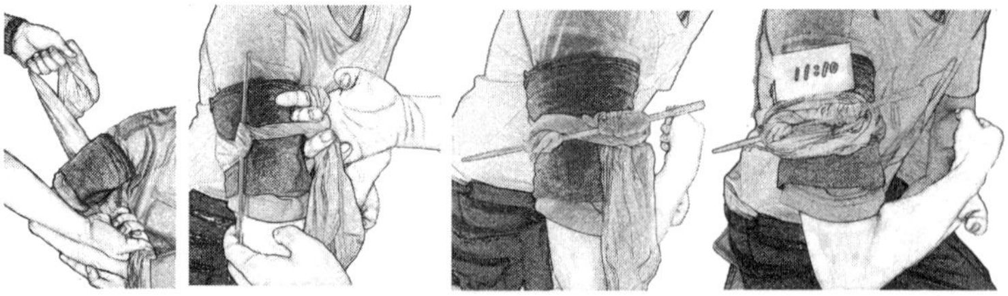

图 6－2－4　布制止血带操作方法

2）橡皮止血带：两手牵拉橡皮带两端，在结扎处由下向上绕肢体一圈交叉打一活结，拉紧活结至伤口无活动性出血（图 6－2－5）。

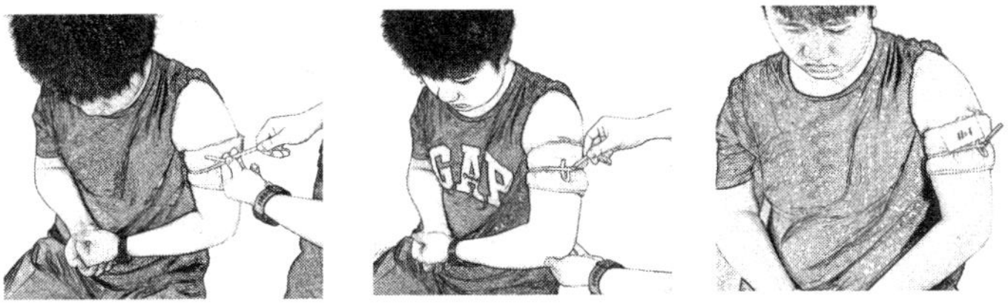

图 6－2－5　橡皮止血带操作方法

3）卡式止血带：是一种机械法加压止血带，可快速自动锁紧和解脱，既能快速有效止血，又能减轻对远端肢体的损伤。使用时伤者一只手即能操作（图 6－2－6），尤其适用于战时伤者的自救互救。

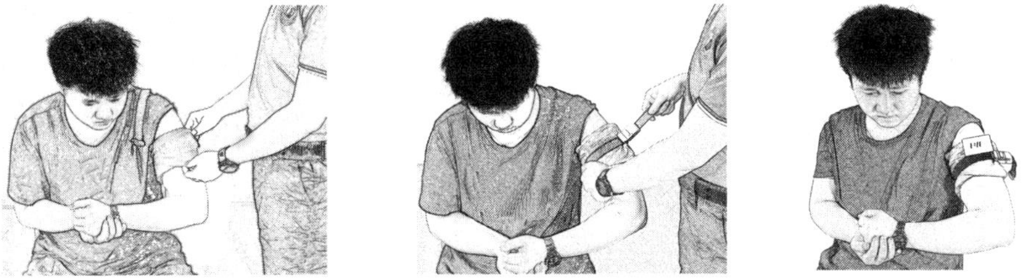

衬垫缠肢体　　拉紧止血带扣环　　标明时间

图 6－2－6　卡式止血带操作方法

4）旋压式止血带：是近年来从军用推广而来，主要组成部分就是尼龙扎带和收紧把手（图 6－2－7）。旋压式止血带携带方便，可一人单手实施止血操作，能稳定地调节所需压力，操作简单，无需衬垫，宽度适中，压迫止血后对组织损伤较小。

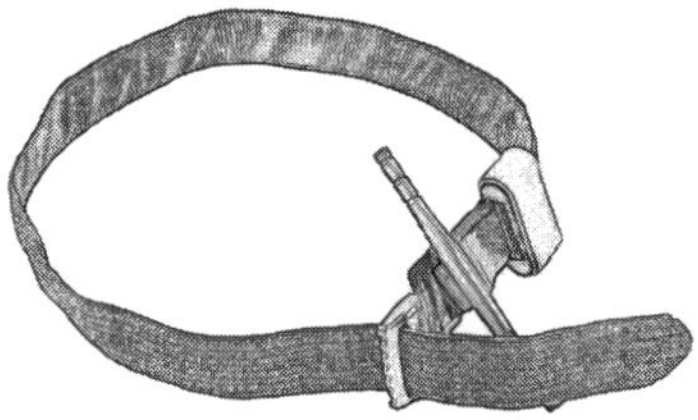

图 6－2－7　旋压式止血带

旋压式止血带使用方法：首先打开卡钩，围绕受伤的肢体结扎定位处一圈后，挂上卡钩；用力抽紧尼龙带，旋转收紧把手，进一步收紧止血带；把三角环套在收紧棒的沟槽上，固定好；最后一步，也是重要的不要遗忘的一步，在时间签上记下当前时间（图 6－2－8）。

（2）使用止血带的注意事项：

1）衬垫：使用止血带的部位应该有衬垫（图 6－2－4、图 6－2－5、图 6－2－

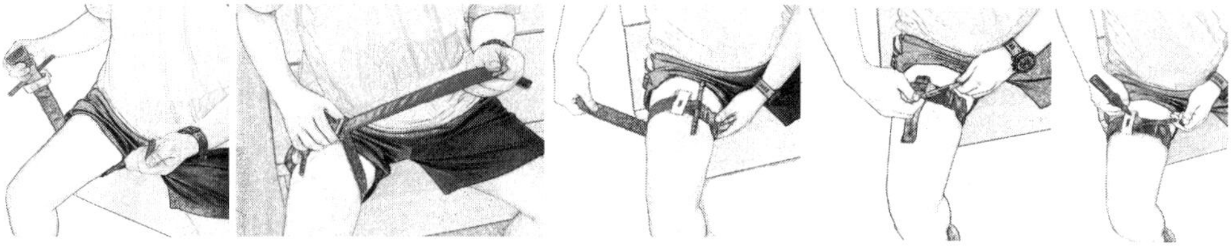

图 6-2-8　旋压式止血带使用方法

6），不能直接缠在皮肤上，否则会损伤皮肤。止血带也可扎在衣服外面，把衣服当衬垫。

2）松紧度：应以出血停止、远端摸不到脉搏为合适，过松达不到止血目的，甚至因仅阻断静脉而加重出血，过紧会损伤组织。

3）时间：一般不应超过 1 小时，原则上每小时要放松 1 次，放松时间为 2～3 分钟。松开时要在伤口处尽量加压包扎暂时止血，以防止大出血。

4）标写：扎止血带处应明显标写扎止血带的日期和时间，具体到几时几分。

5. 指压止血法　是利用大拇指的压力将出血伤口的供血动脉（近心端）压向骨骼，注意适用范围是头部、四肢较大动脉的出血，止血特点是止血快速，但效果不稳定，且不能长久，所以现在专家不推荐常规使用。

（1）头顶、额部和颞部出血：用拇指或示指在伤侧耳屏上前方 1.5 cm 处，用力压迫颞浅动脉。

（2）面部出血：压迫双侧下颌角前约 3 cm 的凹陷处面动脉即可止血（图 6-2-9）。

（3）前臂出血：抬高出血侧前臂过头，救护者的拇指在上臂内侧中段向深部肱骨压迫肱动脉搏动点（图 6-2-10）。

（4）手掌和手背出血：双手拇指分别压迫手腕部桡动脉、尺动脉（图 6-2-11）。

（5）手指和脚趾出血：拇指与示指同时压迫出血手指和脚趾两侧指（趾）动脉。

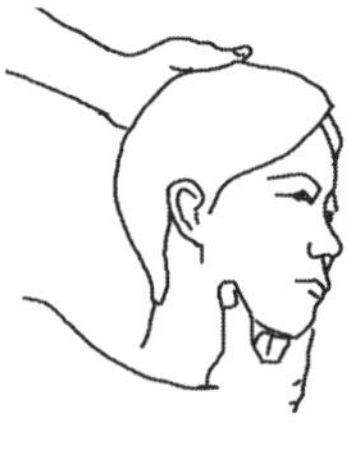

图 6-2-9　面部出血指压止血法

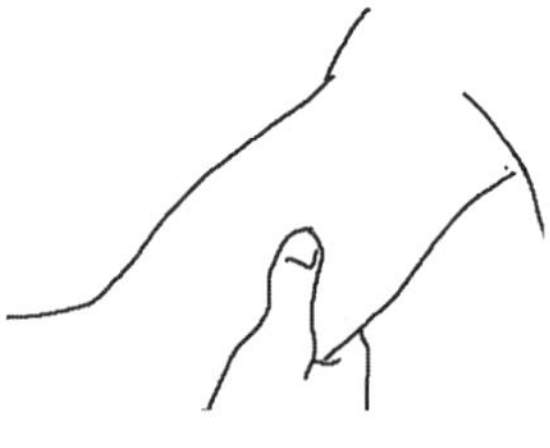

图 6-2-10　前臂出血指压止血法

(6) 下肢出血：救护者手掌根部或双手大拇指压迫出血一侧大腿根部中点深层的股动脉（图 6－2－12）。

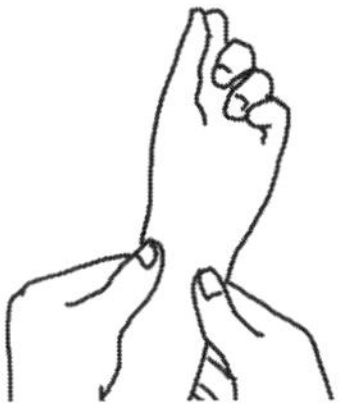

图 6－2－11　手掌和手背出血指压止血法

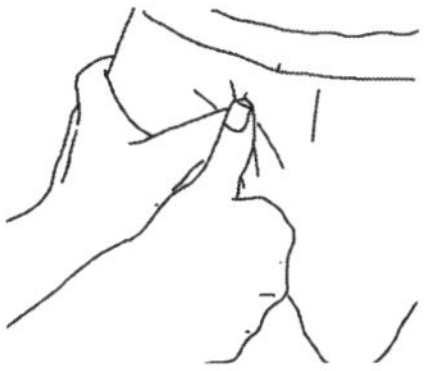

图 6－2－12　下肢出血指压止血法

第三节　现场包扎技术

一、概述

伤口是细菌侵入人体的门户。及时妥善处理伤口、准确包扎，可以达到压迫止血、减少细菌污染、保护伤口、减少疼痛，保护内脏、血管、神经、肌腱等解剖结构以及固定敷料和夹板等目的。相反，错误的包扎可导致出血增加、加重感染、造成新的伤害、遗留后遗症等不良后果。

1. 目的　保护伤口、减少污染、压迫止血、减少组织进一步损伤，有助于伤口早期愈合。

2. 材料　创可贴、尼龙网套、三角巾、弹力绷带、纱布绷带、胶条。在紧急情况下，可就地取材，任何干净、干燥、有吸收性的材料如毛巾、手绢、布单、领带、衣物、纸巾等替代。

二、包扎基本方法

1. 预防感染

(1) 口服抗生素：越早越好。即使延迟，也应在伤后 3 小时内使用抗生素。使用抗菌药物的延迟越久，创伤后感染的发生率越高，应使用广谱抗生素（如头孢菌素类）。但由于广谱抗生素易继发耐药菌感染，故应避免过度使用。非专业人员通过口服给药，不主张局部应用抗生素。

(2) 伤口冲洗：可明显降低感染率，其作用优于全身应用抗菌药物。用加热到体温的大量生理盐水冲洗，是应对伤口污染的主要办法。

理想的冲洗液体是生理盐水或无菌水，在医院外条件下饮用水可作为首选，也可用达到饮用水程度的自来水，冲洗液不应包括肥皂、抗生素、过氧化氢、新洁尔灭、聚维酮碘（又称碘伏）等添加物，禁止使用未经处理的河水和海水。

推荐低压冲洗（0.35～0.7 kg/m²，一般的自来水水压），可用球囊注射器或用 1 L 的塑料瓶，在盖上戳数个小孔，挤压瓶子将液体喷到伤口上的压力即为低压。不推荐高压冲洗（4.9 kg/m²）。冲洗量要充足，至少需要 3 L 冲洗液，损伤越严重，需要量越多。伤口冲洗具有明显的时效性，应尽早实施。

2. 绷带包扎基本方法　绷带作为外科专业用的基本材料，虽然使用很普遍，但多在医院内使用，在救护现场，也多是院前专业急救和救援人员使用。因为操作相对复杂，且并不能随手得到，所以不作为第一目击者的优先使用和学习。

（1）环形包扎法：用于肢体较小或圆柱形部位，如手、足、腕部及额部，亦用于各种包扎起始时。绷带卷向上，用右手握住，将绷带展开，左拇指将绷带头端固定需包扎部位，右手连续环形包扎局部，其卷数按需要而定，用绞布固定绷带末端（图 6－3－1）。

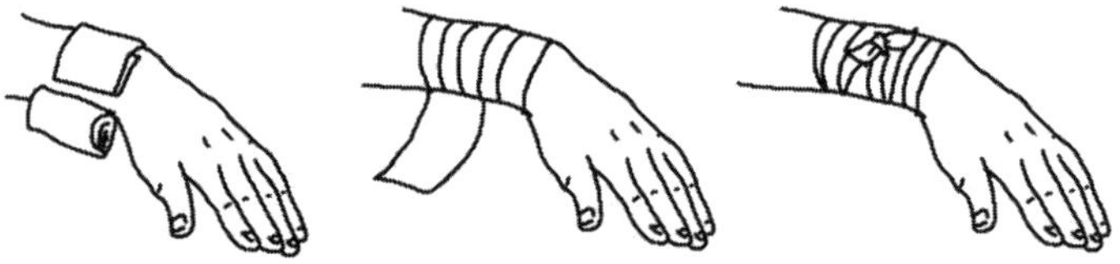

图 6－3－1　绷带环形包扎法

（2）螺旋形包扎法：用于周径近似均等的部位，如上臂、手指等。从远端开始先环形包扎两卷，再向近端呈 30°角螺旋形缠绕，每卷重叠前一卷 2/3，末端胶布固定（图 6－3－2）。在急救缺乏绷带或暂时固定夹板时每周绷带不互相掩盖，称蛇形包扎法。

（3）螺旋反折包扎法：用于周径不等部位，如前臂、小腿、大腿等。开始先做两周环形包扎，再做螺旋包扎，然后以一手拇指按住卷带上面正中处，另一手将卷带自该点反折向下，盖过前周 1/3 或 2/3。每一次反折须整齐排列成一直线（图 6－3－3），但每次反折不应在伤口与骨隆突处。

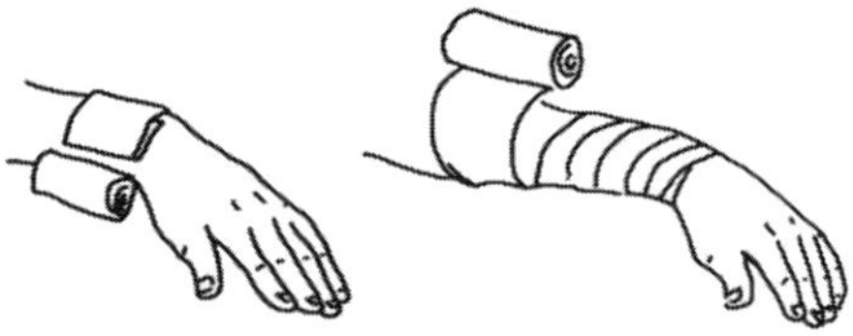

图 6－3－2　绷带螺旋形包扎法

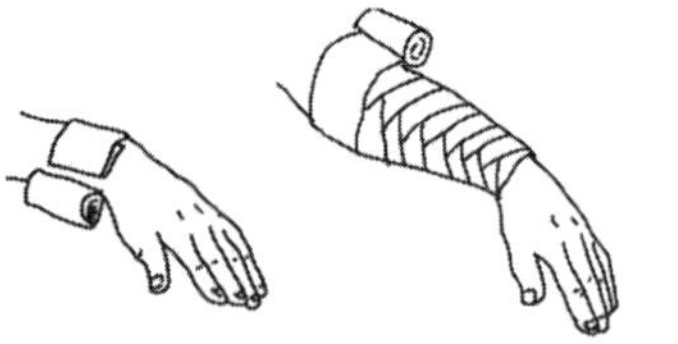

图 6－3－3　绷带螺旋反折包扎法

（4）“8”字包扎法：用于肩、肘、腕、踝等关节部位的包扎和固定锁骨骨折。以肘关节为例，先在关节中部环形包扎 2 卷，绷带先绕至关节上方，再经屈侧绕到关节下方，过肢体背侧绕至肢体屈侧后再绕到关节上方，如此反复，呈"8"字连续在关节上下包扎，每卷与前一卷重叠 2/3，最后在关节上方环形包扎 2 卷，胶布固定（图 6－3－4）。

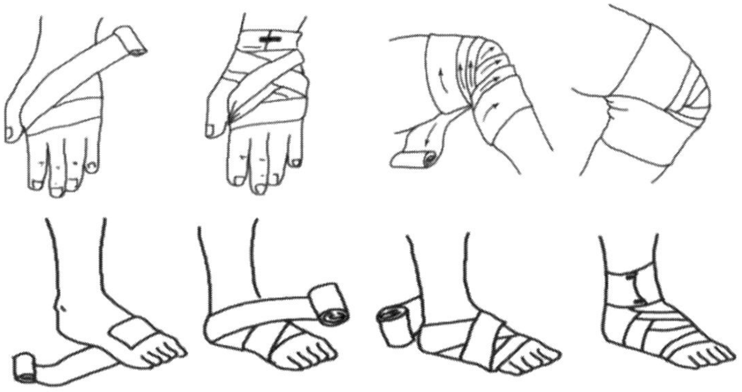

图 6－3－4　绷带"8"字包扎法

（5）返回包扎法：用于头顶、指端和肢体残端，为一系列左右或前后返回包扎，将被包扎部位全部遮盖后，再作环形包扎两周（图 6－3－5）。

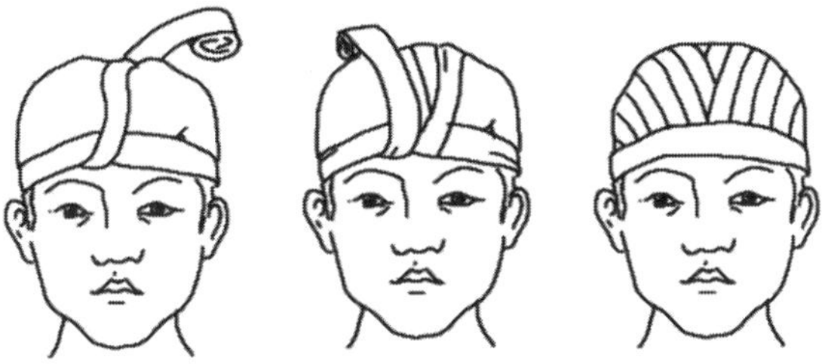

图 6－3－5　绷带返回包扎法

弹性绷带是一种由弹性纤维织成的特殊软绷带，主要用于创伤后肢体肿胀、肢体静脉回流障碍以及四肢淋巴水肿。对四肢扭伤、软组织挫伤、关节肿痛有较大的辅助治疗作用，可以起到固定作用，对损伤的韧带修复有一定益处。

3. 三角巾包扎基本方法　三角巾包扎操作简单、快速、牢靠，材料获取方便，可就地因地制宜用各种布料、布制品（如床单、衣服等）快速裁剪，甚至撕扯成形，很适合现场救护，是现场包扎的首选方法。在应用三角巾包扎时需根据具体情况将其折成不同形状，有宽带、窄带、燕尾状和卷圈等（图 6－3－6）。

（1）三角巾头部帽式包扎：先把三角巾基底折叠放于前额，两边拉到后部枕

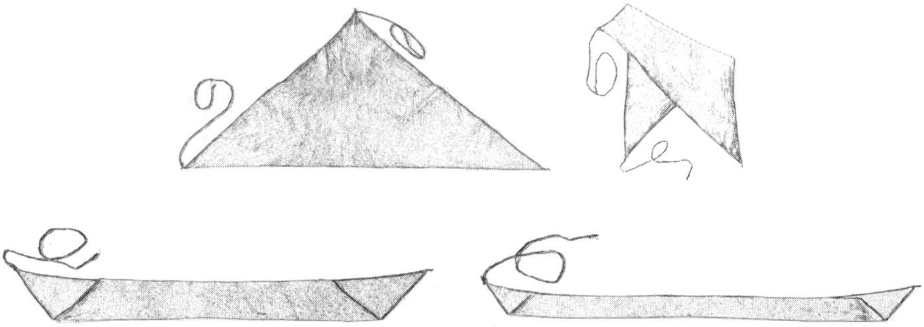

图 6-3-6　折成不同形状的三角巾

骨粗隆（头后突出处）下，然后绕至前额打结，固定（图 6-3-7）。

扫码看“三角巾头部帽式包扎”示范视频

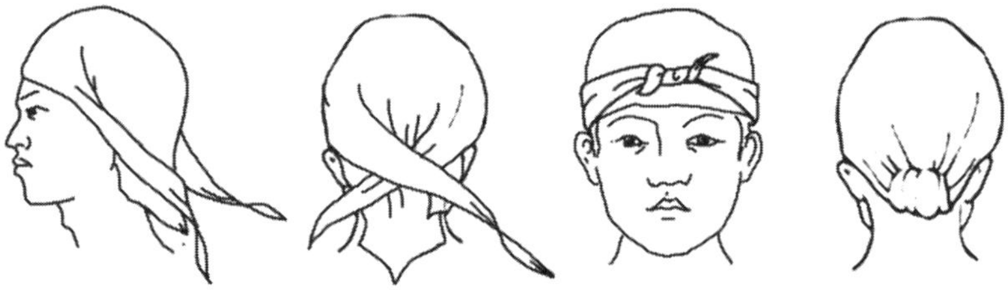

图 6-3-7　三角巾头部帽式包扎

（2）毛巾头部帽式包扎：当只有毛巾时的包扎，毛巾横盖头部伤口，前边压到眉弓，后拉前边两角至后部枕骨粗隆下，后边两角接连接带向前拉至颌下打结（图 6-3-8）。

扫码看“毛巾头部帽式包扎”示范视频

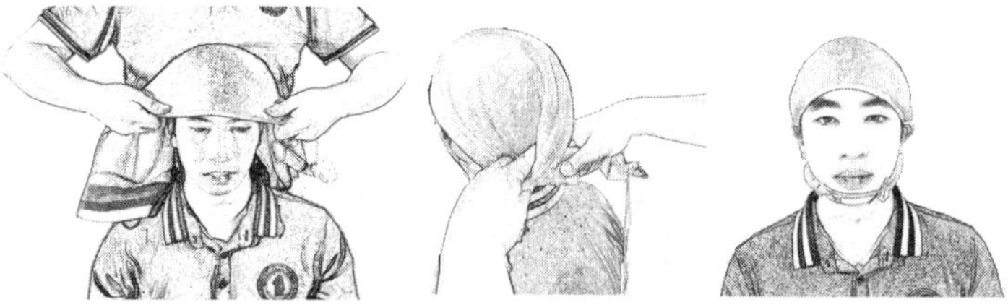

图 6-3-8　毛巾头部帽式包扎

（3）三角巾头部风帽式包扎：将三角巾顶对折，角对齐和底边各打一结，即成风帽状。在包扎头面部时，将顶角结放于前额，底边结放在后脑勺下方，包住头部，两角往面部拉紧，向外反折包绕下颌，然后拉到枕后打结即成（图 6－3－9）。

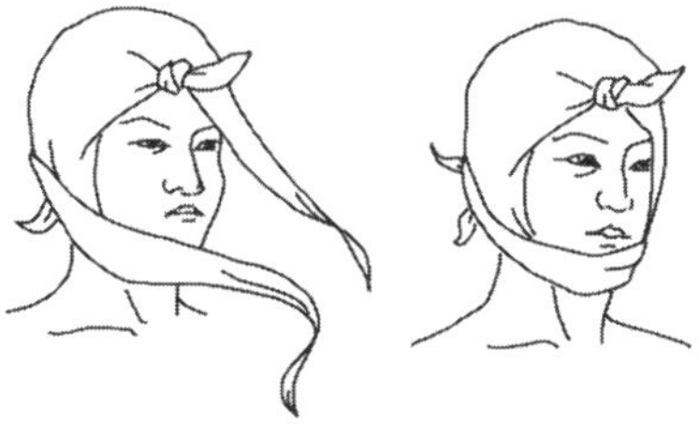

扫码看“三角巾头部风帽式包扎”示范视频

图 6－3－9　三角巾头部风帽式包扎

（4）三角巾面部面具式包扎：三角巾对折后将顶角打结，打结处套在下颏部（下巴），由下向上包裹面部及头部，在枕后拉紧三角巾底边，三角巾底边在枕骨粗隆（枕后最高处）下交叉至前额，在眉弓稍上打结，用剪刀小心在口、眼、鼻部位各剪一小口，便于视物和通气（图 6－3－10）。

扫码看“三角巾面部面具式包扎”示范视频

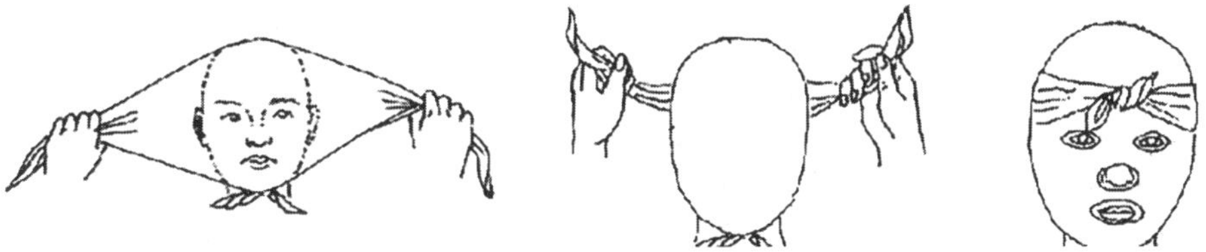

图 6－3－10　三角巾面部面具式包扎

（5）颈部包扎：用纱布填满填紧伤口，嘱伤者健侧手臂上举抱住头部，将三角巾折叠成带状，中段压紧覆盖的纱布，两端在健侧手臂根部打结固定（图 6－3－11）。

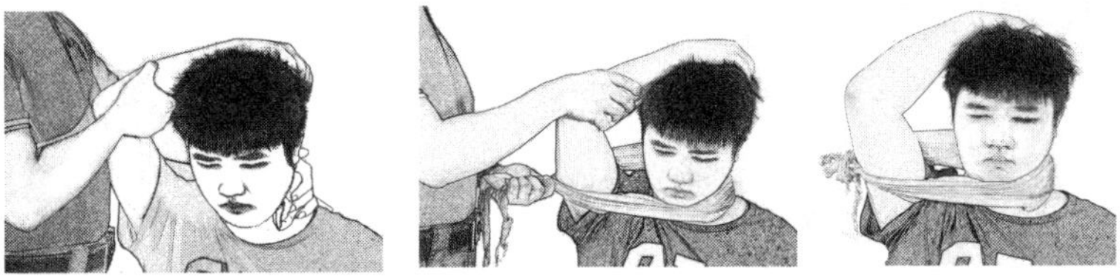

图 6－3－11　颈部包扎

（6）眼睛包扎：

1）单眼包扎：将一块三角巾或其他可替代的布料折成 4～5 cm 宽的布带，用清洁敷料或布料敷盖受伤眼部伤口，并请伤者协助固定敷料；将布带内段在上，外段在下稍拉紧斜压在伤口敷料上，再请伤者协助固定布带；布带外段在伤侧耳前下向上反折，稍拉紧布带绕过头后部到前额健侧眼上方压住布带内段；稍拉紧布带内段在布带外段上缘反折到健侧耳前下，再向上反折绕过头后部到前额伤侧眼上方，布带两端稍拉紧打结（图 6－3－12）。

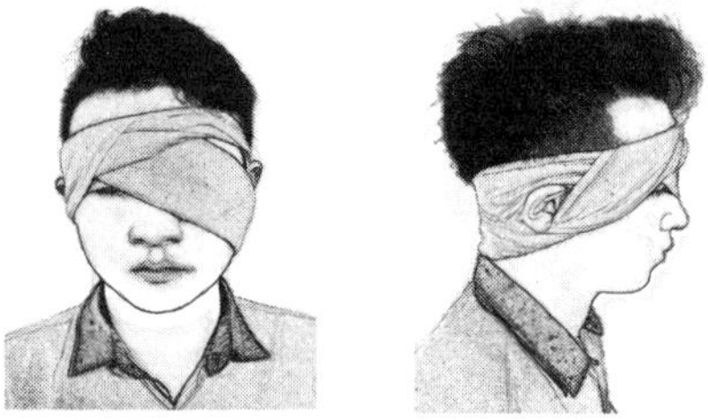

扫码看“单眼包扎”示范视频

图 6－3－12　单眼包扎

2）双眼包扎：将一块三角巾或其他可替代的布料折成 4～5 cm 宽的布带，用清洁敷料或布料敷盖双眼伤口，并请伤者协助固定敷料；用布带由伤者的头后上部稍拉紧向前包绕压迫双眼上的敷料，伤者松手；布带在双眼间交叉稍拉紧再绕回头后下部，布带两端在头后下部稍拉紧打结（图 6－3－13）。

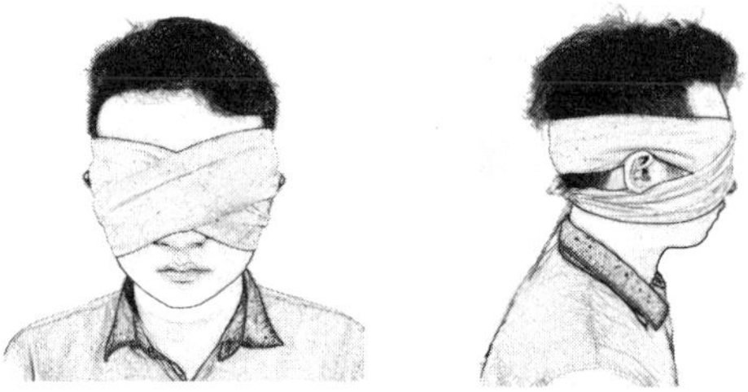

扫码看“双眼包扎”示范视频

图 6－3－13　双眼包扎

（7）三角巾肩部包扎：三角巾折成燕尾形，将燕尾的夹角对着伤侧颈部，巾体紧压伤口的敷料上，两个燕尾角分别经胸、背拉到对侧腋下打结固定，拉紧燕尾底部包绕上臂根部打结（图 6－3－14）。

（8）胸部包扎：

1）单侧包扎：如右胸受伤，将三角巾顶角放在右面肩上，把底边扯到背后在右面打结，然后将右角拉到肩部与顶角打结（图 6－3－15）。

2）双侧包扎：将三角巾折成燕尾状，夹角 90°～100°；将燕尾底边平放于胸

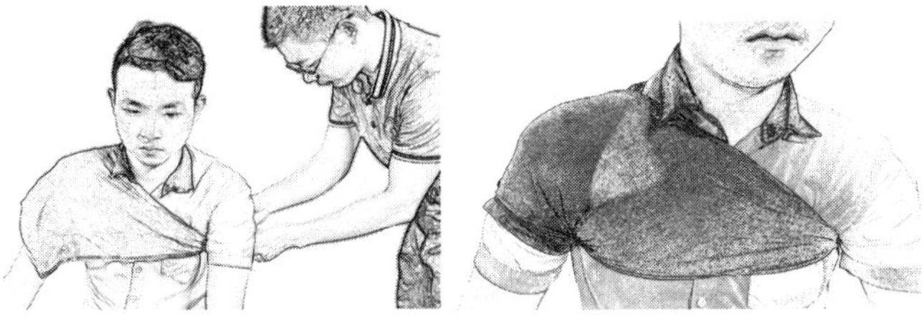

扫码看“三角巾单双肩包扎”示范视频

图 6-3-14　三角巾肩部包扎

部下缘，底边两端（其中一端为有连接带的三角巾顶角）绕到背后对接打结；将燕尾两片上提拉紧从两肩拉到背后；将一燕尾角的连接带向下绕过燕尾底连接拉紧向上与另一燕尾角对接打结（图 6-3-16）。

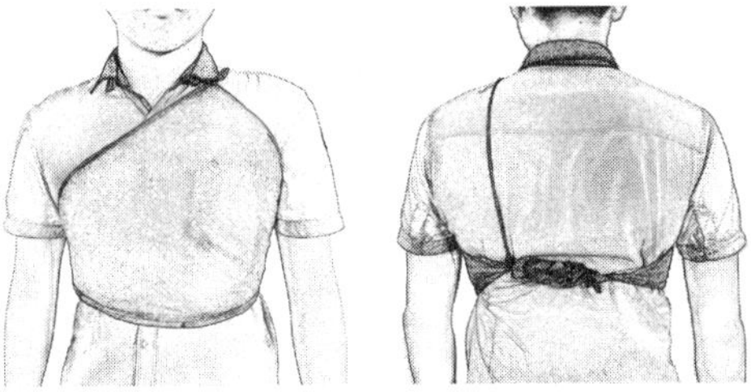

扫码看“三角巾单侧胸部（开放性气胸）包扎”示范视频

图 6-3-15　三角巾单侧胸部包扎

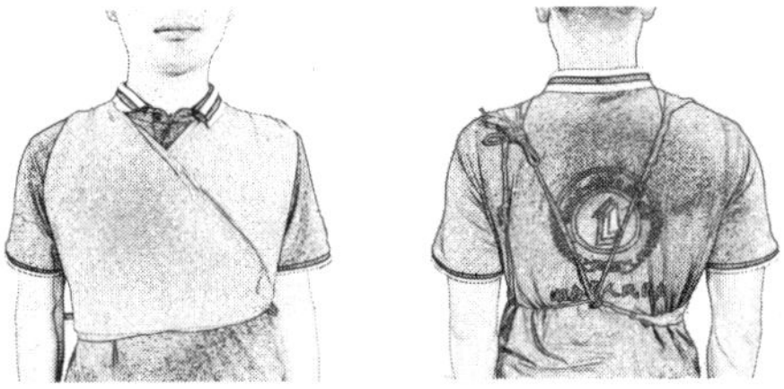

扫码看“三角巾双侧胸部包扎”示范视频

图 6-3-16　三角巾双侧胸部包扎

（9）背部包扎：与胸部包扎的方法一样，唯位置相反，结打在胸部（图 6-3-17）。

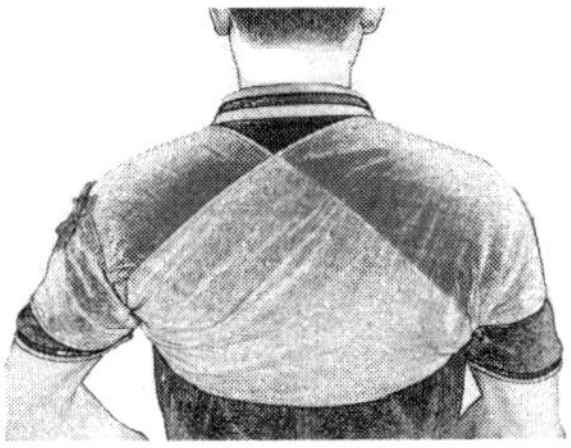

扫码看“三角巾单侧背部包扎”示范视频

图 6-3-17　三角巾背部包扎

(10) 三角巾前臂及上肢包扎：将三角巾一底角打结后套在伤手上，另一底角过伤肩背后拉到对侧肩的后上方，顶角朝上，由外向里依次包绕伤肢，然后，再将前臂屈到胸前，两底角相遇打结(图 6－3－18)。

扫码看“三角巾上肢包扎”示范视频

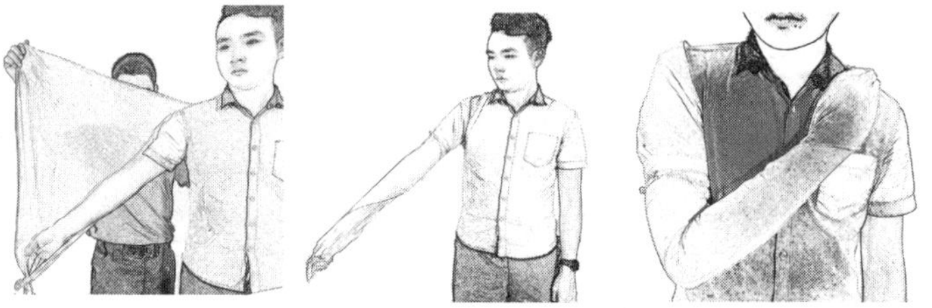

图 6－3－18　三角巾前臂及上肢包扎

(11) 腹部包扎：三角巾底边向上，顶角向下，两底角围绕到腰部后打结，顶角由两腿间拉向后面与两底角连接处打结(图 6－3－19)。

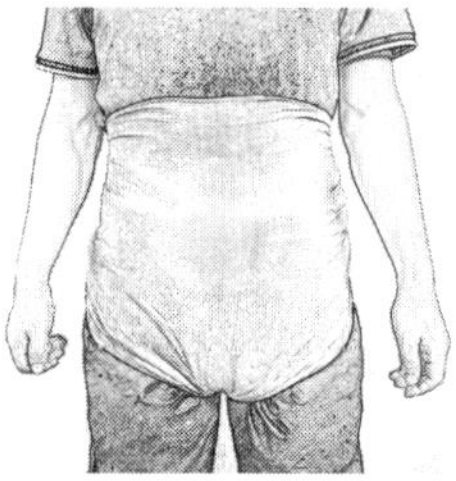

扫码看“三角巾腹部包扎”示范视频

图 6－3－19　三角巾腹部包扎

(12) 臀部包扎：三角巾叠成燕尾式，夹角约 60°朝下对准大腿外侧中线或裤子的外侧裤线，伤侧臀部的后大片压着前面的小片，顶角与底边中央分别过腹腰部到对侧打结，两底角包绕大腿根打结(图 6－3－20)。

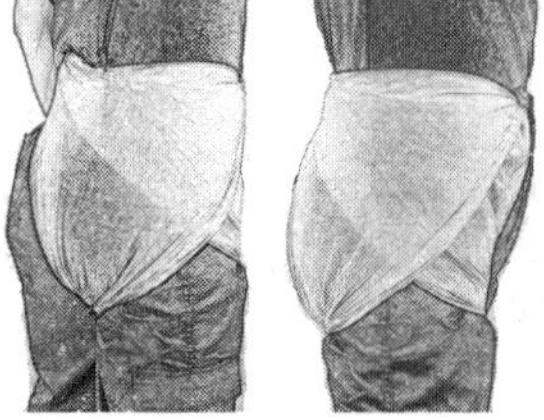

扫码看“三角巾单侧臀部包扎”示范视频

扫码看“三角巾双侧臀部包扎”示范视频

图 6－3－20　三角巾臀部包扎

（13）手（足）部包扎：将手、足放在三角巾上，顶角在前拉在手、足的背上，然后将底边缠绕打结固定（图 6－3－21）。

扫码看“三角巾手（足）部包扎”示范视频

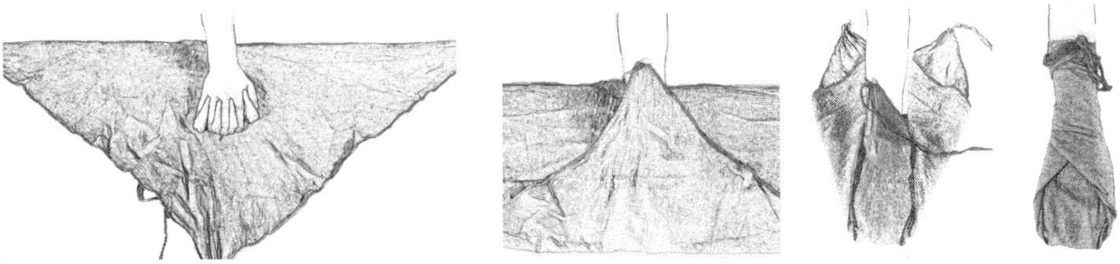

图 6－3－21　三角巾手（足）部包扎

（14）膝（肘）部包扎：根据伤情将三角巾折成 10 cm 左右宽度的布带，将布带的中段斜放于膝（肘）上，两端分别压住布带上下两边，两端于膝（肘）后交叉环绕包扎，最后在膝（肘）外侧打结（图 6－3－22）。

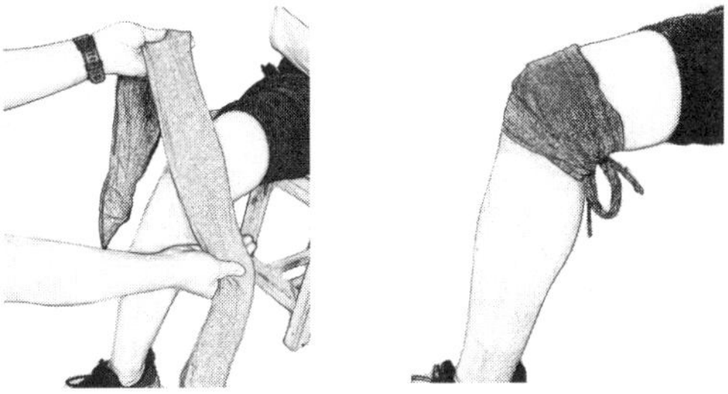

扫码看“三角巾膝（肘）部包扎”示范视频

图 6－3－22　三角巾膝（肘）部包扎

（15）三角巾小腿及以下部位包扎：脚朝向三角巾一底角，把脚放在靠近底角底边一侧；提起顶角和近端底角交叉包裹，缠绕顶角连接带与底角打结固定三角巾上端，再将另一底角折到足背，绕脚踝与底边打结（图 6－3－23）。

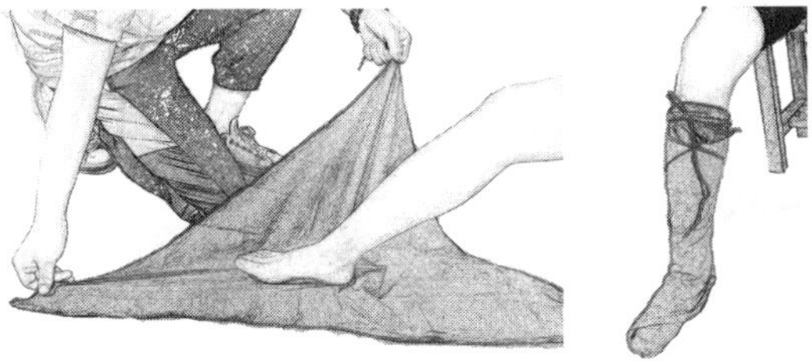

扫码看“三角巾小腿包扎”示范视频

图 6－3－23　三角巾小腿及以下部位包扎

（16）手臂的悬吊：当上肢受伤包扎固定后，为了限制活动，避免前臂下垂所致的血液回流困难，就将伤肢的手臂悬吊。

1）手臂大悬吊：适用于前臂、肘关节的损伤。将三角巾放于健侧胸部，底边和躯干平行，上端越过肩部，顶角对着伤臂的肘部，伤臂弯成直角放在三角巾中部，下端绕过伤臂反折越过伤侧肩部，两端在颈后或侧方打结；再将顶角旋转收拢折回放入三角巾边缘内（图 6－3－24）。

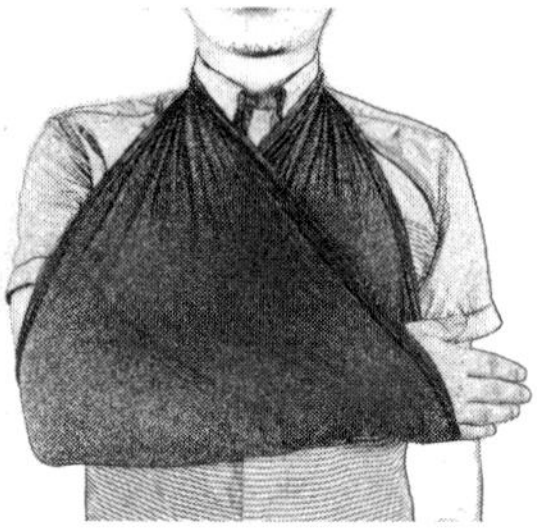

图 6－3－24　手臂大悬吊

2）手臂小悬吊：将三角巾折成带状吊起前臂的前部（不要托肘部），适用于肩关节损伤、锁骨和肱骨骨折（图 6－3－25）。

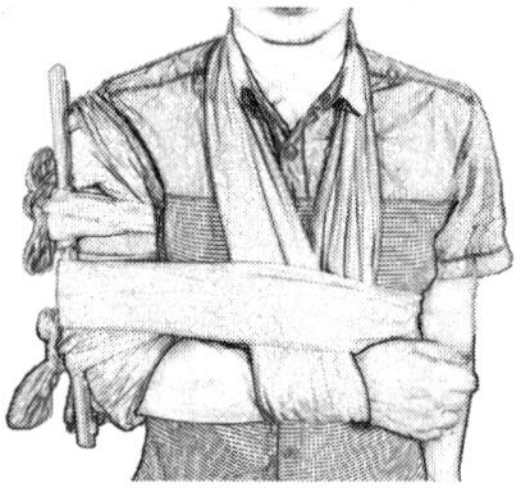

扫码看“手臂的悬吊”示范视频

图 6－3－25　手臂小悬吊

三、注意事项

1. 先盖后包，敷料要够大够厚，外层一旦被渗液浸透，应及时加盖敷料再加压包扎。

2. 打结避开伤口、眼、乳头、男性生殖器和坐卧受压的位置。

3. 乳房下、腋下、两指间、会阴、骨隆起部分加垫。

4. 包扎松紧适宜，如过紧，应立即松开；必须始终注意肢体远端血运。

5. 小而深及狗咬伤的伤口不要包扎。

6. 不要对嵌有异物或骨折端外露的伤口直接包扎。

7. 不要对伤口用消毒剂或消炎粉。

8. 根据伤口情况及时更换敷料。

第四节　现场固定技术

一、概述

外伤后的固定是与止血、包扎同样重要的基本的救护技术。认为固定技术只是针对骨折的治疗方法是不全面的。其实，固定技术不仅可以固定骨折、防止骨折断端移位，减少疼痛，避免损伤周围组织、血管、神经等重要脏器，是搬运的基础，有利于转运后的进一步治疗，而且还能对关节脱位、软组织的挫裂伤起到固定、止痛的作用，便于搬运伤者。

1. 目的　缓解疼痛、保护骨折断端血管、神经等组织，减少出血和肿胀，防止闭合性骨折转化为开放性骨折。

2. 骨折判定

（1）主要表现：骨折在现场的表现直观地分为开放性和闭合性两大类。

1）开放性骨折：可从伤口直观地看到骨折，常有断端突出体表。

2）闭合性骨折：表现为①疼痛，一般都很明显，甚至剧烈，不能触摸。②肿胀，局部突出、较快增大，多有青紫瘀斑。③畸形，由于骨折的错位表现为疼痛肿胀部位有畸形凸出和凹陷。④骨擦音，有时没有明显的错位，按压局部时有伴随剧痛的摩擦音。⑤功能障碍，受伤肢体和部位活动受限。

（2）骨折的程度：

1）完全性骨折：骨完全断离，如果≥3 块为粉碎性骨折。

2）不完全性骨折：骨未完全断离。

3）嵌顿性骨折：断骨两端嵌顿在一起。

3. 现场固定的原则

（1）先救命后治伤。

（2）现场不复位。

（3）开放性骨折现场可冲洗、不涂药。

（4）超关节固定并加垫。

（5）上肢屈，下肢伸，先固定骨折上端再固定下端。

（6）暴露肢体末端。

（7）现场区别扭伤、脱臼及骨折比较困难，只要怀疑骨折就按骨折处理。

4. 固定材料

（1）夹板是最常用的固定材料，其长、宽要与伤肢相适应，四肢骨折时夹板长要跨骨折处上下两个关节。

（2）无夹板时，就地取材如棍、树枝、扁担、木棒、竹片等。现场亦可用杂志、硬纸板、雨伞等制作替代品。

（3）如无替代材料时，也可把伤肢固定于健侧肢体上。

（4）颈托是颈部固定器，专门用于固定颈椎，现场也可制作简易的替代品，要将受伤颈部尽量制动，保护受伤的颈椎免受进一步损害。

（5）脊柱板是脊柱受伤时用于固定和搬运伤者的塑料制品。

二、固定基本方法

1. 上臂的固定方法与步骤

（1）伤者手臂屈肘90°，用两块夹板固定伤处，一块放在上臂内侧，另一块放在外侧，然后用绷带或布带固定（图6-4-1）。

（2）如果只有一块夹板，则将夹板放在外侧加以固定（图6-4-2）。

（3）固定好后，用绷带或三角巾悬吊伤肢。

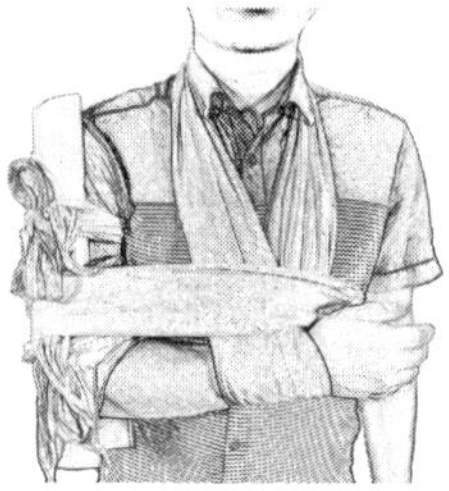

图6-4-1　上臂两块夹板固定方法

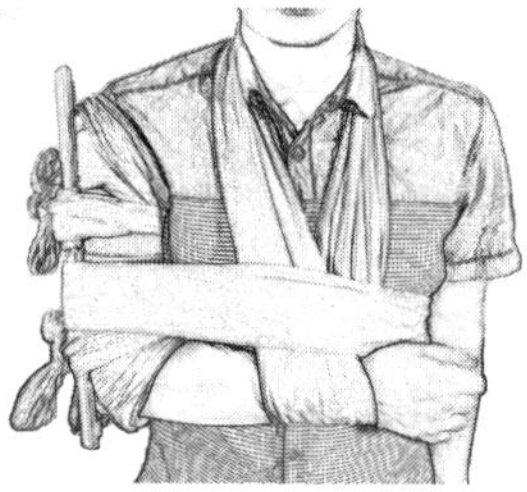

图6-4-2　上臂一块夹板固定方法

扫码看“上臂-前臂固定”示范视频

（4）如果没有夹板，可先用三角巾或布带把上臂固定在身体上，上臂与躯干间加软垫，三角巾折叠成宽带后通过骨折部绕胸廓在对侧打结固定，曲肘90°将前臂悬挂于胸前（图6-4-3）。

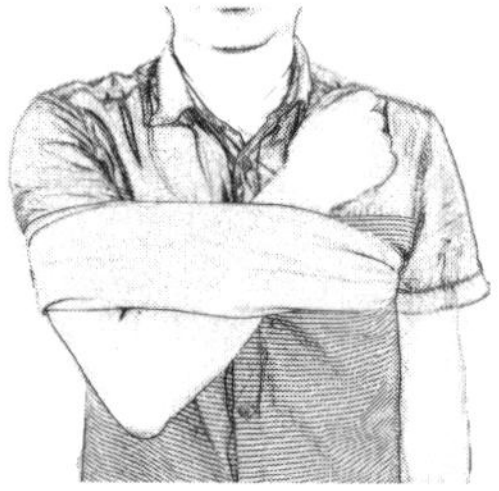

图6-4-3　上臂无夹板的固定方法

2. 前臂的固定方法与步骤

（1）伤者手臂屈肘90°，用两块夹板固定伤处，分别放在前臂内外侧或前后侧，再用绷带缠绕固定（图6-4-4）。

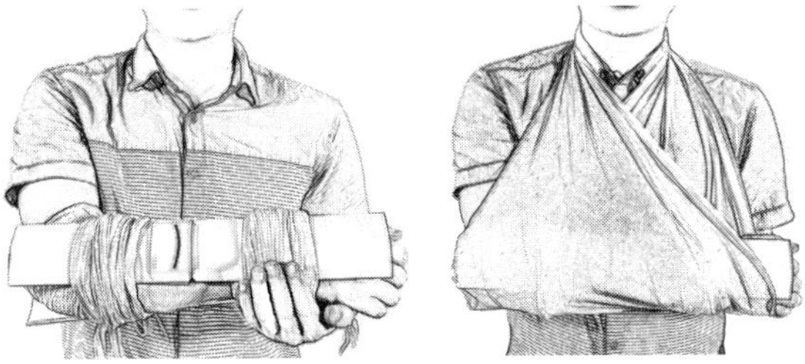

图 6-4-4　前臂两块夹板固定方法

（2）固定好后，用绷带或三角巾悬吊伤肢（图 6-4-4）。

（3）如果没有夹板，可利用三角巾或布带加以固定（图 6-4-3）。三角巾上放杂志或书本，前臂置于书本上，也可就地取材利用领带、皮带、外套等固定（图 6-4-5）。

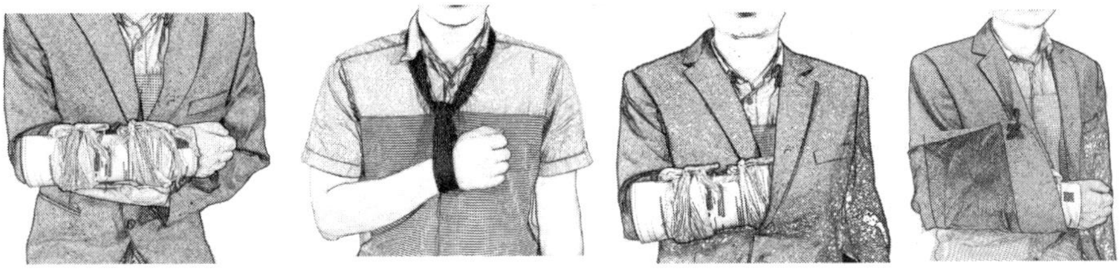

图 6-4-5　前臂无夹板的固定方法

（4）肘部不能屈曲的上肢骨折，不可强行屈曲或拉直手肘，让伤者仰卧，伤肢放于躯干旁后原位固定（图 6-4-6）。

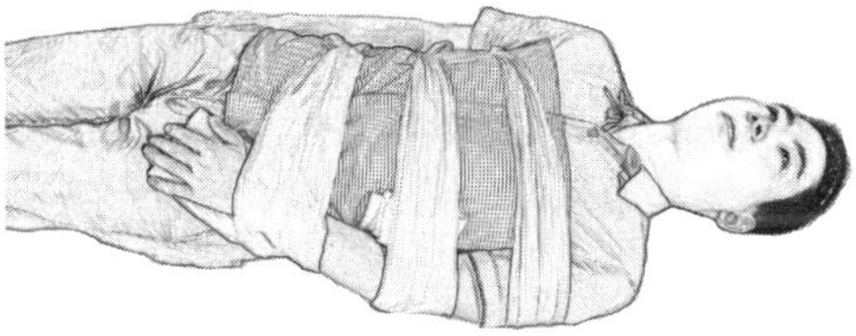

图 6-4-6　肘部不能屈曲的上肢骨折固定方法

3. 大腿的固定方法与步骤

（1）将伤腿伸直，两块夹板分别放在大腿内外侧，外侧夹板长度上至腋窝，下过足跟，内侧夹板长度上至大腿根部，下过足跟，再用绷带或三角巾固定（图 6-4-7）。

（2）如无夹板，可利用另一未受伤的下肢进行固定。健肢固定时，在两膝、两踝及两腿间隙之间加垫，用 5 条宽带固定（骨折上方、下方、髋关节、膝关

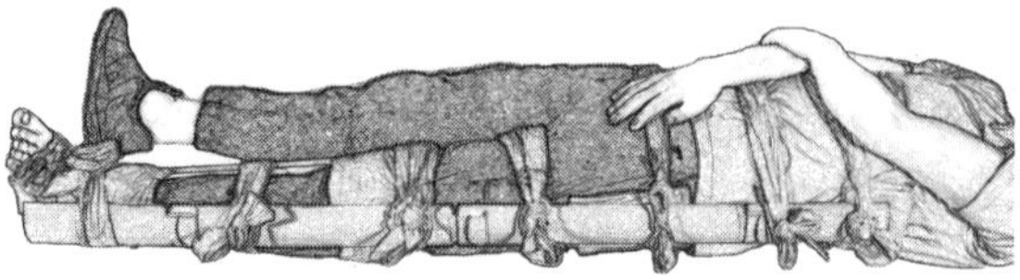

图 6-4-7　大腿两块夹板固定方法

节、踝关节）踝关节部，将双足尖向上“8”字固定暴露患侧趾端（图 6-4-8）。

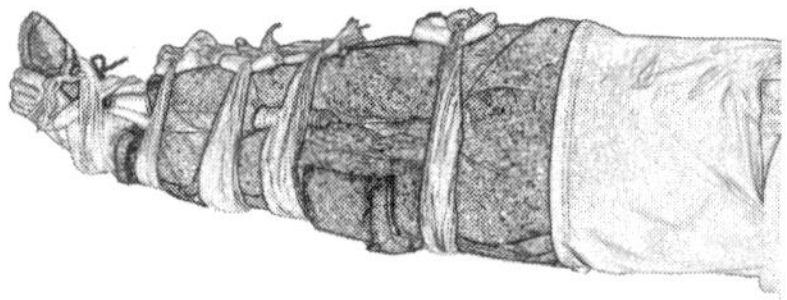

扫码看“大小腿骨折固定”示范视频

图 6-4-8　大腿无夹板的固定方法

4. 小腿的固定方法与步骤

（1）将伤腿伸直，夹板长度上过膝关节上 10 cm，下过足跟，两块夹板分别放在小腿内、外侧，再用绷带或三角巾固定（图 6-4-9）。

（2）如无夹板，可利用另一未受伤的下肢进行固定。健肢固定时，用 5 条三角巾或绷带固定（骨折上方、下方、大腿、膝关节、踝关节）踝关节部，将双足尖向上“8”字固定暴露患侧趾端（图 6-4-10）。

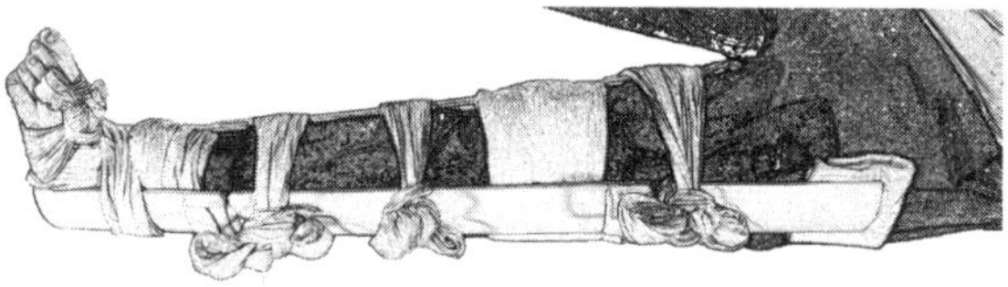

图 6-4-9　小腿两块夹板固定方法

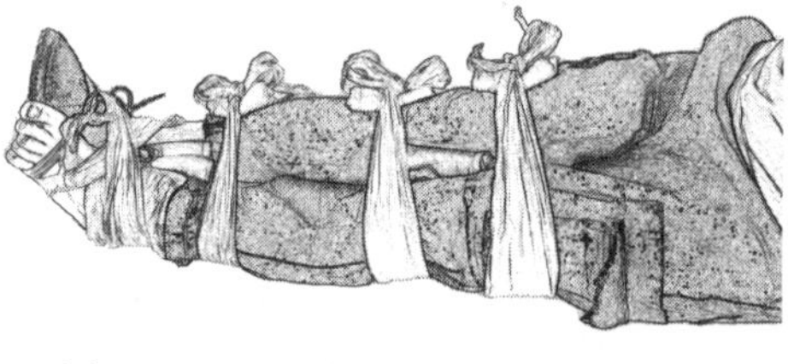

图 6-4-10　小腿无夹板的固定方法

（3）髋或膝关节不能伸直的下肢骨折，同样不可强行屈曲或拉直髋、膝，让伤者侧卧，伤肢放于枕头之类垫衬物上原位固定（图 6－4－11）。

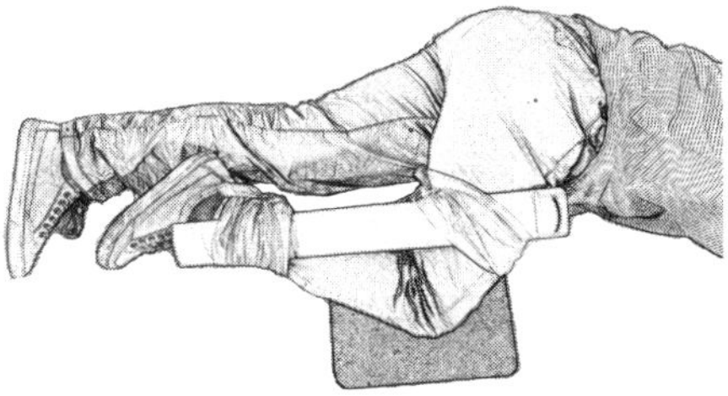

图 6－4－11　髋或膝关节不能伸直的下肢骨折固定方法

5. 脊椎的固定方法与步骤　考虑到脊髓损伤的严重后果，在有任何脊柱损伤可能性的情况下，具体如下列情况，应积极优先进行固定限制脊柱移动。①在汽车、摩托车或自行车事故中的司机、乘客或行人。②高处跌落。③四肢麻木。④颈部或背部疼痛或压痛。⑤躯体或上肢感觉缺失或肌无力。⑥不灵敏或是醉酒表现。⑦其他疼痛的损伤，特别是头和颈部。⑧<3 岁儿童，有头部或颈部外伤的证据。

强调的是：在现场应假设所有头、颈、胸、腰、背部外伤者都可能有脊椎损伤。

（1）颈部的固定：放置颈托固定；用毛巾、衣物、沙袋等制成颈套，从颈后围于颈部起到临时固定。施救者先稳定自己身体，再固定伤者颈部，固定后不能影响伤者呼吸（图 6－4－12）。

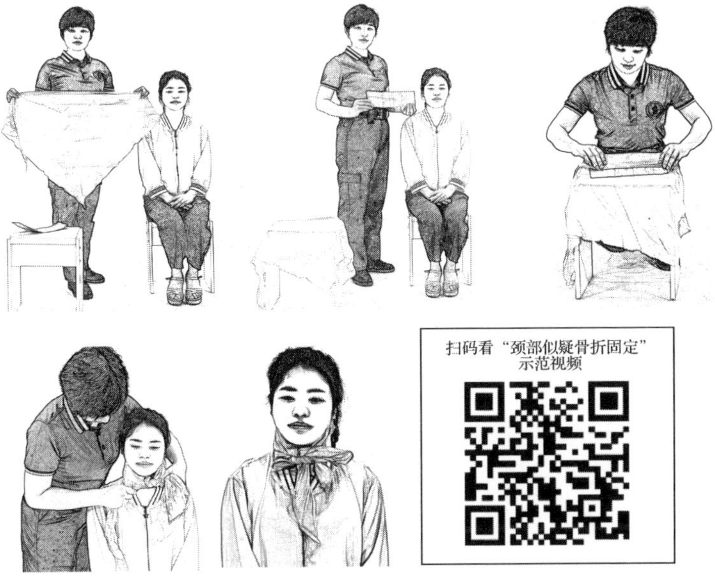

图 6－4－12　颈部的固定

（2）胸腰部的固定：怀疑脊椎损伤，切忌扶伤者行走或躺在软担架上。搬运脊椎损伤的伤者应使头与身为一个整体移动。胸腰部用沙袋、衣物等放至身体两旁，再用绷带固定在担架上，防止身体移动（图 6－4－13）。

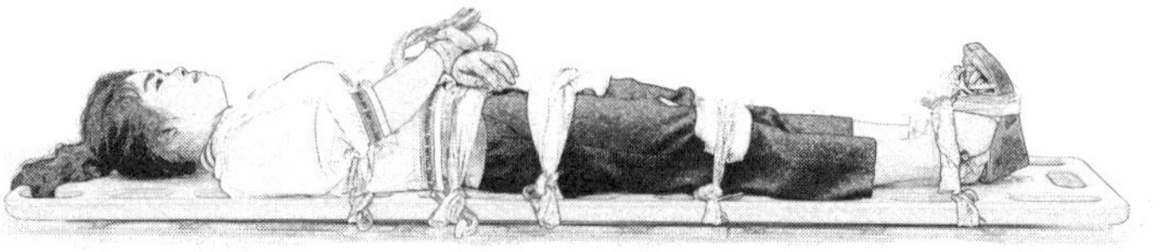

图 6－4－13　胸腰部的固定

6. 骨盆骨折　保持伤者仰卧屈膝位，在两膝之间放置布垫做隔离。用三角巾将伤者两膝并拢固定绑在一起，在腘窝后方垫入枕头支撑伤者膝部屈起；将三角巾平铺于地，底边在上，顶角在下，从伤者后腰部置入，两个底角从腰部两侧分别绕到腹前，三角巾要能托住整个骨盆，再将两角底在脐前下方打结系紧；在会阴处放一衬垫，将顶角自两胯之间向上与底角之结系在一起，使骨折骨盆被环绕加压固定，将伤者平托放在硬担架上。膝部屈曲以减轻骨折处的疼痛（图 6－4－14），持续时间不超过 24～36 小时，以防止损伤部位或骨性突出处的皮肤坏死。

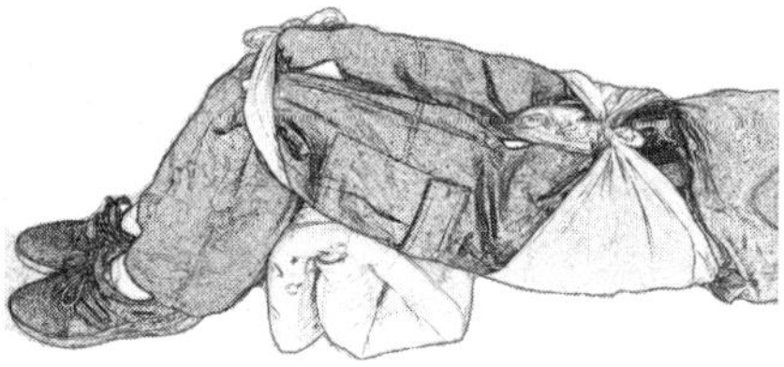

扫码看“骨盆固定”示范视频

图 6－4－14　骨盆骨折的固定

三、注意事项

1. 首先检查伤者意识、呼吸、脉搏，有开放性的伤口应先止血、包扎，然后固定。如有危及生命的严重情况先抢救，病情稳定后再固定。

2. 开放性骨折断端暴露时，不要将其送回伤口内，也不要局部用药。

3. 超关节放置夹板，即夹板的长度应能将骨折处的上下关节一同加以固定；夹板与皮肤、关节、骨突出接触部位需加衬垫。

4. 先固定骨折的上端，再固定骨折的下端，再自上而下打结固定，不可在骨折处打结或加压包扎，打结于夹板一侧或健侧的肢体上。

5. 放置肢体于功能位置，肢体如有畸形，可按畸形位置固定。

6. 暴露肢体末端以便观察血运及皮肤感觉。

第五节　现场搬运技术

一、概述

危重伤者经过初步处理后，如何将伤者从受伤的现场搬出，以及现场救护后如何搬运到救护车或其他运送工具内，要根据伤情选择适当的搬运方法和工具，防止搬运方法不当，加重伤者痛苦，甚至加重损伤、致残，以及致死。

1. 目的　及时、迅速转运伤者，使其脱离危险区，实施现场救护，防止再次受伤，有利于安全运送。

2. 原则

（1）止血、包扎、固定后再进行搬运。

（2）准确区别伤情，动作轻巧、避免震动。

（3）尽快离开危险地点，运送至救治场所。

（4）因人制宜采取搀扶、背运、双人运等不同方式。

（5）利用身边工具，可用木板、衣服、毛毯、绳索制作担架。

（6）最优先转运的应该是需要立即治疗的、已经危及生命的伤者。

3. 材料

（1）帆布担架：此担架可适于一般伤者的搬运。不宜运送脊柱损伤的伤者，若要使用，必须在帆布中加一块木板。

（2）折叠组合式（铲式）担架：为医用专业担架，适于不宜翻动的危重伤者。

（3）折叠楼梯担架：便于在狭窄的走廊、曲折的楼梯等处的搬运。

（4）漂浮式吊篮担架：海上救护，将伤者固定于担架内保证头部完全露出水面。

（5）就地取材，如可用木板、椅子、竹竿、衣服、毛毯、绳索等制作担架。

二、搬运基本方法

1. 徒手搬运　用于搬运距离较近，伤情较轻，无骨折伤者的搬运。

（1）单人搬运法（图 6-5-1）：

1）抱持法：伤者一手搭在施救者肩上，施救者一手抱住伤者腰背部，另一手肘部托住其大腿。

2）背负法：将伤者双上肢拉向施救者胸部，前胸紧贴后背，伤者屈髋屈膝，施救者双手前臂托住伤者大腿中部。

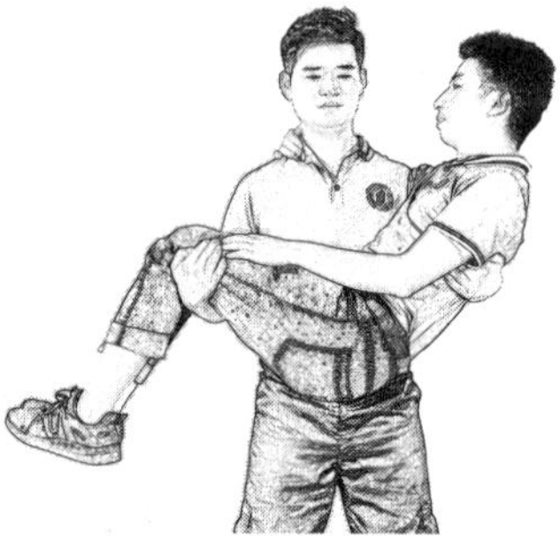

抱持法

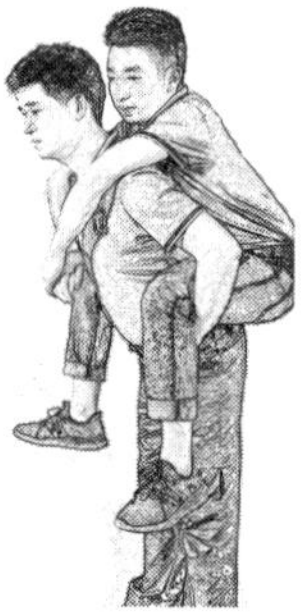

背负法

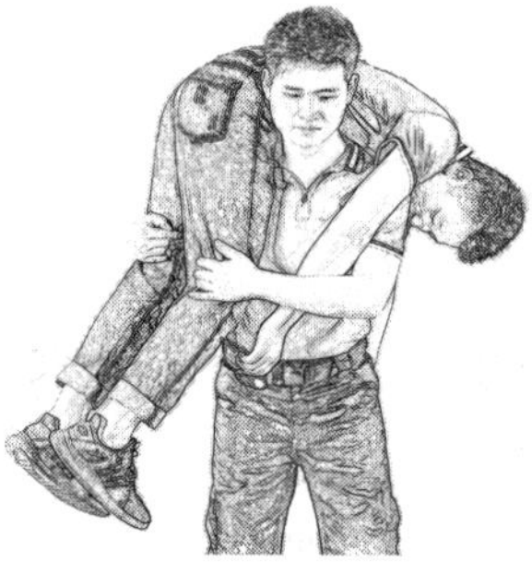

驮负法

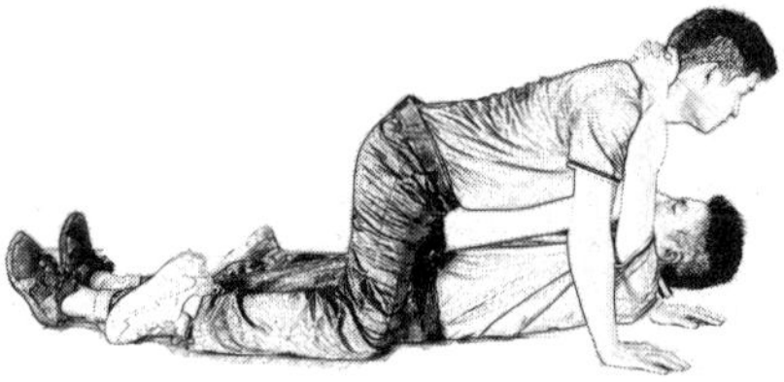

爬行法

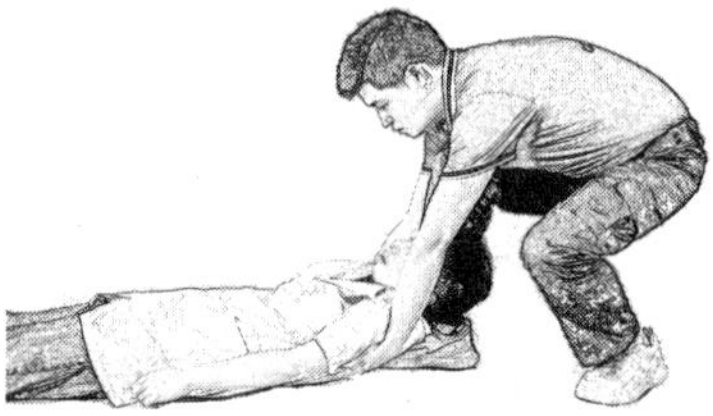

腋下拖行法

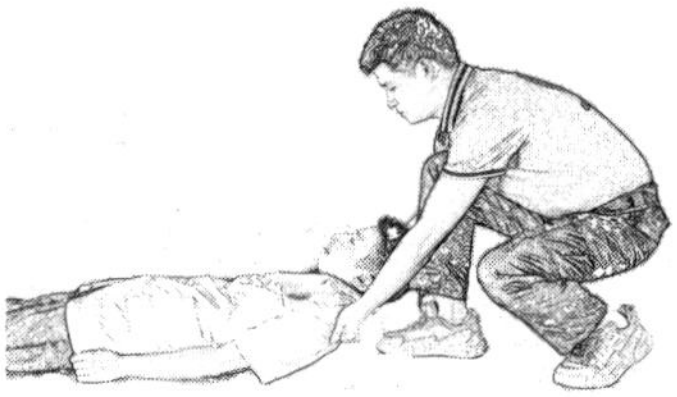

衣服拖行法

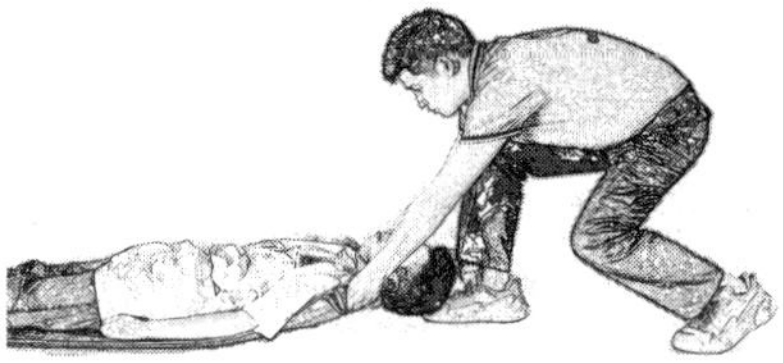

毛毯拖行法

图 6－5－1　单人搬运法

3）驮负法：施救者将伤者掮在肩上，使其躯干绕颈部，同时牵住其下垂之上肢。

4）注意：①以上方法不能用于胸腰背部外伤疑似有胸腰椎骨折伤者。②颈部外伤疑似有颈椎骨折的伤者原则上也不能用上述三种方法搬运，而需要二人以上，其中一人专门固定头颈部不活动、不受力；但如果现场只有一人，且伤者必须搬运转移时，一定要先固定好颈部（详见本章第四节）。③胸部外伤，特别是有肋骨骨折或呼吸困难的伤者不能用背负法和驮负法。

5）爬行法：适用于在狭小的空间及火灾烟雾现场的伤者。

6）拖行法：适用于不能站立的伤者。

（2）双人搬运法（图 6－5－2）：

1）椅托式：施救者二人手臂交叉，呈坐椅状。

2）拉车式：一施救者抱住伤者双膝，另一施救者则双手从腋下抱住伤者。

3）椅式搬运法：将伤者放在坐椅中搬运。

4）平抬法：两位施救者双手平抱伤者胸背部及臀部、下肢。

5）注意：①椅托式、拉车式 2 种方法不能用于胸腰背部外伤疑似有胸腰椎骨折伤者。②颈部外伤疑似有颈椎骨折的伤者必须搬运转移时，一定要先固定好颈部。

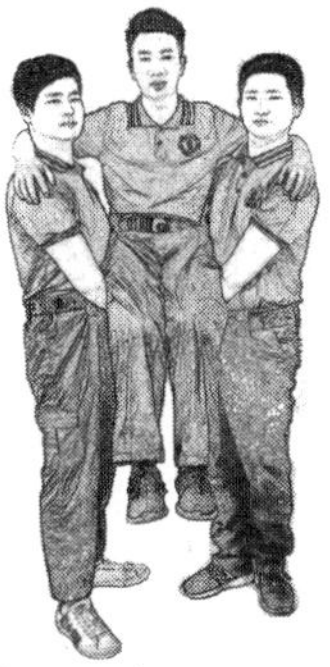

椅托式

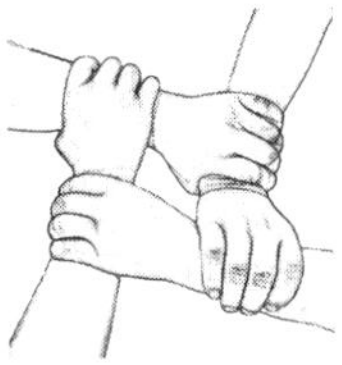

椅托式手的动作

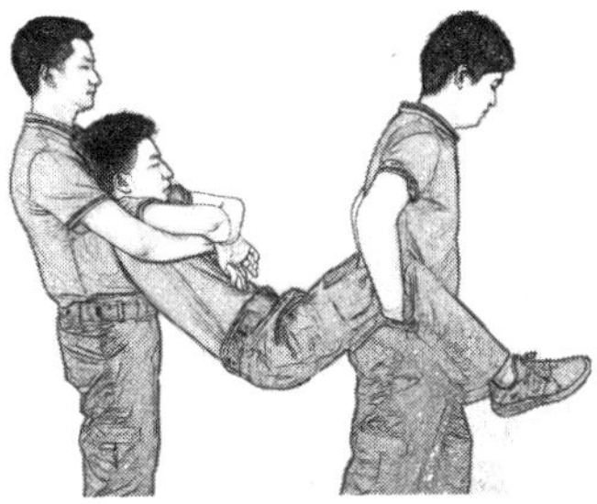

拉车式

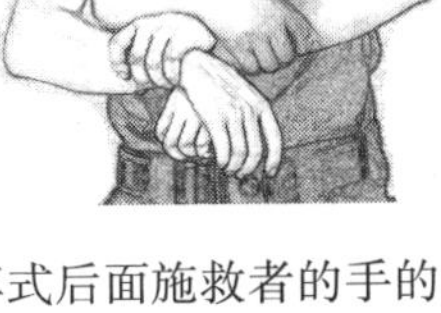

拉车式后面施救者的手的动作

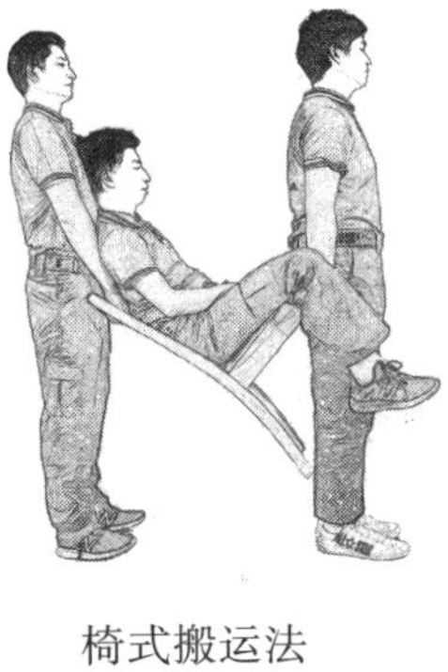

椅式搬运法

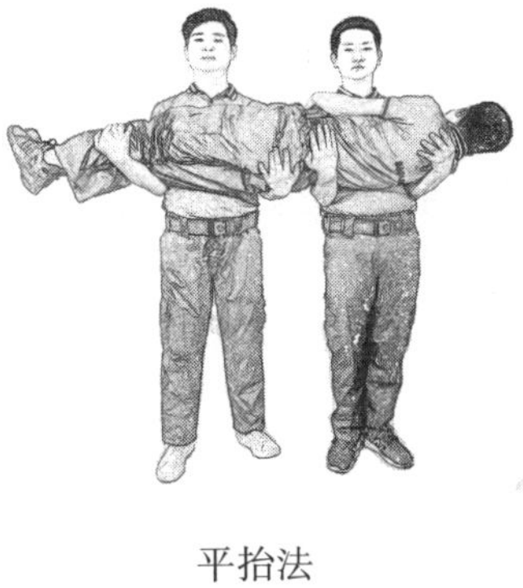

平抬法

图 6－5－2　双人搬运法

（3）多人搬运法：

1）三人搬运法：用于可能有胸腰椎和大、小腿骨折的伤者，尤其是前一种情况。3 人在伤者一侧，分别于伤者的肩背部、腰臀部、膝踝部，双手掌平伸到伤者的对侧，同起同落，一定要保证伤者胸腰椎一直在一条轴线上（图 6 - 5 - 3）。

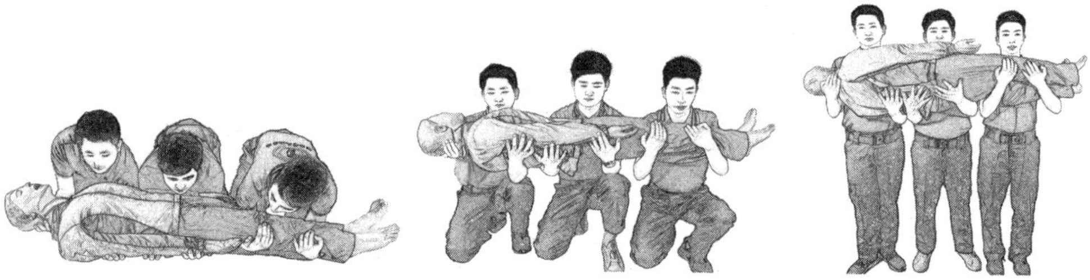

图 6 - 5 - 3　三人搬运法

2）四人搬运法：用于可能有颈胸腰椎骨折的伤者。搬运前一定要先固定好颈部，搬运时 1 人在伤者的头部正上方，双手掌抱于头部两侧轴向牵引颈部，另外 3 人同上三人搬运法，4 人同起同落，一定要保证伤者颈胸腰椎一直在一条轴线上（图 6 - 5 - 4）。

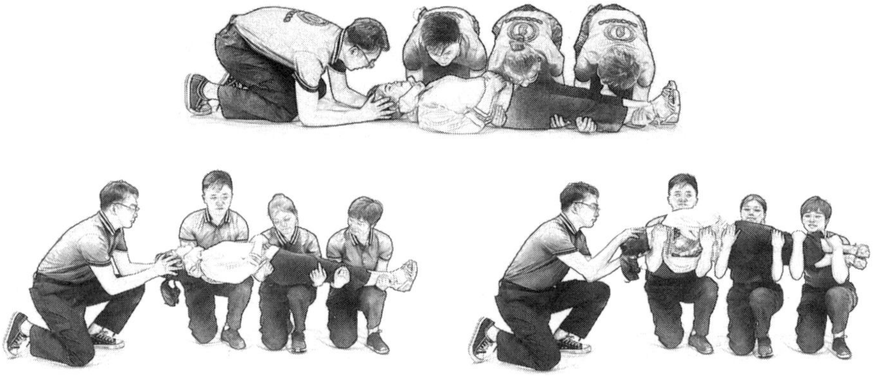

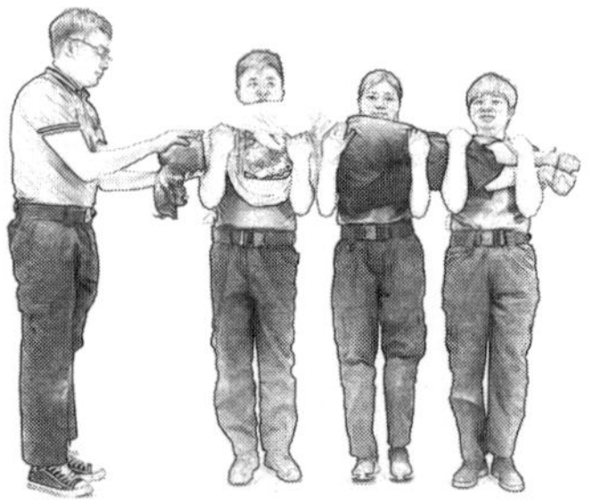

扫码看“现场搬运术（就地担架和转移上担架）”示范视频

图 6 - 5 - 4　四人搬运法

2. 担架搬运

（1）铲式担架搬运、脊柱固定搬运、毛毯搬运（图 6－5－5）。

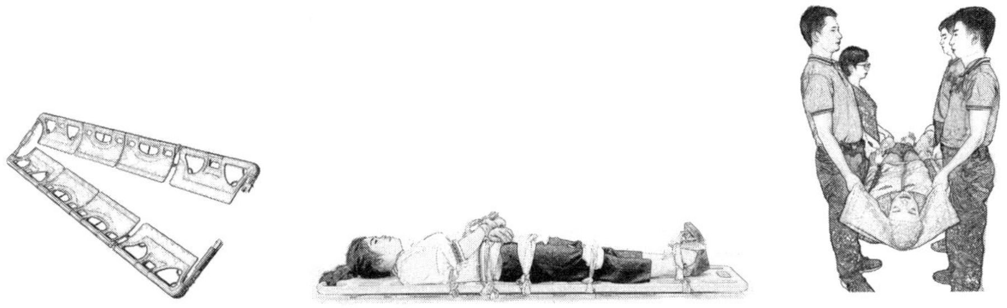

铲式担架　　脊柱板担架　　毛毯担架

图 6－5－5　各种担架搬运

（2）搬运要点：

1）施救者在伤者一侧，将伤者抱上担架（图 6－5－6）。

2）所有怀疑有脊柱损伤的伤者一定用硬质担架。

3）将伤者固定在担架上，头部向后（图 6－5－7），以便观察伤者病情变化。

4）病情如有变化，应立即停下进行抢救，先放脚，后放头。

5）冬季要保暖，夏季要防暑。

6）抬担架者步调一致，搬运过程中维持伤者于水平状态。

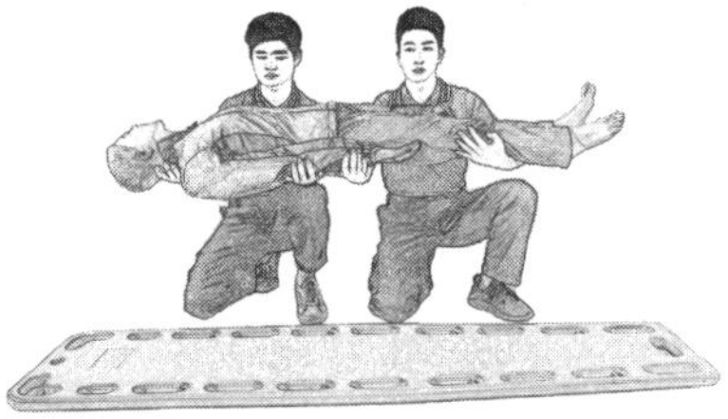

图 6－5－6　施救者将伤者抱上担架

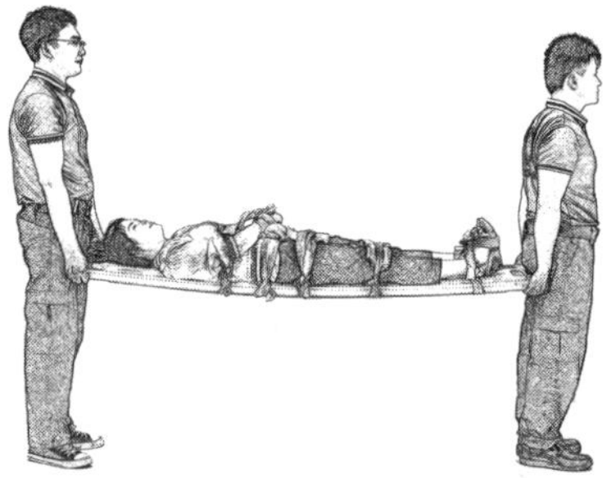

图 6－5－7　将伤者头向后固定在担架上

3. 几种常见伤病情的搬运

（1）脊柱损伤的搬运：应有 3～4 人在场时同时搬运，搬运时整个身体要维持在一条线上。常用的搬运方法有滚动法和平托法两种（图 6－5－8），搬运时动作要一致。颈椎骨折，应先行颈椎固定后再搬运；胸腰椎伤者的胸腰部要垫一薄枕，以保持胸腰椎部过伸位；转移伤者时一定用硬质担架搬运，注意整个搬运中千万不要使躯干扭转、弯曲。

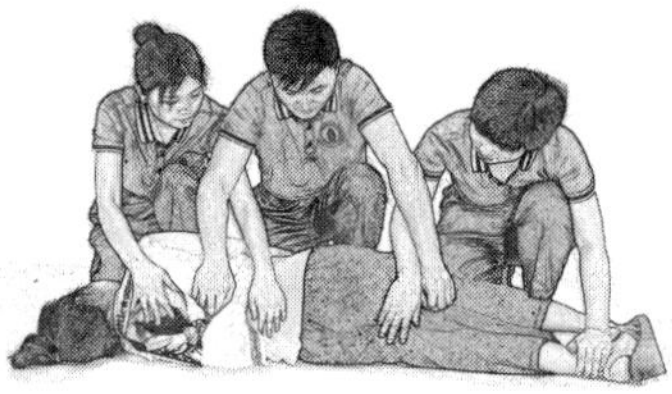
滚动法

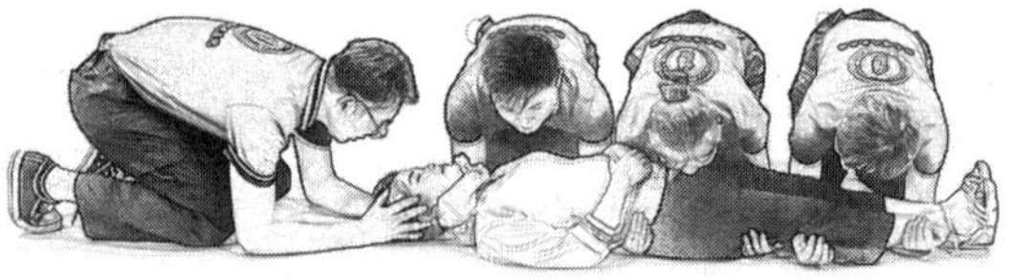
平托法

图 6－5－8　脊柱损伤的搬运

（2）颅脑损伤伤者应取侧卧或半俯卧位，以保持呼吸道通畅，固定头部以防震动。

（3）高血压脑出血伤者头部可适当垫高，减少头部的血流。

（4）昏迷的伤者可将其头部偏向一侧，以便呕吐物或痰液污物顺着流出来，不致吸入。

（5）胸部受伤的伤者常伴有开放性血气胸，需包扎。搬运已封闭的气胸伤者时，以坐椅式搬运为宜，伤者取坐位或半卧位。有条件时最好使用坐式担架、折叠椅或担架调整至靠背状。

（6）休克伤者取平卧位，不用枕头，或脚高头低位，搬运时用普通担架即可。

（7）呼吸困难伤者取坐位，不能背驮。用软担架（如床单、被褥等）搬运时注意不能使伤者躯干屈曲。如有条件，最好用折叠担架（或椅）搬运。

三、搬运注意事项

1. 搬运前迅速观察受伤现场和判断伤情，不要无目的地移动伤者。
2. 做好伤者的现场救护，先救命后治伤。
3. 先止血、包扎、固定后再搬运。
4. 伤者体位要适宜，伤者固定于担架上。
5. 只要疑有脊柱、骨盆、下肢骨折时不可试行站立，疑肋骨骨折不能背运。
6. 对怀疑脊柱受伤的伤者，徒手搬运只用于上下担架，原则上并不适用于转移搬运。
7. 伤者固定于担架，头向后，足向前，搬运动作要轻巧、迅速，避免不必要的震动。
8. 随时注意观察伤者的生命体征变化，并及时处理。

第六节　具体几种外伤的现场救护

止血、包扎、固定、搬运是创伤现场的四大基本救护技术，在此基础上有些外伤还各自有具体和特殊的现场救护要求，如异物插入身体内、开放性骨折并骨端外露、开放性气胸、肢体切断、眼部外伤、腹部内脏脱出、颅脑损伤、多根肋骨骨折和外伤性内出血等。

一、异物插入身体内

异物插入身体内的伤口包扎：不要移动异物，周围用物体（如保护环等）支持，再包扎固定（图 6-6-1）。但伤口内有刺激性异物或污物时，在容易实施并且保证安全的情况下，应尽可能在现场去除。

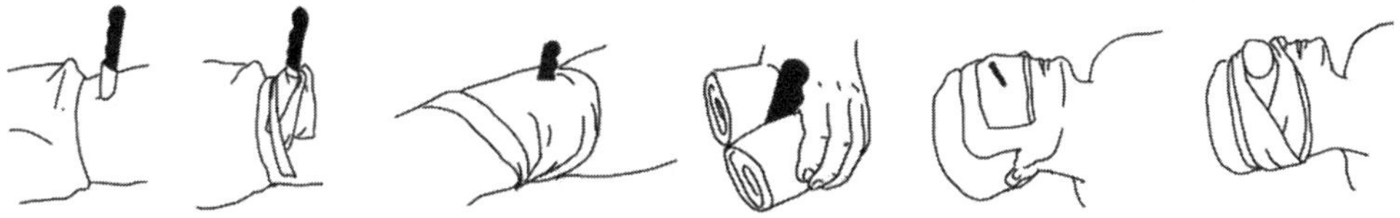

图 6-6-1　异物插入腹部、大腿和眼部的伤口包扎

二、开放性骨折并骨端外露

开放性骨折有骨端外露者应原位止血、包扎、固定，外露的骨折端不要还纳，若自行还纳者应该注明。

建议使用高压冲洗，以降低伤口感染的发生率，保证不少于 1000 mL 的伤口冲洗量。在医院以外的条件下，饮用水可作为首选的伤口冲洗液。伤口冲洗具有明显的时效性，应尽早实施。

三、开放性气胸

开放性气胸的包扎：如果胸部外伤且伴有气胸（图 6-6-2），要紧密包扎，阻断气体从伤口进出，伤口先用敷料闭合气体进出口，再用纱布垫或毛巾垫加压包扎（图 6-6-3）。

四、肢体切断

断肢（指）后，有时即刻造成伤者因流血或疼痛而发生休克，所以应设法首

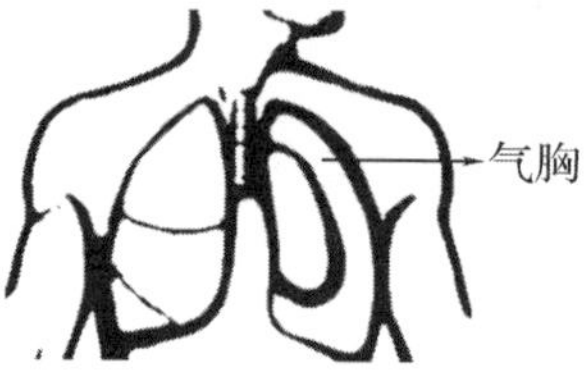

图 6-6-2　开放性气胸

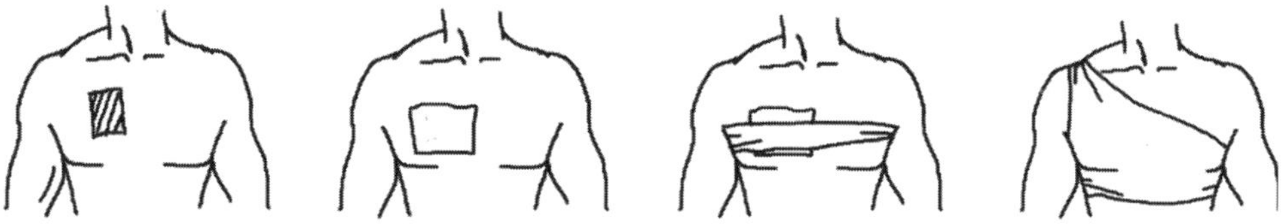

图 6-6-3　开放性气胸的包扎

先止血，防止伤者休克。其急救要点为：

1. 用一块纱布或清洁布料覆盖伤肢断端伤口上，再用绷带或布带固定。

2. 如果是手臂离断，用三角巾或布带固定悬吊断臂于胸前；若是一条腿离断，则与另一条腿扎在一起。

3. 料理好伤者后，设法找回断肢。倘若离断的伤肢（指）仍在机器中，千万不能将肢体强行拉出，或将机器倒开（转），以免增加损伤的机会。正确的方法应是拆开机器后取出。

4. 将断落的肢（指）体用生理盐水或饮用水冲洗干净，立即用无菌纱布或干净布片拭干后用无菌纱布或干净布片包扎，然后放入塑料袋或橡皮袋中，结扎袋口（图 6-6-4）。若一时未准备好袋子或消毒纱布，可暂置于 4 ℃的冰箱内（不应放在冰冻室内，以免冻伤）。运送时应将装有断伤肢体的袋子放入合适的容器中（如广口保温桶等），周围用冰块或冰棍冷冻（图 6-6-4），迅速同伤者一起送医院以备断肢（指）再植。

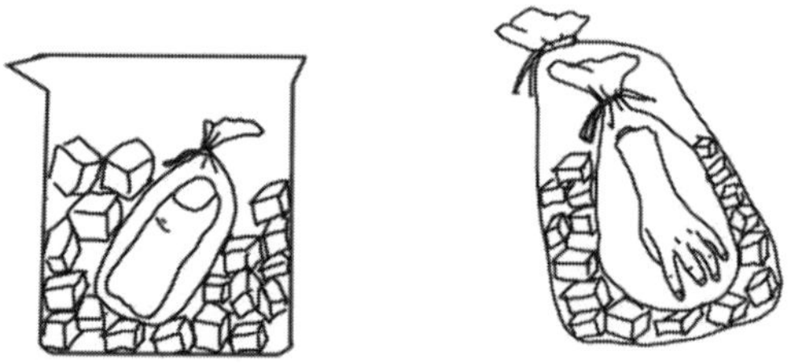

图 6-6-4　断肢（指）处理及运送

5. 离断后的伤肢如有少许皮肤或其他肌腱相连，不能将其离断，应与伤肢一起包扎固定。

6. 严禁在离断伤肢（指）的断端涂抹各种药物及药水（包括消毒剂），更不能涂抹牙膏、灶灰之类试图止血。

7. 严禁将断落后的肢体浸泡在乙醇或福尔马林液中，否则会造成肢体组织细胞凝固、变性，失去再植机会；同样，也不能浸在高渗葡萄糖液或低渗液中。装有断肢（指）的袋子不能有破裂，应防止冰块与其直接接触，以免冻伤。

五、眼部外伤

1. 眼内异物

（1）异物进入眼睛后，千万不要用手去揉眼。伤者可以反复眨眼，激发流泪，让眼泪将异物冲出来。

（2）取一盆清水，将头浸入水中反复眨眼，用水漂洗，或用装满清水的杯子罩在眼上，冲洗眼睛。

（3）如果异物还留在眼内，可请人翻开上眼皮，检查上眼睑的内表面。一旦发现异物所在，用棉签或干净手帕的一角或湿水后将异物拭掉。

（4）如果异物在黑眼球部位，应让伤者转动眼球几次，让异物移至眼白处再取出。

（5）如果异物是铁屑类物质，先找一块磁铁洗净擦干，将眼皮翻开贴在磁铁上，然后慢慢转动眼球，铁屑可能被吸出。

（6）异物不易取出时，不应勉强挑除，以免加重损伤引起危险。应立即送医院处理。

（7）异物取出后，可适当滴入一些消毒眼药水或挤入眼药膏，以预防感染。

2. 眼睛刺伤

（1）让伤者仰躺，设法支撑住头部，并尽可能使之保持静止不动。伤者应避免躁动啼哭。

（2）物体刺入眼内，切勿自行拔除，以免引起不能补救的损失。

（3）切忌对伤眼随便进行擦拭或清洗，更不可压迫眼球，以防更多的眼内容物的挤出。

（4）见到眼球鼓出，或从眼球脱出东西，千万不可把它推回眼内，这样做十分危险，可能会把可以恢复的伤眼弄坏。

（5）用消毒或干净纱布或布料围绕刺入物轻轻盖上伤口，再用绷带或布条带包扎，以不使覆盖的纱布脱落移位为宜。不可用力，以不压及伤眼为原则。

（6）如有物体刺在眼上或眼球脱落等情况，可用纸杯或塑料杯盖在眼睛上，保护眼睛，千万不要碰触或施压。然后再用绷带包扎（图 6－6－1）。

（7）包扎时应注意进行双眼包扎（详见本章第三节），因为只有这样才可减少因健康眼睛的活动而带动受伤眼睛的转动，避免伤眼因摩擦和挤压而加重伤口出血和眼内容物继续流出等不良后果。

（8）包扎时不要滴用眼药水，以免增加感染的机会，更不应涂眼药膏，因为眼药膏会给医师进行手术修补伤口带来困难。

（9）立即送医院医治，途中伤者应采取平卧位，并尽量减少震动。

六、腹部内脏器脱出

腹部内脏器脱出不要还纳，敷料覆盖，用等渗盐水浸湿了的大块无菌敷料覆盖，反扣以无菌或干净的换药碗盆，包扎固定（图 6－6－5）。

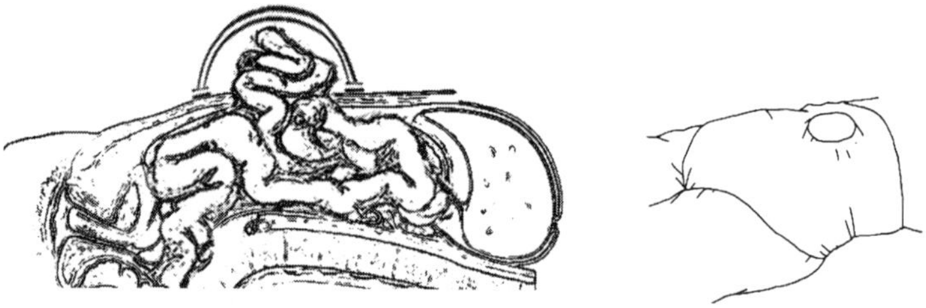

图 6－6－5　腹部内脏器脱出的包扎固定

七、颅脑损伤

1. 开放性颅脑伤　有脑组织膨出时，不要随意还纳，以大小适当，干净的容器（如碗、杯子、盒子等）或布料圈（用纱布、毛巾、三角巾、皮带、围巾或布块等转绕制成）扣盖膨出的脑组织，以保护脑组织并阻止其进一步脱出，然后再进行包扎固定（图 6－6－6）。

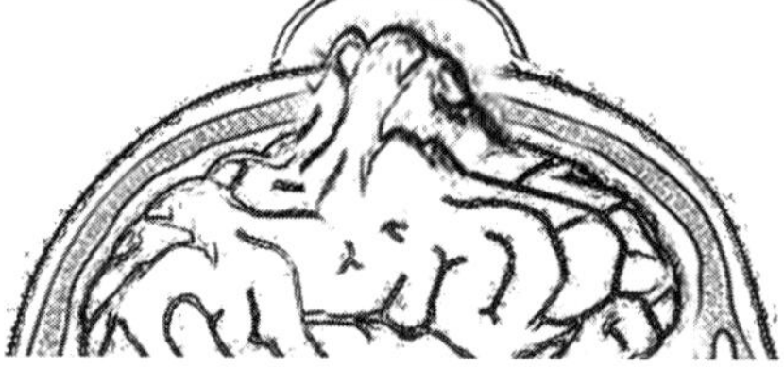

图 6－6－6　开放性颅脑伤的包扎固定

2. 颅底骨折　出现鼻漏、耳漏，严禁填塞止血、冲洗，应伤侧朝下、充分引流；嘱伤者不要擤鼻涕，保持口腔清洁。以防颅内压增高及颅内感染的发生。

八、多根肋骨骨折

胸部外伤伴有多根肋骨骨折，则胸壁失去支持而出现反常呼吸运动，表现为吸气时胸廓不能如正常时向外扩大，而内陷，反之呼气不能如正常内收而外突（图 6－6－7）。对此可用衣物、枕头等加压包扎伤侧以遏制胸壁浮动；必要时（无适当物品可用）将伤者侧卧在伤侧。

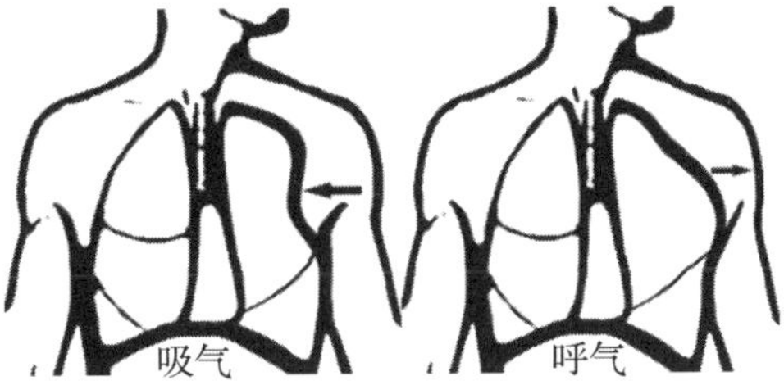

图 6－6－7　多根肋骨骨折的表现

九、外伤性内出血

外伤性内出血是受伤所致器官组织损伤出血在体内，体表可能没有表现，或表现不明显，或被外出血遮盖。其严重性不次于外出血，因常常被忽视，后果更危险。多为钝器打击，冲击、挤压、坠落、碰撞、拳打脚踢等钝性暴力所致。

1. 内出血危险的主要原因

（1）难发现：早期隐蔽性大，一旦发现，病情危重，后果逆转困难。

（2）难止血：在现场很难实施确定性的紧急止血措施。

（3）死亡率高：因无法止血，休克发生率高，而致死亡。

2. 内出血的现场表现

（1）出血致休克的表现：休克根据出血量分为轻、中、重、危重四级。

1）轻度：失血量为全身血量的 15％～20％，休克症状不明显；意识变化不大，可能清醒，也可能躁动或轻度模糊；瞳孔大小及对光反射正常；脉搏较快。

2）中度：失血量为全身血量的 20％～40％，表现烦躁不安、口渴、呼吸急促、定向力尚存，有时意识模糊，说话含糊，回答问题反应慢，瞳孔大小及对光反射正常；脉搏增快，约 120 次/分或更快，强度较弱；颈静脉充盈不明显或仅见充盈形迹，肢体末端厥冷，手指压迫前额或胸骨部位皮肤引起的苍白 2 秒以上恢复。

3）重度：失血量达全身血量的 40％～50％，意识模糊，定向力丧失，甚至昏迷，瞳孔大小正常或扩大，对光反射迟钝；脉搏快而弱，>120 次/分；颈静脉不充盈，前额及胸骨皮肤压迫后始终苍白，肢端厥冷，范围向近端扩大，冷汗；伤者可发生昏迷甚至出现心脏停搏。

4）危重：失血量超过全身血量的50%，脉搏难触及，无尿、昏迷、重度发绀，伤者会很快出现昏迷甚至出现心脏停搏。

（2）各部位的现场表现：内出血发生在颅腔、胸腔、腹腔、盆腔和四肢，不同部位表现各有不同。

1）颅内出血主要的危害不是休克，而是颅内压升高挤压脑组织，出血量在50～100 mL就能导致危险。伤者会出现头痛、恶心、呕吐、肢体瘫痪、失语、烦躁不安或淡漠、嗜睡、定向不准、昏迷、遗尿、呼吸抑制等症状。

2）胸腔内出血主要是血胸或心包内出血，胸壁局部有触痛、压痛及挤压痛，有时可触及骨折端或有骨擦感。血胸多同时有气胸，一般会引起呼吸困难，胸部疼痛剧烈，且呼吸时加重咳嗽、咯血或血性分泌物，心悸。

心包内迅速出血50～100 mL，即可造成心包压塞。心包压塞的现场表现为有不同程度心前区闷胀疼痛、烦躁、气促、神志恍惚、大汗淋漓、发绀，有特别意义的是胸前壁两乳连线以上皮肤浅静脉充盈、淤血，呈青紫色，指压皮肤变苍白，松开后恢复青紫色。

3）腹腔内受伤内脏有脾、肾、肝、胃、肠、胰腺等，外伤性腹腔内出血主要是肝、脾损伤，脾破裂最为常见。现场表现为腹痛、腹胀、恶心、呕吐；腹部膨隆、腹部压痛；可有便血、呕血、尿血。

4）盆腔内出血主要是骨盆骨折伤及盆腔内的大血管，可使失血量达到3000 mL，局部疼痛、红肿、青紫，一侧下肢不能伸直，这时伤者不能站立或行走。骨盆骨折早期出现休克表现，与伤情不符合。

5）四肢内出血一般多因主干骨骼骨折损伤了大血管所致。据统计，肱骨骨折出血量为100～800 mL，尺桡骨骨折为50～400 mL，股骨干骨折为300～2000 mL，胫腓骨骨折为100～1000 mL。受伤肢体的局部肿胀、淤紫现象十分明显，疼痛、触痛。

3. 可疑内出血现场救护措施

（1）外伤的现场救护一定高度警惕内出血的可能性。特别是有各种钝性暴力所致的情况，要注意伤者意识、呼吸、脉搏，尤其是皮肤颜色、温度、末梢循环的状况。

（2）如果伤者出现休克症状但在体表见不到血，应怀疑有严重的内出血，拨打急救电话或立即送伤者去就近有条件的医院。在急救车到来前，应密切观察伤者的呼吸和脉搏，保持呼吸道通畅，不可急于给伤者进食，以免影响手术麻醉。如果口渴可湿润口唇。

（3）安静休息，减少活动：制动怀疑内出血的部位，使血流速度降低，促进凝血，达到止血的目的。一般采用平卧位或头部和躯干抬高 10°～20°、下肢抬高 20°～30°的休克体位，以增加回心血量，防止脑水肿，利于呼吸的通畅。原则上以尽量采取伤者较为舒适的体位。

（4）预防低体温：在病情严重时，低体温增加了严重出血的危险。预防低体温的措施包括脱去湿衣服，加盖被褥避免体热散失，提高室温。但不要用热水袋热敷，以免加重局部出血，更重要的是热水袋体表加温可使皮肤血管扩张，增加体表血管床容量，使重要器官的血供减少，加重休克。且易导致烫伤。

（5）脑出血：将床头抬高 15°～30°，利于静脉回流；若合并昏迷、头部有创口或有渗出物时，将伤者头偏向一侧。

（6）胸腔内出血：用三角巾或宽布带固定胸壁，可采取伤侧卧位。保持呼吸道通畅，预防窒息；伤者若有呼吸困难，尽量采取半坐位。

（7）腹腔脏器出血：将伤者双下肢屈曲，膝下可垫高，减轻腹壁张力，协助止血。

（8）骨盆骨折：用三角巾或床单等布料以胯为中心包裹臀部固定，双下肢屈曲，双膝并拢用绷带包缠，持续时间不超过 24～36 小时，以防止损伤部位或骨性突出处的皮肤坏死。

（9）对四肢伤势严重程度有所怀疑时，应按骨折处理，包扎固定伤肢，把受伤肢体抬至高于心脏位置，减少肿胀及淤伤。上肢抬高时注意将肘高于腕。若有下肢供血不足时，则不宜抬高下肢，以防肢体缺血坏死。

参考文献

[1] 王陶，吴新宝. 重症创伤伤者的全方位统合救治体系［J］. 临床外科杂志，2018，26（8）：570－571.

[2] 陈道堃，林维成，张鹏，等. 创伤急救体系的发展与现状［J］. 北京大学学报（医学版），2017，49（2）：368－371.

[3] 余益民，姚志彬，陈俊虎，等. 院前急救创伤伤者流行病学特征分析［J］. 中国公共卫生，2017，33（4）：658－662.

[4] 梁素瑞，黄艺仪，黄燕梅，等. 院前急救创伤伤者流行病学的研究进展［J］. 全科护理，2017，15（2）：156－158.

[5] 尹文，李俊杰. 道路交通伤的概况与救治现状［J］. 创伤外科杂志，2018，20（3）：166－170.

[6] 冯丽洁，沈洪. 第 55 例——创伤院前急救中的高级生命支持（Internet 网上专题讨论）［J］. 中国危重病急救医学，2003，15（04）：254－257.

[7] 张连阳，姚元章. 严重创伤的早期救治［J］. 中国实用外科杂志，2008，28（7）：582－584.

[8] 赵小纲，张茂. 血流动力学不稳定骨盆骨折急诊处理专家共识［J］. 中华创伤杂志，2015，31（12）：1057－1062.

[9] 中国研究型医院学会卫生应急学专业委员会，中国中西医结合学会灾害医学专业委员会，重庆市中西

结合学会灾难医学专业委员会. 批量伤者感染预防策略专家共识（2017）[J]. 中华卫生应急电子杂志，2017，3（2）：65-71.

[10] 郭庆山，张连阳.《灾难环境中开放性损伤的救治技术规范》解读 [J]. 中华灾害救援医学，2015，3（6）：312-314.

[11] 宗兆文，包俊强，秦昊，等. 作战人员战现场急救培训课程设置 [J]. 解放军医院管理杂志，2018，25（4）：359-360.

[12] 王传林，王艳华，张晓萌. 中国破伤风免疫预防专家共识 [J]. 中华外科杂志，2018，56（3）：161-167.

[13] 王丽姿，李亚洁，张洪涛. 自来水冲洗火器伤口的实验研究 [J]. 解放军护理杂志，2003，20（8）：16-17.

[14] 刁骧. 自来水清洗伤口效果良好 [J]. 中国循证医学杂志，2008，8（6）：419.

[15] 杨洁，陈芳，陆燕萍. 急性伤口清洗研究新进展 [J]. 护理研究，2017，31（22）：2705-2706.

[16] 唐路平，张茂. 美国野外医学会关于恶劣环境下伤口初步处理指南 [J]. 中华急诊医学杂志，2014，23（12）：1307-1308.

[17] 红十字会与红新月会国际联合会. 2011 国际急救与复苏指南 CEB/OLI. https：//wenku. baidu. com/view，2012-3-23.

[18] 张连阳，李阳. 创伤失血性休克进展 [J]. 临床急诊杂志，2018，19（3）：144-148.

[19] 焦保华. 外伤性颅内出血与血肿的诊断及急救处理 [J]. 中国全科医学，2004，7（18）：1296-1297.

[20] 周殿阁. 胸外伤院前抢救措施（上）[J]. 中国社区医师，2013，29（39）：23-24.

[21] 刘传安，李征宇. 外伤性心包填塞的诊治体会 [J]. 泰山医学院学报，2006，27（2）：172-172.

[22] 梁高华，廖丽云，左勇. 心脏外伤导致急性心包填塞 5 例报告 [J]. 中国综合临床，2008，24（z1）：103.

[23] 谢妙芳. 外伤性腹腔内出血的急救及临床护理 [C]. 全国外科护理学术会议暨专题讲座论文汇编. 中国大连，2000.

[24] 吴在德，吴肇汉. 外科学 [M]. 7 版. 北京：人民卫生出版社，2008.

[25] 邓淑华，陶静，张超英. 严重胸部外伤伤者的急救与护理 [J]. 中国误诊学杂志，2008，8（8）：1927.

[26] 袁景红. 创伤性失血性休克急救护理进展 [J]. 现代中西医结合杂志，2014，23（14）：1592-1594.

[27] 孟庆义. 基层急救：重在止血、保温、固定——《2015 血流动力学不稳定骨盆骨折急诊处理专家共识》解读 [J]. 医师在线，2016，6（1）：26-27.

[28] 李红梅. 颅内出血的急救观察与护理 [J]. 中国实用医药，2009，4（15）：211-212.

[29] 林丽勤. 创伤性失血性休克的急救和护理 [J]. 医学理论与实践，2010，23（8）：1015-1016.

图书在版编目（CIP）数据

第一目击者现场急救教程 / 刘晓亮，韩小彤主编. -- 长沙 ：
湖南科学技术出版社，2021.8
ISBN 978-7-5710-1173-4

Ⅰ. ①第… Ⅱ. ①刘… ②韩… Ⅲ. ①急救－高等学校
－教材 Ⅳ. ①R459.7

中国版本图书馆 CIP 数据核字(2021)第 173241 号

DIYI MUJIZHE XIANCHANG JIJIU JIAOCHENG
第一目击者现场急救教程
主　　编：刘晓亮　韩小彤
责任编辑：曹　鹂
出版发行：湖南科学技术出版社
社　　址：长沙市芙蓉中路一段 416 号泊富国际金融中心
网　　址：http://www.hnstp.com
湖南科学技术出版社天猫旗舰店网址：
http://hnkjcbs.tmall.com
邮购联系：本社直销科 0731-84375808
印　　刷：长沙超峰印刷有限公司
（印装质量问题请直接与本厂联系）
厂　　址：宁乡市金洲新区泉州北路 100 号
邮　　编：410600
版　　次：2021 年 8 月第 1 版
印　　次：2021 年 8 月第 1 次印刷
开　　本：710mm×1000mm　1/16
印　　张：11.75
字　　数：220 千字
书　　号：ISBN 978-7-5710-1173-4
定　　价：48.00